Vivian Weigert

Aus meiner Babysprechstunde

Vivian Weigert

Aus meiner Babysprechstunde

Sanfte Hilfe bei Schreien, Bauchweh,
Ausschlag & Co.

Mit Fotos
von Susanne Krauss

Kösel

Wichtiger Hinweis

Alle Behandlungsvorschläge, Hinweise, Ratschläge und Übungen in diesem Buch sind von der Autorin sorgfältig geprüft worden. Sie ersetzen jedoch nicht die persönliche Begleitung und Abklärung durch behandelnde Ärztinnen oder Homöopathen.

Im Zweifelsfall, bei akuten Schmerzen, bei Vorerkrankungen oder bestehender Erkrankung muss für eine konkrete Diagnose und entsprechende Behandlung stets ein Arzt oder eine Ärztin aufgesucht werden. Eine Haftung vonseiten der Autorin oder des Verlags wird ausdrücklich ausgeschlossen.

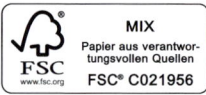

Verlagsgruppe Random House FSC® N001967

Copyright © 2018 Kösel-Verlag, München,
in der Verlagsgruppe Random House GmbH
Neumarkter Straße 28, 81673 München
Umschlag: Weiss Werkstatt München
Umschlagmotiv: iStock.com/NatesPics
Fotos: Susanne Krauss, München
Illustration S. 159: Bettina Kammerer
Lektorat: Melanie Hartmann
Layout und Satz: Nadine Clemens, München
Druck und Bindung: Litotipografia Alcione, Lavis
Printed in Italy
ISBN 978-3-466-31083-8
www.koesel.de

Dieses Buch ist auch als E-Book erhältlich.

Inhalt

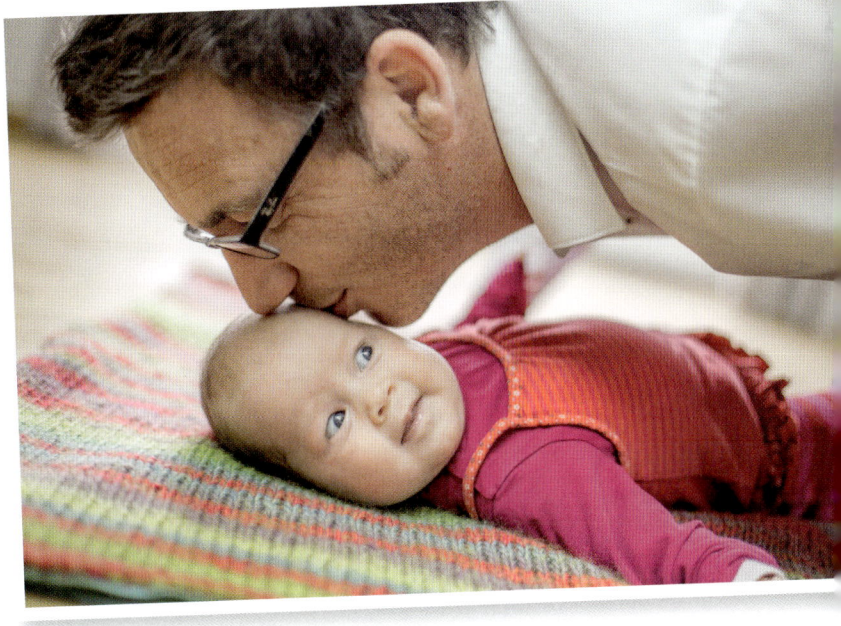

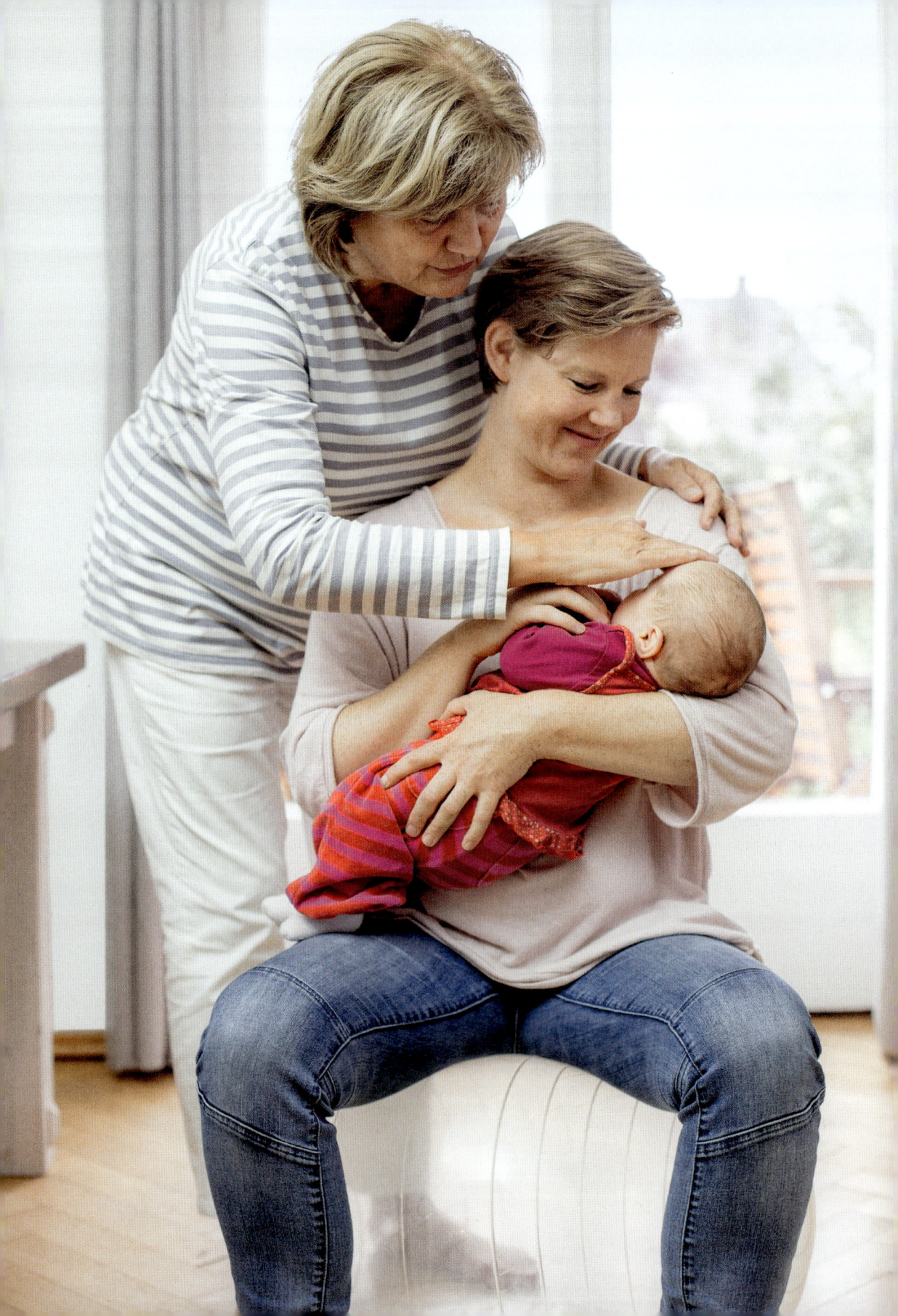

Vorwort

Liebe Leserin und lieber Leser,

zuallererst: Meinen herzlichsten Glückwunsch zu Ihrem Baby! Auch wenn seine Geburt schon eine Weile her ist – man sollte eigentlich jeden Tag zu seinem Kind beglückwünscht werden, finde ich. Oder haben Sie Ihre Kraft jemals in etwas Wertvolleres investiert? Ihr Baby ins Leben zu begleiten, ihm Geborgenheit zu geben, Tag und Nacht dafür zu sorgen, dass es sich wohlfühlt, dass es wächst und gedeiht – das ist mit Sicherheit der sinnvollste Job, den Sie jemals hatten. Und es ist oft durchaus ein Knochenjob, oder?

Wenn Sie sich darüber wundern, wie anstrengend neben all den Glücksgefühlen dieses herzerfüllte neue Leben ist, wenn Sie so unausgeschlafen sind wie nie zuvor, wenn Sie verzweifeln, weil Sie nicht verstehen, was Ihr schreiendes Baby Ihnen sagen will, oder wenn Ihr kleines Kind sich nicht wohlfühlt und Sie wissen möchten, wie Sie ihm schnell helfen können – dann freut es mich, dass Sie jetzt dieses Buch aufgeschlagen haben und darin zu lesen beginnen!
Dieses Buch wird Ihnen bei all diesen Fragen ein sehr hilfreicher Begleiter sein. Schließlich geht die Hebammennachsorge viel zu rasch vorbei, als dass man danach auf alles vorbereitet wäre. Und die weiteren Routine-Untersuchungen in der Kinderarztpraxis liegen erschreckend weit auseinander. Wenn es Ihnen so geht wie den meisten Eltern, dann würden Sie am liebsten täglich dort anrufen. Denn Sie fühlen sich zu früh auf sich allein gestellt mit einer vollkommen neuen, unermesslichen Sorge um das Wohlsein dieses zarten und hilflosen Wesens, des Liebsten, was Sie auf der Welt haben. Das macht ganz schön Herzklopfen!

Die neue Aufgabe als Eltern eines Babys verlangt jeden Tag verlässliche Antworten auf immer wieder andere, wesentliche Fragen. Und es ist wichtig, dass hinter dem Rat, den man sich holt, möglichst breit fundierte Erfahrungen stecken. Trial-and-Error, blindes Ausprobieren irgendwelcher Tipps, wäre mit dem eigenen Baby ein schmerzhafter Weg. Denn jedes Kind ist einzigartig, und was dem einen hilft, hilft dem anderen noch lange nicht.
Und das Bauchgefühl? Leider herrscht in Sachen Intuition am Anfang meist noch ziemlich trübe Sicht. Klarheit entsteht hier erst mit der Zeit. Wer achtsam beobachtet, wird mit zunehmender Erfahrung merken, dass auf das eigene Gefühl immer mehr Verlass ist. Auf diesem guten Weg finden Sie hier verlässliche Unterstützung.

Ich bin 1950 geboren und war noch keine 25 Jahre alt, als ich zum ersten Mal eine Geburt begleiten durfte – zu Hause auf dem Land. Diese faszinierende Erfahrung war der Einstieg in mein Lebensthema: Babys und Naturheilkunde. Denn diese studierte ich da bereits. Ein Jahr später brachte ich meinen Sohn zur Welt.

Dann ging alles ganz schnell. Mit vier weiteren Pionierinnen auf diesem Weg begann ich, die »Beratungsstelle für Natürliche Geburt und Elternsein e.V.« in München aufzubauen. Wir hatten 1979 bereits dort, wo bislang nur Gymnastik war, die Geburtsvorbereitung entwickelt und das Stillen wiederbelebt. Im Nu wurde daraus dann ein großes, impulsgebendes Zentrum *(www.haeberlstrasse-17.de)*. Dort gründete ich im Frühjahr 2000 die »Bindungsfördernde Eltern-Baby-Beratung« für Eltern von Babys mit untröstlichem Schreien, Schlafstörungen und Still-/Essproblemen. Daneben führte ich meine Praxis für Baby-Osteopathie und Homöopathie – das ermöglichte mir, nicht nur zu beraten, sondern – wo nötig – auch zu behandeln.

Erfahrungen aus dieser wunderbaren Arbeit, aus der auch alle Elternzitate stammen, fasse ich in diesem Buch zusammen. Seit 2017 lebe ich nun viel in einem kleinen Haus am Meer. Wenn Sie möchten, erreichen Sie mich auf Facebook oder unter *praxis.v.weigert@gmail.com*.

In meiner Babysprechstunde bin ich umgeben von Eltern, die mit ihren Kindern gern einen alternativen Weg gehen, die statt harter Chemie lieber etwas Mildes geben, was das Immunsystem stärkt und die Gesundheit fördert. Ganzheitliches Wohlsein steht im Mittelpunkt meiner bewährten Kindernaturheilkunde. Mein Schwerpunkt liegt dabei auf Osteopathie und Homöopathie. Die manuelle Heilkunde der Osteopathie wird bei uns erst seit kaum zwei Jahrzehnten praktiziert, sie ist für mich und alle Eltern, die sie erfahren haben, nicht mehr wegzudenken. Die medikamentöse Heilkunde der Homöopathie beinhaltet eine große Kunst: Hier muss das Mittel gegeben werden, das so genau zu den Symptomen passt, wie ein Schlüssel zum Schloss. Passt es nicht, hilft es nicht. Seltsam, wie stark dieser Fakt im Widerspruch zu dem gängigen Vorurteil steht, es sei – auf Basis eines guten Gesprächs – hier alles nur Placebo. Wäre es so, dann könnte ich mit beliebigen Globuli ein jedes Kind auf der Stelle heilen – ein Traum!

In Wahrheit kommt es auch bei sehr gut ausgebildeten und erfahrenen Homöopathinnen wie mir durchaus einmal vor, dass das erste verordnete Mittel nicht hilft und die Mittelwahl wieder sorgfältig von vorne beginnt. So wird es Ihnen in der Selbstbehandlung natürlich auch gehen. Dem habe ich versucht, mit meinen Mittelbeschreibungen so weit wie möglich vorzubeugen. Aus diesem Grunde habe ich auch jeweils nur wenige Mittel beschrieben, welche ich in meiner Praxis am allerhäufigsten brauche – grundsätzlich ist die Auswahl riesig. Es kann sehr wohl sein, dass das Mittel, welches Ihr Kind gerade braucht, in der Auswahl dieses Buches nicht enthalten ist. Dann nehmen Sie bitte ein Buch zur Hand, in dem es allein um Homöopathie geht. Meine Empfehlungen dazu finden Sie in der Literaturliste im Anhang. Ergänzend nenne ich Ihnen in diesem Buch auch Mittel aus der traditionellen Pflanzenheilkunde sowie anthroposophische Arzneimittel, die sich in meiner Sprechstunde verlässlich an vielen, vielen Kindern bewährt haben.

Ich stehe für das Motto: »So viel Naturheilkunde wie immer möglich, und so viel Schulmedizin wie dringend nötig.« Beides lässt sich wunderbar vereinbaren und ergibt eine integrative Medizin, die der ganzen Familie guttut. Schwangerschaft, Geburt und Babyzeit sind ein kritisches Zeitfenster im Leben, in dem grundlegende Weichen gestellt werden – für lebenslange Gesundheit oder auch spätere Krankheitsveranlagung, sagt die Epigenetik. Gerade deshalb ist die Naturheilkunde heute wichtiger denn je, weil sie Immunsystem und Mikrobiom stärkt.

In den ersten Jahren brauchen unsere Kinder viel Zuwendung, um immer wieder in ein Wohlgefühl zurückzufinden. Sie können ihre Gefühle noch nicht selbst regulieren, das lernen sie erst. In diesem Lernprozess spielen wir als Eltern eine ausschlaggebende Rolle, besonders auch als Vorbilder. Nachdem ich mittlerweile bereits die zweite Generation begleiten darf, kann ich aus Erfahrung sagen: Auch kleine High-Need-Babys, die in der ersten Zeit viel schreien und wenig schlafen, wachsen mit Liebe zu entspannten Kindern und Erwachsenen heran. Aus dem Verhalten eines kleinen Babys darf in meinen Augen nicht auf ein angeborenes Temperament geschlossen werden. Nichts ist dabei in Stein gemeißelt, alles fließt. Schon eine zornige Zweijährige kann aus ihren Erfahrungen lebenslang hilfreiche Ressourcen zur eigenen Gefühlsregulation entwickeln, wenn sie mit Respekt, Geduld und Liebe begleitet wird. Stress und Tränen gehören im Alltag mit Kindern dazu und es tut gut zu erleben, wie schnell doch mit der Zeit die Erfahrung bei uns Eltern wächst, dass wir unseren Kindern immer wieder helfen können und es gar nicht so schwer ist, ihnen die Sicherheit zu geben, die sie gerade brauchen. **Liebe ist die beste Medizin!** Als Eltern können wir endlos immerzu aus ihrem Fluss schöpfen. In diesem Sinne wünsche ich Ihnen eine einfache und entspannte Zeit mit Ihrem Baby.

Ihre Vivian Weigert

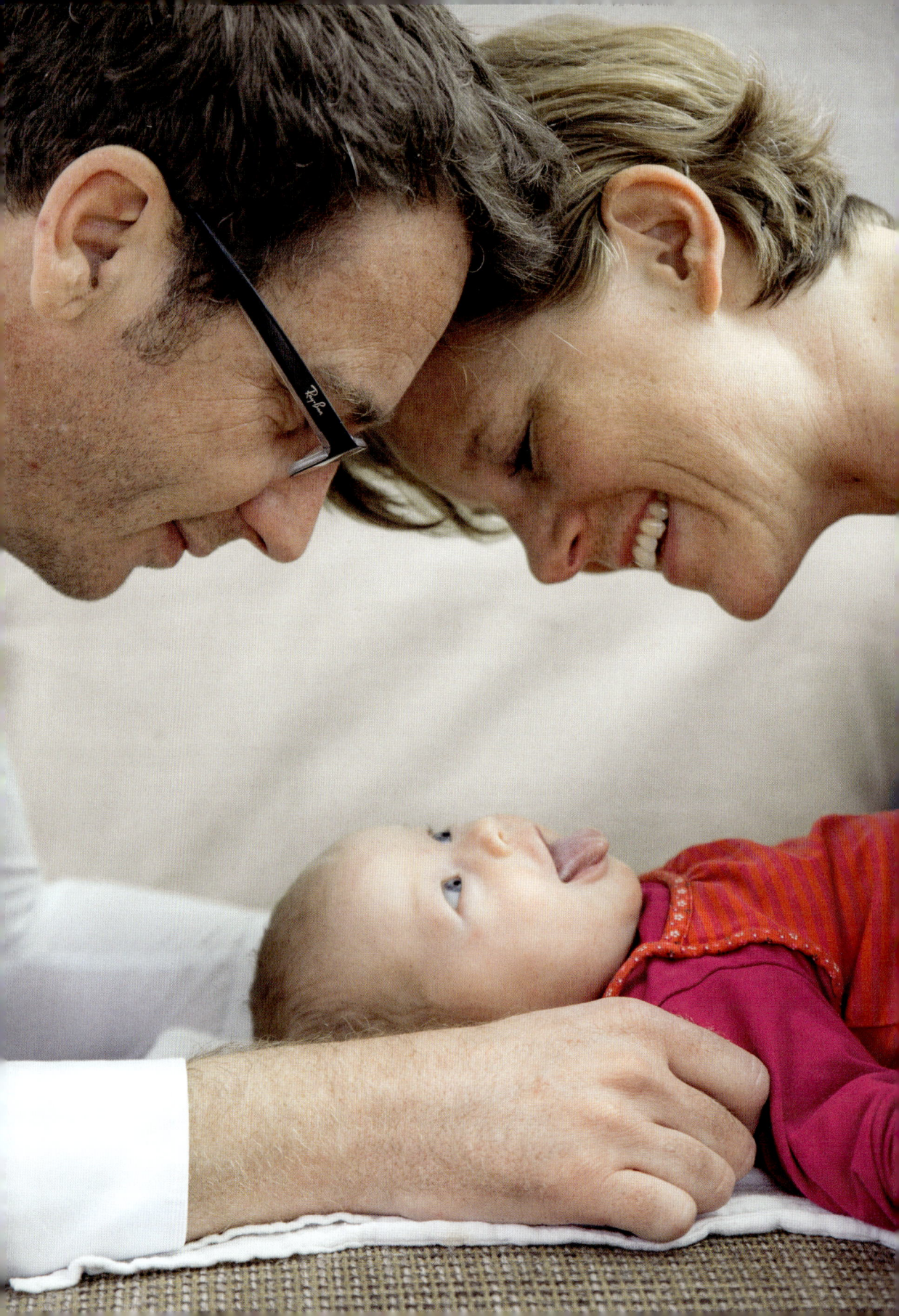

KAPITEL 1

Stress und Schreien

Warum schreit unser Baby so viel? Wie können wir
ihm helfen? In diesem Kapitel begegnen Sie sämtlichen
Ursachen, lernen, diese klar zu unterscheiden und
herauszufinden, was Ihrem Kind fehlt.
Steht der Grund fest, können Sie die richtige
Hilfe geben. Das schenkt Ihnen eine
wunderbare neue Ruhe.

Hilfe, unser Baby lässt sich nie ablegen

»Mein Sohn, fünf Wochen alt, ist nur zufrieden, wenn er auf dem Arm ist. Sobald man ihn ablegt, fängt er an zu schreien! Man kann ihn einfach nie ablegen!«

»Mein Sohn ist mittlerweile sechs Wochen alt und leider fast immer am Quengeln, wenn er wach ist. Ablegen geht gar nicht. Er macht einen ziemlich verkrampften Eindruck. Könnte evtl. von der sehr langen Geburt kommen, außerdem war er ein Sternengucker.«

»Typisch Neugeborenes«, »so sind sie eben«, »vollkommen normal« – sagen dazu andere Eltern, wenn man sich umhört. Sage ich auch, einerseits. Beim ganz kleinen Baby ist es richtig, das zu erwarten, denn unsere Kinder kommen als Traglinge zur Welt. Es ist normal, dass ein Neugeborenes sich im Körperkontakt wohler fühlt – aber: Das schließt nicht aus, dass auch einmal mehr dahinterstecken kann. Ein Baby, das sich absolut nie ablegen lassen will, zeigt damit manchmal ein weiteres Bedürfnis an oder sogar ein Problem, welches Aufmerksamkeit braucht und nicht übersehen werden sollte. Dann benötigt das Baby zusätzlich zum Körperkontakt eine weitere Hilfe für sein Wohlbefinden.

Ob es so ist, sieht man dem Baby an: Wie zufrieden ist es eigentlich auf dem Arm? Ist es generell entspannter, wenn man es trägt, oder wirkt es auch im Körperkontakt noch angespannt und nur minimal weniger gestresst? Wie sehr krampft es seine kleinen Hände zu Fäustchen, werden sie weicher, während es sich auf Papas Brust kuschelt? Ist es im Arm auch zufrieden, wenn man es sich mit ihm zusammen auf dem Sofa bequem macht oder sich ins Bett legt? Oder muss man mit ihm immerzu auf- und abgehen, damit es einigermaßen ruhig bleiben kann? Und wie geht es ihm an der Brust, entspannt es sich da?

Wenn Sie bei diesen Beobachtungen feststellen, dass Ihr Baby doch oft sehr gestresst wirkt, helfe ich Ihnen auf den folgenden Seiten herauszufinden, was dahintersteckt und was Sie dagegen tun können. Körperliche Ursachen wie übermäßiges Spucken

Ja, das Baby hat sich tatsächlich daran gewöhnt, dauernd herumgetragen zu werden – aber das war schon *vor* der Geburt! Da wurde es schließlich ununterbrochen herumgetragen, viele, viele Monate lang! Aus Sicht des Babys schon immer. Und dabei war es sogar *im* Körper von Mama, so nah an ihrem Herzen wie nie wieder. Jetzt, nach der Geburt, ist es gezwungen, sich umzugewöhnen. Das tut es auch schon eifrig. Natürlich geht das nicht von heute auf morgen – doch kein Problem, das geschieht ganz von selbst, darum braucht man sich nicht zu kümmern.

Kümmern dürfen Sie sich ruhig nach Herzenslust um Ihr Baby, helfen Sie ihm, diesen ersten monumentalen Umzug seines Lebens zu bewältigen. In den ersten Wochen nach der Geburt leiden alle Babys zeitweise unter schrecklichem Gebärmutterheimweh. Indem Sie ihm so viel wie möglich von allem geben, was ein klein wenig so ist wie damals in Ihrem Bauch, macht es die Erfahrung, dass die Welt auch auf der anderen Seite Ihrer Bauchdecke ein freundlicher, gemütlicher Ort ist. Tragen Sie es also so viel und so lange es Ihnen beiden guttut.

und Dreimonatskolik werden in späteren Kapiteln behandelt. Und warum auch Kleinkinder oft noch sehr dringend die Geborgenheit auf dem Arm oder auf dem Schoß brauchen – das steht am Ende dieses Kapitels.

Gebärmutterheimweh erleichtern

In den ersten drei Monaten schreien Babys überall auf der Welt mehr als später – aber in manchen Kulturen nur halb so viel. Das ist dort, wo sie den ganzen Tag am Körper getragen werden und bei Bedarf immer sofort die Brust bekommen. Warum sind Neugeborene so anhänglich? Unsere Babys sind anfangs neurologisch unreif, sie erschrecken leicht, wobei sie heftig mit Armen und Beinen zucken (Moro- oder Schreck-Reflex genannt), sie regulieren ihre Atmung noch nicht gut und ihre Temperatur ebenfalls nicht. Bis sie das können, geht es ihnen unter gebärmutterähnlichen Bedingungen am besten: Eng eingekuschelt am Körper eines Erwachsenen vernehmen sie dessen Herzschlag und Atmung, bleibt ihre Umgebung gleichmäßig warm, werden sie passiv viel bewegt und leiden nie schrecklichen Hunger, weil die

Quelle immer nah ist – fast ganz so wie damals vor der Geburt.

Wer das Baby am Körper trägt, reagiert ganz unmittelbar, fast im selben Augenblick auf seine allerersten, noch feinsten Anzeichen von Unbehagen – schuckelt es ein wenig, tätschelt oder streichelt es, wenn es unruhig wird, sodass es gar nicht erst schreien muss. Und diese raschen, unmittelbaren Reaktionen regen im Gegenzug das Baby dazu an, dass es schneller eine größere Variation von Gesichtsausdrücken entwickelt. Das wiederum macht es seinen Eltern leichter, zu verstehen, was es gerade sagen will – eine echte Win-win-Situation.

▼ Hilft bei Gebärmutterheimweh: sanftes Schaukeln auf dem Gymnastikball

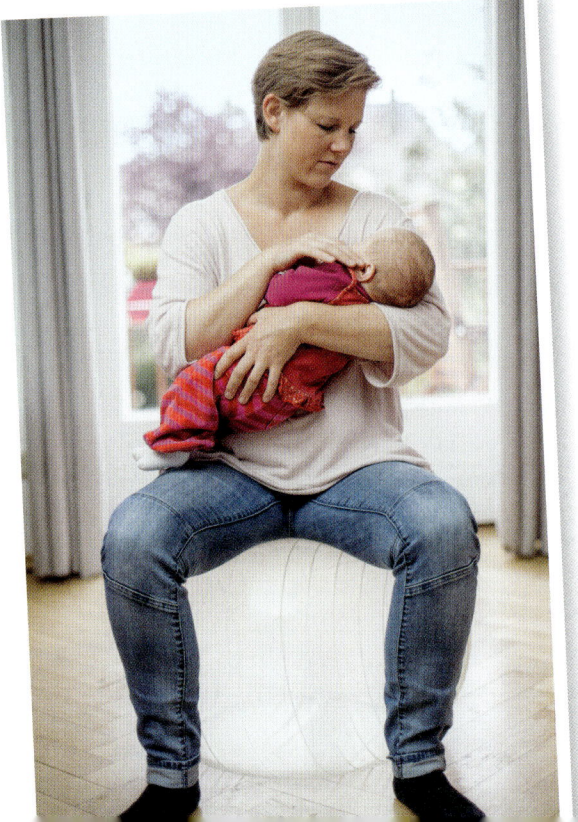

Machen Sie es sich leicht: Eine gute Tragehilfe

Gerne halten wir unser Baby den ganzen Tag im Arm, aber es ist so schwierig, dabei auch etwas zu erledigen oder für Babys Geschwister da zu sein. Deshalb zählt eine gute Tragehilfe für mich zu den wichtigsten Dingen der Erstausstattung. Ideal ist das normale Tragetuch, aber viele Erstlingseltern fühlen sich anfangs überfordert damit, die ewiglange Stoffbahn richtig um das zarte Neugeborene zu drapieren. Ganz leicht und fix geht das physiologisch korrekte, aufrechte Tragen in einem Mei Tai oder Ring Sling aus Tragetuchstoff. Lassen Sie sich bei der Wahl des Modells von einer Trageberaterin helfen, denn es muss gut passen. Infos und Videoanleitungen dazu finden sich hier: *www.stillen-und-tragen.de.*

● **Ist das Baby im Tuch einmal sehr unruhig**, obwohl es satt ist und nirgendwo etwas drückt, bewegt man sich am besten etwas stärker: Ideal lassen sich diese Minuten zum Staubsaugen nutzen – die Bewegung kommt gut an, kleine Babys beruhigt auch das Rauschen. Oder man setzt sich auf einen großen Gymnastikball, auf dem man wunderbar gleichmäßig auf und ab wippen kann, ohne den eigenen Rücken zu belasten. Dabei bevorzugen manche Babys kräftige Bewegungen, andere mögen es sachte.

WUSSTEN SIE SCHON, DASS ... ?

... kleine Babys um **bis zu 43 Prozent weniger schreien,** wenn sie über den Tag verteilt mindestens drei Stunden getragen werden? Es beeinflusst die gesamte Entwicklung positiv, wie die Säuglingsforschung bestätigt.

• **Fahren statt tragen?** Viele Babys sind auch im Kinderwagen zufrieden, solange er in Bewegung bleibt. Der Kinderwagen muss gut gefedert und gepolstert sein und ich empfehle außerdem ein kleines Kissen unter Babys Köpfchen, zur zusätzlichen Stoßdämpfung. Dieses sollte zur Sicherheit entfernt werden, wenn das Baby einmal unbeobachtet im Kinderwagen schläft.

• **Sanftes Schaukeln** kann auch in einer Hängewiege sehr beruhigen, denn die auf- und abschwingende Bewegung ist dem Nervensystem aus dem Leben in der Gebärmutter vertraut und darum angenehm. Hängewiegen oder Federwiegen (weil sie an einer schwingenden Stahlfeder hängen) gibt es in verschiedenen Ausführungen, als Korb oder Hängematte. In einem Korb ist Platz zum Strampeln, das mögen größere Babys gern.

Nach einer schweren Geburt

»Maria kam zehn Tage über Termin, leider mit Einleitung nach drei Tagen Wehen vaginal auf die Welt. Seitdem weint sie viel, ist immer unruhig und möchte am liebsten 24 Stunden an meiner Brust nuckeln. Das ist bisher die einzige Möglichkeit, sie zu beruhigen. Ablegen kann ich sie kaum, mein Mann und ich schlafen abwechselnd halb sitzend mit ihr auf dem Sofa.«

In den vielen Jahren der Behandlung von Neugeborenen konnte ich immer wieder nur staunen darüber, wie rasch die Nachsorge mit Osteopathie und Homöopathie einem Baby hilft, sich von einer schweren Geburt zu erholen und ihre Beeinträchtigungen hinter sich zu lassen, um unbeschwert sein Leben zu beginnen. Für eine professionelle Behandlung muss nichts abgewartet werden, sie kann erfolgen, sobald die Eltern sie wünschen und Zeit dafür haben. Hier zeige ich Ihnen aber auch, wie Sie selbst als Eltern Ihrem Baby in diesem Sinne viel Gutes tun können.

Anzeichen von Geburts-Stress

In meiner Praxis sehe ich häufig Babys, für die ihre Geburt nicht einfach war, sodass sie ihnen, wie man sagt, noch in den Knochen steckt und ihr Nervensystem belastet. Ein solcherart gestresstes Baby verhält sich wie in steter Alarmbereitschaft: Es ist schreckhaft und geräuschempfindlich, re-

agiert mit ängstlicher Nervosität auf alle neuen Eindrücke. Stressmuster nach einer unbewältigten Geburtserfahrung äußern sich mit vermehrter Unruhe und Unwohlsein, mit ruhelosem Schlaf und besonders leicht auslösbarem Moro-Reflex. Gestresste Babys finden auch beim Stillen oft nicht die Entspannung, die ihre Mama sich dabei erhofft. Dann trinken sie unruhig, wirken sogar an der Brust unzufrieden oder weinen zwischendurch. Nach dem Trinken revoltiert vielleicht ihr Magen und sie fühlen sich wieder nicht wohl, obgleich sie satt sind. Die Art und Weise, wie das Baby auf die Welt gekommen ist, kann spezielle Beeinträchtigungen mit sich gebracht haben:

• **Nach einer »überstürzten« Geburt.**
Bei einer extrem schnellen Geburt »stürzt« das Baby nach schier pausenlosen Wehen plötzlich aus seiner eng eingehüllten Welt ziemlich unvorbereitet in einen schockierend grenzenlosen Raum. Das hat manchmal ganz ähnliche Folgen wie ein leichtes

Schleudertrauma, mit Schmerzen und Steifheit im Nacken sowie Kopfschmerzen.

• **Nach dem »Kristellern«.**
Mit dem nach seinem Erfinder benannten »Kristeller-Handgriff« will man beim Herausschieben des Babys helfen, indem man mit ganzer Breitseite und aller Kraft von außen auf Mamas Bauch drückt, um die Geburt auf den allerletzten Zentimetern maximal zu beschleunigen. Das kann für das Baby mit einer Stauchung im Bereich von Köpfchen und Halswirbelsäule verbunden sein.

• **Nach der Saugglocke.**
Durch einen leichten Zug am Köpfchen mit einer kleinen Saugglocke wird dem Baby in den letzten Minuten der Geburt zu einem beschleunigten Durchtritt verholfen, oft wird gleichzeitig kristellert. Das hat manchmal Verschiebungen der Schädelknochen im Schädeldach zur Folge, die sich auch auf die Knochen der Schädelbasis auswirken können. Weil dort durch winzige Öffnungen die Nerven verlaufen, die den Schluckreflex mit auslösen, kann es zum Beispiel Probleme beim Saugen und Schlucken geben, die vielleicht selbst nicht auffallen, aber zu vermehrtem Spucken und Bauchweh führen.

• **Nach einem Kaiserschnitt.**
Bei der »Bauchgeburt« wird das Baby durch eine möglichst klein gehaltene Öffnung mit leichtem Zug und Druck aus der Gebärmutter geholt. Dabei kann es zu einer Zerrung des entsprechenden Bindegewebes kommen. Je nachdem aus welcher Lage das Baby hier befreit wird, mit dem Kopf oder Po voran, war es für Halswirbelsäule/Schultergürtel oder Lendenwirbelsäule/Hüftgelenke belastend.

• **Nach einer Beckenendlage.**
Befand sich das Baby in Beckenendlage, saß es praktisch bis zuletzt in der Gebärmutter und konnte seine Beine noch weniger bewegen als in der Schädellage. In der Folge ist seine Hüftmuskulatur recht fest und braucht Zeit, sich zu lockern.

• **Nach einer Verlegung auf die Intensivstation.**
Müssen die Mutter und ihr Neugeborenes getrennt werden, wirft das beide in eine intensive, emotionale Krise, selbst wenn es lebensnotwendig ist, wie zum Beispiel nach einer Frühgeburt. Der seelische Schmerz über die frühe Trennung kann oft erst dann zugelassen und bewältigt werden, wenn die Krise überstanden ist. Wie bei der Überwindung eines jeden tiefen Kummers hilft es, oft und immer wieder darüber zu reden. Darüber hinaus kann ein entsprechendes homöopathisches Mittel Erleichterung bringen und auch dem Baby helfen (siehe im Folgenden den Abschnitt unter der Überschrift »Homöopathische Nachsorge«).

Osteopathische Selbsthilfe

Eine osteopathische Selbstbehandlung ist einfach durchzuführen und hilft Ihrem Baby, den Geburts-Stress zu verarbeiten. Gleichzeitig fördert sie die liebevolle Kontaktaufnahme zwischen Ihnen und Ihrem Baby.

• **Babys Köpfchen entspannen.**
Legen Sie Ihr Baby auf den Wickeltisch und zwar andersherum als sonst, die Füßchen Richtung Wand, sein Köpfchen bei Ihnen. Entspannen Sie Ihre Schultern und reiben Sie Ihre Handflächen aneinander, damit sie warm werden. Schieben Sie zuerst eine Hand sachte unter Babys Köpfchen, sodass sein Hinterkopf in Ihrem Handteller liegt. Dann schieben Sie die zweite Hand nach, sodass Ihre beiden Hände unter Babys Köpfchen eine Schale bilden, in der es ruht. Hat es eine Geburtsgeschwulst (Hämatom) oder eine Schwellung von der Saugglocke, legen Sie Ihren Handteller federleicht ganz sanft darauf. Spüren Sie nur still Ihren Kontakt zueinander, lassen Sie Ihre Atmung ruhig fließen und verweilen Sie einfach für ein paar Minuten damit. Ohne Ihre Hände zu bewegen, gehen Sie sozusagen in Kontakt mit Babys Schädelknochen. Stellen Sie sich vor, dass sie sich zueinan-

▶ Osteopathische Selbsthilfe: Babys Köpfchen entspannen

der entspannen und jeweils ihre beste Position finden. Sie bekommen einen leichten Impuls, Asymmetrien aufzulösen, allein durch Ihr aufmerksames Hinspüren in der kontaktvollen Berührung.

• **Babys Schultern entspannen.**
Fällt Ihnen auf, dass Ihr Baby oft die Schultern hochgezogen hat? Das ist ein Stressmuster aufgrund einer geburtsbedingten Stauchung oder Zerrung im Nackenbereich, und Sie können Ihrem Baby helfen, es zu lösen. Hochgezogene Schultern sind verbunden mit unangenehmen Nackenspannungen und können den Moro-Reflex verstärken, die frühkindliche Scheckreaktion. Legen Sie Ihre warmen, aufmerk-

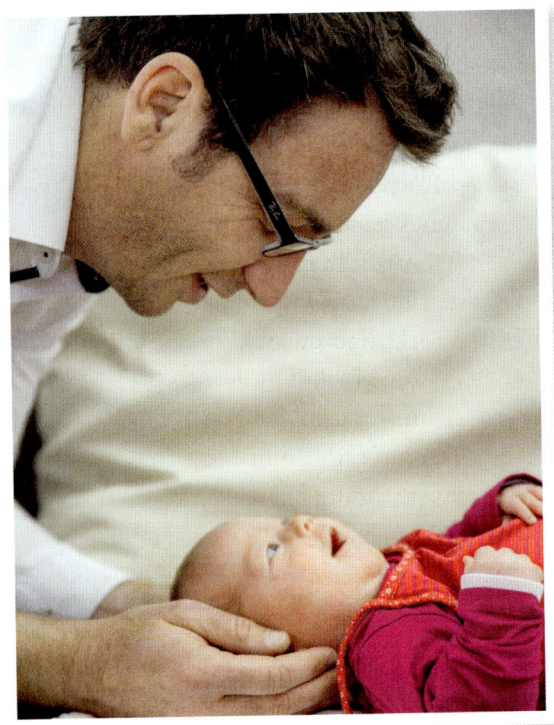

samen Hände auf seine Schultern, Ihre Finger zeigen zueinander. Lassen Sie Ihre Hände sich ganz langsam, maximal einen Millimeter auseinander bewegen, während sie ein klein wenig schwerer werden – so helfen Sie Babys Schultern, sich ganz sanft und minimal nach unten zu dehnen. Sie geben ihnen nur einen kleinen Impuls, sich zu senken. Wenn Sie Widerstand spüren, verweilen Sie dort ein wenig und respektieren diese Grenze. Wiederholen Sie das, sooft es Ihrem Baby guttut. Spüren Sie zu Beginn einmal bei sich selber nach, wie es sich anfühlt, wenn sich Spannungen im Nacken lösen und die Schultern wieder sinken. Es wirkt sich auf den ganzen Körper aus und entspannt auch die Atmung.

Handling: Dem Baby Halt geben

Behandeln Sie Ihr gestresstes Baby ganz ruhig, ohne jede Hast, und vermeiden Sie vor allem, es zu strecken. In seiner noch gerundeten Körperhaltung erholt sich Ihr Neugeborenes leichter von den Strapazen seiner Geburt. Heben Sie es nicht unter den Achseln hoch, weil dabei die Wirbelsäule überstreckt und die Schultern ungut nach oben gezogen würden. Rollen Sie es stattdessen mit der linken Hand von der Rückenlage auf seine linke Seite fast bis in die Bauchlage und dabei auf Ihren rechten Arm. Dann legen Sie Ihren linken Arm auf seinen Rücken und halten seinen Kopf gut mit Ihrer linken Hand, während Sie es mit Ihrem rechten Arm zurückrollen, sodass

sein Rücken auf Ihrem linken Arm liegt. Nun fassen Sie mit Ihrer rechten Hand unter seinen Po und geben, während Sie es hochnehmen, damit auch seinen Beinchen Halt.

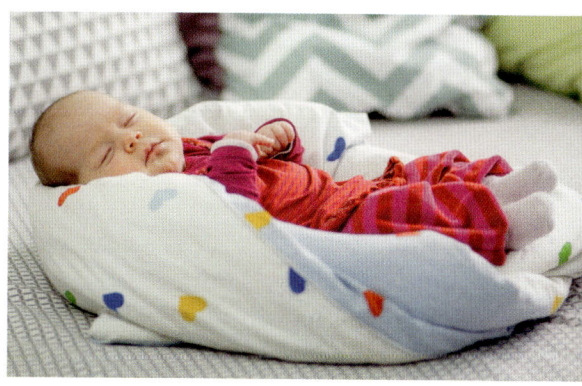

Beim Ablegen machen Sie dasselbe rückwärts. Nehmen Sie Ihr Baby mal über seine rechte, mal über seine linke Seite hoch, nicht immer über dieselbe. Immer wenn Sie es tragen oder ablegen, achten Sie darauf, sein Köpfchen gut zu stützen. Das ist das Wichtigste, aber auch seine Ärmchen und Beinchen brauchen Halt, keines soll fallen oder haltlos baumeln. Dieser Rundum-Halt ist für Ihr Baby sehr angenehm und deaktiviert die Stressmuster in seinem Nervensystem.

Berühren Sie Ihr Baby immer mit aller Ruhe, doch fassen Sie es beherzt an, seien Sie nicht zaghaft, es möchte in Ihren Händen und Armen eine verlässliche neue Hülle spüren. Wenn Sie Ihr Baby tagsüber hinlegen, dann fühlt es sich in den ersten

Monaten wohler in einem Nestchen (siehe Foto beim letzten Abschnitt), wo seine Arme seitlich Halt finden und sowohl seine Füßchen als auch sein Kopf erhöht liegen. So liegt sein Rücken angenehm gerundet, sodass sein Bäuchlein entspannt bleiben kann. Achten Sie darauf, dass es nicht schief, sondern schön symmetrisch darin liegt.

Homöopathische Nachsorge

Das passende homöopathische Mittel beschleunigt die Heilung von körperlichen und seelischen Geburtsstrapazen bei Mutter und Kind und kann auch eine Schock- oder Trauma-Symptomatik auflösen.

WOHLTAT FÜR MAMA: NARBENENTSTÖRUNG

Narbengewebe neigt zur Verhärtung, die als spürbares Störfeld Auswirkungen im ganzen Körper haben kann. Dem lässt sich vorbeugen: Sobald die Wunde trocken ist, sanft Calendulasalbe einmassieren. Dabei weich mit den Fingerspitzen kreiseln, tupfen oder streicheln. Das durchblutet das Gewebe und entspannt es. Reicht das nicht, kann eine osteopathische Behandlung die Leitungsfähigkeit der feinen Blutgefäße und der Nerven wiederherstellen und inneren Verwachsungen vorbeugen.

Tränen im Wochenbett?

Kummer ist normalerweise eine angemessene Reaktion und deshalb nicht immer behandlungsbedürftig. Fällt es aber schwer, ihn zu bewältigen, oder sitzt er übermäßig fest, fühlt man sich dabei extrem erschöpft, kann eine homöopathische Unterstützung sehr sinnvoll und eine große Hilfe sein. Insbesondere auch bei verstärktem »Baby-Blues«, wenn die Tränen nicht innerhalb weniger Stunden oder Tage vergehen. Bei Verdacht auf eine richtige Depression berät Sie: *www.schatten-und-licht.de.*

Verlässlich gute Erfahrungen habe ich meistens mit einem der folgenden drei Mittel gemacht – welches das passende ist, zeigt das gesamte Symptombild. Nehmen Sie das passende Mittel in der Potenz C 30, einmal täglich fünf Globuli:

- **Ignatia** muss oft seufzen oder hüsteln, mit einem Kloß-Gefühl im Hals. Neigt zu Zuckungen, krampfhaften, ziehenden Schmerzen und Krämpfen im Rücken, »harter« Brust beim Stillen. Kein Appetit auf Obst.
- **Natrium muriaticum (chloratum)** ist gewissenhaft und zeigt nicht gern Tränen. Neigt zu Kopfschmerzen und Herpesbläschen um die Lippen, auch zu dumpfen Rückenschmerzen, die sich bessern bei hartem Druck. Appetit auf Salziges.
- **Silicea** ist selten aufgeregt, am ehesten nachts. Friert leicht, neigt zu Erkältungen, zu Verstopfung, zu geschwollenen Drüsen (Brust!) und Eiterungen. Besser durch warmes Einhüllen. Wenig Appetit, viel Durst.

Homöopathie: Meine fünf wichtigsten Mittel in der Geburtsnachsorge

Alles Wichtige zu den Einnahmeregeln finden Sie im Anhang.

• Arnica C 30

Nach jeder Geburt – umso mehr, wenn sie besonders anstrengend oder schwierig war – hilft das homöopathische Mittel Arnica C 30 bei der Verarbeitung der körperlichen und seelischen Anstrengung: *Drei Tage lang 1-mal täglich fünf Globuli für Mama oder eines fürs Baby, nach Geburtsverletzungen auch länger.*

• Aconitum C 30

Gab es einen großen Schock, Atemnot oder Momente von Lebensangst, hilft Aconitum C 30, *einmalig fünf Globuli für Mama oder ein Globulus fürs Baby.* Aconitum geht in diesem Fall der Gabe von Arnica voraus, diese erfolgt dann erst am nächsten Tag. Aconitum D 12 unterstützt ein Baby auch später noch, den Geburtsschock zu verarbeiten, wenn man ihn als Ursache hinter untröstlichem Schreien oder extrem anstrengenden Nächten vermuten kann. Es bekommt dann *2-mal täglich zwei bis drei Globuli (kleine Babys weniger) über einen Zeitraum von maximal fünf Tagen.*

• Staphisagria C 30

Fördert die komplikationslose, rasche Heilung von Schnittwunden – das tut Mama nach einem Kaiserschnitt ganz besonders gut, aber auch nach einem Dammschnitt. Wirkt schmerzlindernd und reduziert den Bedarf an anderen Schmerzmitteln. *Einnahme ab dem zweiten Tag nach der Geburt, folgend auf Arnica (das dann nur einen Tag lang genommen wird), 1-mal täglich fünf Globuli oder Tropfen, bis zur Besserung.* War Aconitum ebenfalls nötig, wird am zweiten Tag Arnica und ab dem dritten Staphisagria eingenommen.

• Opium C 12

Herrschen nach einer Narkose große Benommenheit oder Verstopfung bei Mutter oder Neugeborenem, hilft Opium C 12, *drei Tage lang 2- bis 3-mal täglich fünf Globuli für Mama oder eines für das Baby.*

• Ignatia C 30

Hilft oft bei akutem Kummer oder einer tiefen Enttäuschung, zum Beispiel nach einem seelisch schmerzhaften Geburtsverlauf, einer vorübergehenden Trennung nach der Geburt oder bei anhaltenden Stillproblemen. Auch wenn das Baby viel schreit und Sie sich verzweifelt und hilflos fühlen, weil Sie ihm nicht richtig helfen können, ist das kummervoll. *Einnahme: 1-mal täglich fünf Globuli (Mama).* Bitte lesen Sie auch den Absatz zur homöopathischen Nachsorge und wählen Sie gegebenenfalls ein anderes Mittel, wenn es besser zu Ihrem Symptombild passt.

Die abendliche Schreiphase

»Unser Sohn Moritz wurde vor sieben Wochen geboren. Seit etwa 14 Tagen weint er abends zwischen 17 und 22 Uhr wie verzweifelt und wir drehen am Rad. Der arme Wurm, wie können wir ihm nur helfen …«

»Ich bin Mutter eines knapp sechs Wochen alten Sohnes. Die ersten drei Lebenswochen war er sehr ruhig und einfach zu handhaben. Seit etwa drei Wochen hat er abends eine ›Schreiphase‹ gegen 20/21 Uhr und schläft nachts plötzlich nicht mehr richtig. Meine Frage ist nun, ob es sich um Anpassungsschwierigkeiten handelt.«

Es gibt wenig in den ersten Monaten, was so typisch ist für praktisch alle Babys wie die abendliche Schreiphase im zweiten Lebensmonat. Das fängt in der dritten/vierten Woche an und zieht sich bis zur neunten/zehnten Woche hin, mit einem Höhepunkt in der sechsten/siebten Woche, entweder mit Schreien oder zumindest mit einer starken Tendenz zu Unzufriedenheit und Quengelei. Interessant, dass das überall auf der Welt so ist, wie man heute weiß, sogar bei den Babys der !Kung San, der Ureinwohner in der Kalahariwüste. Diese abendliche Unruhe mit Höhepunkt in der Mitte des zweiten Monats ist also keine Folge von irgendetwas, das während der Schwangerschaft oder der Geburt geschehen wäre, von irgendetwas, das getan oder nicht getan wurde. Sie lässt sich daher auch nicht verhindern – und doch gibt es eine Superlösung, die sich nur noch nicht überall herumgesprochen hat: Clusterfeeding!

Das hilft:
- »Clusterfeeding«, auf Deutsch »gehäuftes Trinken« – die Superlösung! Die meisten Babys verzichten auf die abendliche Schreistunde, wenn sie den ganzen Abend in häufigen kurzen Abständen stillen, also praktisch dauernd an der Brust sein dürfen. Das geht auch mit dem Pre-Milch-Fläschchen, wenn nicht gestillt wird, und ist absolut sinnvoll. Ich weiß nur von wenigen Ausnahmen, dass Babys das abgelehnt haben. Sofern dann nicht bei einer osteopathischen Untersuchung etwas gefunden und behandelt werden kann, hilft nur Herumtragen und Singen. Wechseln Sie sich dabei mit Ihrem Partner im 15-Mi-

nuten-Takt ab: Einer nimmt das schreiende Baby und der andere entspannt sich im ruhigsten Zimmer der Wohnung oder draußen.

• Sich sofort darauf einstellen, dass der Abend jetzt vorübergehend einige Zeit nicht zur eigenen Entspannung taugt. Diese bitte vorverlegen auf den frühen Nachmittag, da sind Babys in diesem Alter normalerweise ausnehmend ruhig und zufrieden. Sowieso unbedingt tagsüber immer schlafen, während das Baby schläft! Außerdem ist mir aufgefallen, dass Babys in dieser Lebensphase auch kein Interesse daran haben, weit vor Mitternacht ins Bett zu gehen. Doch keine Sorge, auch das ist normal und geht mit Ende des dritten Monats von selbst vorüber.

Oft gefragt: Was hat unser Baby?

• *»Hat unser Baby Koliken? Es strampelt beim Schreien so heftig und zieht dabei seine Beinchen stark an; das macht es jeden Abend.«*
Diese heftige Strampelbewegung ist auch typisch für ein Baby, das erregt ist. Sie drückt den Gefühlsaufruhr beim Schreien aus. Blähungen oder Koliken kommen von Darmgasen, die bei der Verdauung entstehen – sind also weniger an Tageszeiten gebunden als an Verdauungszyklen. Unter denen leiden Babys mit Dreimonatskoliken (siehe Kapitel 4: »Oh je, Bauchweh!«), und nicht nur am Abend. Wenn sogenannte

»Blähungstropfen« dem Baby vorübergehend helfen, liegt das am enthaltenen Zucker, der die Nerven besänftigt. Weil Babys beim vielen Schreien unwillkürlich mehr Luft schlucken, kann es sein, dass nach einer Weile Pupse abgehen. Sie sind eher eine Folge des Schreiens als der Auslöser.

• *»Egal was wir versuchen, unser Patrick (fünf Wochen) schreit jeden Abend wie verrückt, wir können ihn einfach nicht trösten. Nichts hilft. Dann haben wir also ein Schreibaby, oder?«*
Was mit dem Begriff »Schreibaby« medizinisch gemeint ist, sind Regulationsstörungen (siehe das folgende Kapitel »Regulationsstörungen: Das Schreibaby-Syndrom«).

▼ Beim Clusterfeeding, dem gehäuften Stillen, verzichten Babys oft auf ihre abendliche Schreiphase.

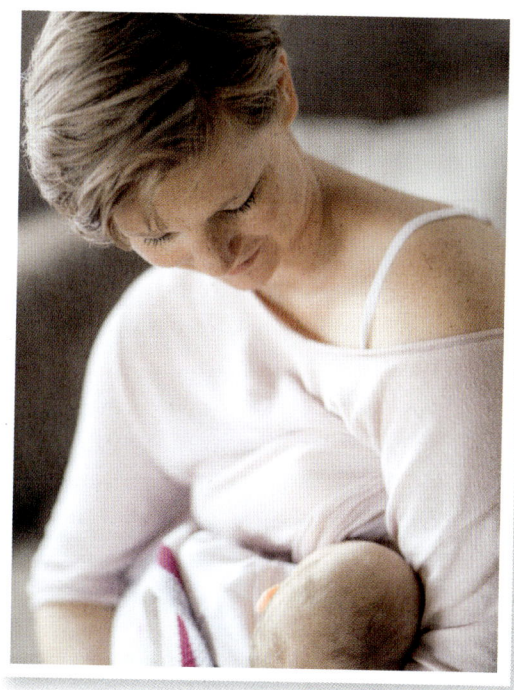

In einer Notaufnahmestation wurde beobachtet, dass immerhin bei einem von 20 exzessiv schreienden Babys eine akute Erkrankung vorlag – meistens handelte es sich um eine Blasenentzündung. Gleichzeitig heißt das aber auch: 19 von 20 Babys waren vollkommen gesund, obwohl ihr Schreien die Eltern in die Notaufnahme getrieben hat.

Bevor Sie sich die Mühe machen, die nächste Klinik-Notaufnahme anzusteuern, holen Sie sich möglichst zuerst telefonisch Rat in Ihrer Kinderarztpraxis. Ist die geschlossen, steht Ihnen rund um die Uhr an allen Tagen des Jahres der *kinderärzt-*

liche Bereitschaftsdienst zur Verfügung, bundesweit unter der Telefonnummer 116117 ohne Vorwahl aus allen Netzen kostenlos zu erreichen. Mehr Info dazu hier: *www.116117info.de.*

Die Notarzt-Nummer 112 ist für Situationen, die lebensbedrohlich erscheinen. Machen Sie sich zunächst auch vertraut mit sämtlichen »Anzeichen einer ernsthaften Erkrankung«, die Sie auf den Innenseiten des Umschlags unter »Ist unser Kind ernsthaft krank?« übersichtlich aufgelistet und beschrieben finden.

Übrigens: Mögliche Anzeichen für eine Blasenentzündung sind geringere Urinmengen bei auffallendem Geruch und dunklerer Farbe.

Aber genau wie Koliken beschränken diese sich keineswegs auf den Abend. Deshalb spricht es nicht für die Diagnose Schreibaby oder Regulationsstörungen, wenn ein Baby immer nur abends untröstlich schreit, speziell in diesem Alter, rund um den zweiten Lebensmonat. Wenn es Ihrem Baby ansonsten gut geht und die Kinderärztin nichts findet: Warten Sie's ab. Ist es nach der zwölften Lebenswoche unverändert, lassen Sie Ihr Baby osteopathisch untersuchen.

Bis dahin: Wechseln Sie sich mit Ihrem Partner viertelstündlich beim Herumtragen des schreienden Babys ab. Der andere nutzt die Zeit, sich etwas Ruhe zu gönnen.

● *»Unsere fünf Monate alte Tochter Luisa schreit am Abend regelmäßig für ein bis zwei Stunden mit kurzen Unterbrechungen.«*

Jenseits der 13./14. Woche ist »Abendschreien« nicht mehr entwicklungsbezogen, sondern hat eine andere Ursache. Meistens ist sie schnell gefunden: Normalerweise hat das Baby dann am Nachmittag nicht genug geschlafen und ist überreizt. Es braucht vor 17 Uhr nochmal ein gutes Nickerchen, dann ist der Abend gerettet. Es ist dann ausgeruht genug, um gern mit Papa zu spielen, wenn er von der Arbeit kommt, statt ihm ein Schreikonzert zu liefern. So war es auch bei Luisa.

Regulationsstörungen:
Das Schreibaby-Syndrom

»Meine Tochter, zehn Tage alt, schreit extrem viel und schläft kaum, wir sind mit unseren Nerven am Ende! Da ich kaum zum Schlafen und Essen komme, wäre es super, wenn ich zeitnah einen Termin bekommen könnte.«

»Meine Tochter ist morgen drei Wochen alt, und wir haben Probleme mit ihr. Sie schreit und schreit und schreit, es wird jeden Tag mehr und ich bin sehr besorgt. Wir hatten eine lange Entbindung, die mit einem Kaiserschnitt geendet hat.«

Normalerweise wenden sich Babys ab, wenn sie müde werden, sie drehen dann den Kopf weg und lassen die Augen zufallen. Schreibabys hingegen machen ihre Augen umso weiter auf. So werden sie maßlos überreizt. Diese Babys schreien sich in die Erschöpfung. Erst wenn ihre gesamte Kraft verausgabt ist, fallen ihnen schließlich die Augen zu und sie geben dem Schlaf eine Chance.

Der Begriff »Schreibaby« wurde geboren, als die Wissenschaft begann, sich mit dem Phänomen des untröstlichen Schreiens zu befassen. Und aus der Forschung stammt auch die viel zitierte Dreier-Regel: Ein Baby, das mindestens drei Stunden am Tag, an mindestens drei Tagen die Woche und mindestens drei Wochen lang schreit, sei ein »Schreibaby«. So eine klare Definition ist für die Forschung notwendig, ohne sie wäre eine gute Studie nicht durchführbar. In einer betroffenen Familie hingegen hat sie keinen Wert – wann das Schreien des Babys übermäßig ist, das bestimmt zu Hause nicht diese Dreier-Regel, es hängt auch nicht von der Uhr ab, sondern vom Empfinden der Eltern.

Eltern von Babys mit einer Regulationsstörung erleben eine unvorstellbar anstrengende Zeit. Durch die dauernde Anspannung sind sie völlig erschöpft und können schon selbst nicht mehr richtig schlafen. Weil das Baby so viel schreit, bleiben sie lieber mit ihm zu Hause. So kommen unterstützende Gruppenangebote für sie leider auch nicht in Frage. Was sie auch tun, um das Baby zu beruhigen, es zeigt keine oder nur wenig Wirkung – das natürliche Erfolgserlebnis (»ich kann meinem Baby helfen«) bleibt aus. Obwohl sie durch diese harte Schule zu den feinfühligsten Eltern werden, denen ich begegne, werden sie in dieser verzweifelten Lage auch noch von tiefen Selbstzweifeln gequält.

Ich bin dein Fels in der Brandung!

Wenn Sie Ihr schreiendes Baby herumtragen, umfassen Sie es so, dass es überall Halt hat, dass kein Beinchen oder Ärmchen baumelt. Versuchen Sie, auch seine Fäustchen mit der Hand zu umschließen und ihm dabei Ihre Daumen zu fassen zu geben; es tut den kleinen Händchen gut, wenn sie etwas umfassen können. Nun hat Ihr Baby perfekten Halt, es ist geborgen und sicher – und Sie dürfen und sollten Ihre innere Aufmerksamkeit von ihm abwenden. Lenken Sie in den nächsten Minuten Ihre gesammelte Wahrnehmung auf sich selbst. Es geht darum, dass Sie innerlich zur Ruhe kommen, obwohl das Baby in Ihren Armen schreit. Ein Kunststück!

Dabei hilft Ihnen die Atmung und Bewegung, beides wirkt direkt auf den Vagusnerv, der zur Ruhe bringt. Atmen Sie bei jedem Atemzug tief aus, am besten mit einem tiefen Ton. Während Sie hin- und hergehen, können Sie die Atmung und Ihre Schritte in Einklang bringen – jedes Ausatmen dauert vier Schritte, zum Beispiel, bald vielleicht fünf. Wenn Sie wissen, dass es Ihre Nachbarn nicht stört: Treten Sie ruhig fest auf. Stellen Sie sich bildlich vor, wie Anspannung bei jedem Ausatmen Ihren Rücken hinunterrutscht, bis in den Boden. Allmählich wird Ihr Nervensystem ruhiger und Sie fühlen sich lockerer. Vielleicht möchten Sie tanzen? Setzen Sie sich ruhig Kopfhörer auf!

SO ERKENNEN SIE EINE REGULATIONSSTÖRUNG

Das Baby will andauernd aufrecht auf dem Arm sitzend herumgetragen werden und mit großen Augen jedes Detail der Wohnung betrachten. Es will schauen, schauen, schauen … Das ist meiner Erfahrung nach das eindeutigste Anzeichen dafür, dass ein Baby mit einer Regulationsstörung kämpft. Nur auf diesem Weg erreicht es ein etwas niedrigeres Erregungsniveau. Das Kind wird vielleicht vom Schreien abgehalten, bleibt aber unruhig, manchmal dämpft es auch nur die Lautstärke. Betroffene Babys sind oft auch sehr schreckhaft und reagieren auf jede kleine Veränderung mit Geschrei.

Will das Baby vielleicht allein sein?

Im Körperkontakt fühlen sich Babys eigentlich immer besser, trotzdem ist es nicht vollkommen ausgeschlossen, dass das Baby noch mehr Ruhe haben und alleine im Bettchen liegen möchte. Ich werde nie vergessen, wie ich meinen kleinen Sohn einmal nach stundenlangem Herumtragen schließlich aus Verzweiflung probehalber in sein Bettchen legte – es war das Einzige, das ich noch nicht ausprobiert hatte –, und er auf der Stelle still wurde, zur Ruhe kam und innerhalb weniger Minuten einschlief. Es gibt Babys, die mögen das. Bei meinem war es aber eine Ausnahme, vielleicht das Bedürfnis am Ende des stundenlangen Herumtragens. Ich war da schon so ein Nervenbündel, dass er vielleicht einfach froh war über etwas Abstand zu meinem Energiefeld!

Das erlebe ich auch immer wieder in meiner Sprechstunde: Wenn Eltern vollkommen aufgelöst und schweißgebadet mit einem schreienden Baby ankommen, das auf dem ganzen Weg geschrien hat – dann legen wir das Baby erst einmal in die rhythmisch schwingende Hängewiege, und die Eltern lassen sich zwei Schritte entfernt ins weiche Sofa sinken. Sie können es dann gar nicht glauben, wie sich ihr Baby plötzlich beruhigt.

▶ Wenn das Baby festen Halt bei Ihnen spürt, dürfen Sie Ihre Aufmerksamkeit auch auf sich selbst lenken.

Das Baby schreien lassen?

Das Baby »schreien zu lassen« bekommt einen ganz anderen Sinn, wenn sein Schreien nicht aufhört, obwohl man es im Arm herumträgt und ihm ein Trostlied singt. Wenn Sie schon alle vorstellbaren Bedürfnisse befriedigt haben – Hat es Hunger, Durst?; Ist ihm zu warm, zu kühl?; Braucht es eine frische Windel?; Drückt seine Kleidung irgendwo?; Will es seine Ruhe haben und alleine im Bettchen oder in der Hängewiege liegen? – und wissen, es fehlt ihm nichts und es ist gesund: Könnte es dann vielleicht sein, dass Ihr Baby schreit, weil es genau das gerade braucht? Was, wenn es sich dadurch von inneren Spannungen befreit? Wenn einem zum Weinen ist, dann tut es gut, zu weinen, danach geht es einem besser. Vielleicht ist Ihnen ja auch selbst zum Heulen? Tun Sie sich bitte keinen Zwang an, lassen Sie es fließen, Ihr Baby stört das nicht, im Gegenteil! Weinen kann richtig erleichternd sein, vor allem, wenn

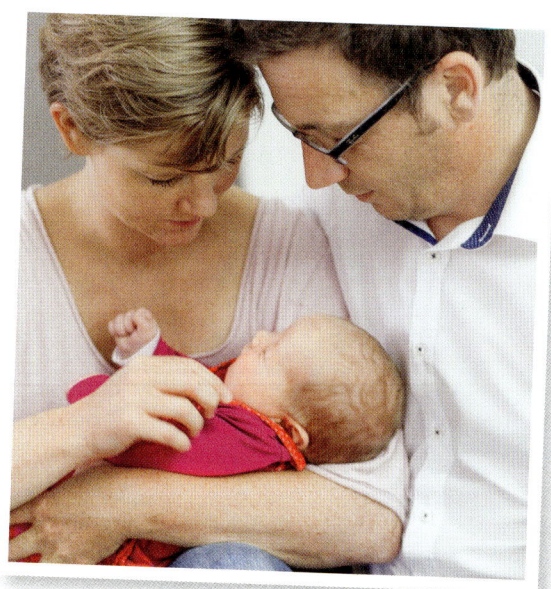

sich dabei eine starke Schulter zum Anlehnen bietet. Sie wissen das aus Erfahrung. Könnte es sein, dass es Ihrem Baby gerade genauso geht? Wenn es so ist, dann wäre es schön, wenn Sie seinem Weinen mit Verständnis begegneten, statt verzweifelt zu versuchen, es ruhigzustellen. Sie könnten sehen, ob es Ihnen gelingt, Ihre innere Haltung zu ändern und ihm zu sagen: »Weine dich ruhig aus, ich bin ganz für dich da, ich höre dich!« statt »Hör auf, hör endlich auf, ich halte das nicht mehr aus!« Vielleicht möchten Sie das ausprobieren, einen Versuch ist es doch allemal wert!

»Dass die Schreiphasen in Zyklen auftreten, ebenso wie die Entschlossenheit des Säuglings, sich nicht stoppen zu lassen, sind starke Beweise dafür, dass der Säugling ein inneres Bedürfnis hat zu schreien, um Spannungen loszuwerden«, sagt der amerikanische Star-Kinderarzt Dr. Brazelton. Und meine Kollegin Aletha Solter hat ein ganzes Buch zu den positiven Effekten des Weinens geschrieben, das im Kösel-Verlag auf Deutsch erschienen ist: *Warum Babys weinen: Die Gefühle von Kleinkindern* (siehe »Literatur« im Anhang).

In Behandlung: Untröstliches Schreien

»Unser Liam schreit seit Wochen mehr als 14 Stunden am Tag und windet sich vor Schmerz. Wir waren schon mehrmals beim Kinderarzt, auch einmal in der Notaufnahme, doch es wurde nichts gefunden. Schon seit seiner Geburt schlittern wir ständig von einer Krise in die nächste. Mein Mann und ich haben wirklich sämtliche Tipps ausprobiert, doch wir haben den Eindruck, dass Liam sich eher noch in sein Schreien hineinsteigert. Ich bin soweit, dass ich es nicht mehr ertragen kann. Er lässt sich praktisch den ganzen Tag so gut wie nie ablegen, ist permanent unzufrieden und am Quengeln. Er ist sehr wach und sehr aufmerksam und fordert Abwechslung und Beschäftigung. Das Einzige, was ihn einigermaßen ruhig hält, ist stundenlang mit ihm auf dem Arm umherzulaufen, er will viel Licht anhaben und gucken. Am späten Nachmittag beginnt dann das richtige Schreien, das bis zu sechs oder sieben Stunden dauert, mit kleinen Pausen. Mittlerweile sind wir mit den Nerven völlig am Ende. Wenn man stundenlang angeschrien wird, nicht mehr zum Essen oder Schlafen kommt, wird man irgendwann wü-

RISIKO PASSIVRAUCH

Ist das Baby öfter mal Passivrauch ausgesetzt? Die wissenschaftliche Forschung zeigt, dass bei Babys, in deren Familien geraucht wird, exzessives Schreien häufiger vorkommt. Auch Immunsystem und Atemwege sind beeinträchtigt. Wer mit dem Rauchen aufhören möchte, bekommt hier sehr hilfreiche Unterstützung: *www.rauchfrei-info.de*.

tend ... Er findet nicht zur Ruhe. Ich gebe ihm gern die Nähe die er braucht, aber allmählich kann ich nicht mehr.«

Liams Mutter beschreibt hier die typische Situation von Eltern mit einem Schreibaby. In der Fachwelt spricht man dabei von Regulationsstörungen: Das Nervensystem des Babys reguliert sich bei zunehmender Müdigkeit nicht in die Ruhe, sondern bleibt aktiv bis zur Erschöpfung. Hinter Regulationsstörungen stecken oft vielschichtige Zusammenhänge. Nicht nur beim Baby, sondern in der ganzen Familie kann es mitverursachende Umstände geben, die bis zurück in die Schwangerschaft und die Zeit davor reichen, wie zum Beispiel mehrere Fehlgeburten, Krankheit oder Tod eines Familienangehörigen und ähnliche schwere Belastungen. Liam wurde nach einer sehr schnellen Geburt gesund spontan geboren. Am nächsten Tag musste er in die Kinderklinik verlegt werden, wegen eines Verdachts, der sich zum Glück nicht bestätigt hat, sodass er gemeinsam mit seiner Mutter am vierten Tag entlassen wurde. Zu Hause war das Stillen anfangs »ein frustrierender Kampf«, dann begannen »extreme Koliken«.

Er hat bereits drei osteopathische Behandlungen bei einem Kollegen hinter sich, als die Eltern mit Liam zu mir kommen. Wäh-

▶ Osteopathisch zeigen sich bei untröstlichem Schreien oft Verschiebungen der Schädelknochen durch eine schwere Geburt.

rend im Normalfall bereits ein bis drei osteopathische Behandlungen eine Besserung bringen, reicht das bei Regulationsstörungen selten aus. Ich halte daher die Klassische Homöopathie als begleitende Therapie für sinnvoll und überlege außerdem mit den Eltern, welche weiteren örtlichen Hilfsangebote sie in Anspruch nehmen können.

Bei Liam finde ich bei der osteopathischen Untersuchung komplexen Behandlungsbedarf am Kopf, der sich auf die schnelle Geburt zurückführen lässt. Der sehr rasche, heftige Durchtritt lässt den Schädelknochen wenig Zeit, sich anzupassen und führt

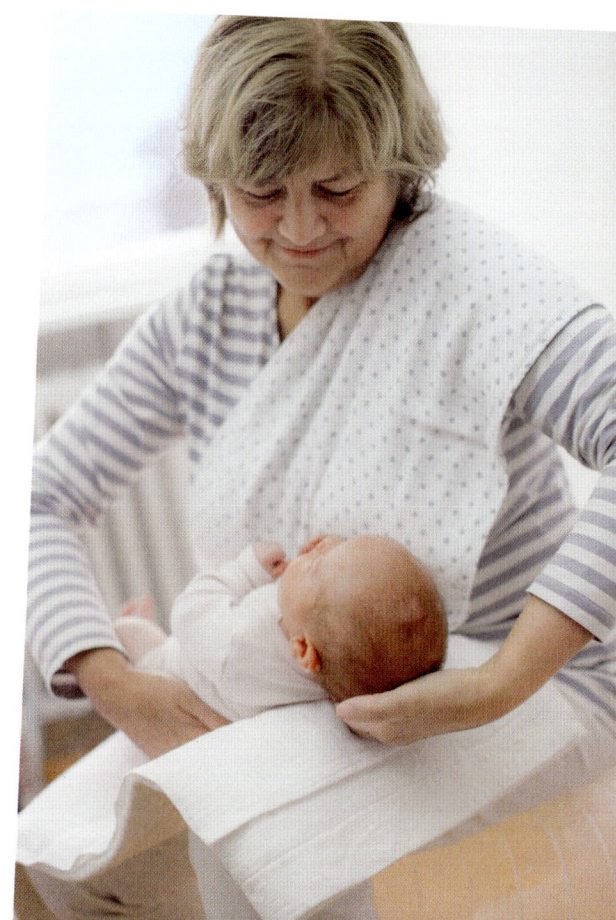

daher oft zu groben Verschiebungen. Bei Liam wurden die beiden Schläfenbeine nach außen gedrückt, mit einer leichten Zerrung am Kleinhirnzelt sowie einem nach oben verlagerten Keilbein. Es ist craniosacral deutlich spürbar, dass sich sein gesamtes Nervensystem im Schockzustand befindet, welcher als erstes behandelt werden muss. Die Verlegung in die Kinderklinik am zweiten Lebenstag ist sicher mit ein Grund dafür. Als Hilfe bei der Bewältigung des damit verbundenen emotionalen Schmerzes wähle ich ein individuelles homöopathisches Mittel für ihn und für seine Eltern aus. Und schließlich stellt sich wegen der »extremen Koliken« noch die Frage nach einer Milchallergie, weshalb ich Liams Mutter empfehle, Kuhmilch und -produkte testweise für zwei Wochen aus ihrer Ernährung zu streichen (siehe die in Kapitel 4 im Abschnitt »Steckt eine Allergie dahinter?« beschriebene Eliminationsdiät).

Wegen ihrer hochgradigen Erschöpfung gebe ich Liams Eltern meine Liste von nervenstärkenden pflanzlichen Mitteln mit (siehe Anhang), die sie in der Apotheke rezeptfrei erhalten. Zur weiteren Unterstützung machen wir einen Termin bei einer Kollegin für »Emotionelle Erste Hilfe« (EEH, nähere Infos dazu im Anhang). Außerdem vermittle ich sie zur örtlichen Sozialpädagogin, die helfen wird, kurzfristig Unterstützung im Alltag zu organisieren, denn Liams Eltern haben, wie so viele Familien in der Großstadt, keine Verwandten in der Nähe, die ihnen mal etwas abnehmen könnten. Gottlob gibt es heute Onlinedienste, die das Einkaufen und Kochen erleichtern. Ich rate sehr dazu, vorübergehend so viele Dienstleistungen wie möglich in Anspruch zu nehmen – das ist selten lohnender als in dieser kurzen Phase der extremen Belastung. Liam spricht sehr gut auf die Behandlung an. Seine Eltern berichten mir nach ein paar Tagen, sie seien nun gelassener. Nach zwei weiteren Osteopathie-Sitzungen geht es Liam viel besser und bei den folgenden Kontrollterminen in längerem Abstand zeigt er eine erfreuliche Entwicklung.

Schreibaby-Ambulanz: »Rufen Sie uns an!«

Drei Stunden, drei Tage, drei Wochen? Diese Dreier-Regel, nach der Schreibabys definiert werden, dürfen Sie vergessen. Es spielt keine Rolle, seit wie vielen Stunden, Tagen oder Wochen das schon so geht: Wenn Ihr Baby so viel schreit, dass es Ihnen zu viel ist und wenn das so oft vorkommt, dass Sie sich überfordert fühlen, dann ist die Zeit des Abwartens vorbei. Nehmen Sie bitte Hilfe in Anspruch!

Je eher Sie sich in der Not an eine Schreiambulanz wenden, desto besser. Wenn Sie sich öfters überfordert fühlen, holen Sie sich unbedingt Hilfe, bevor Ihnen die Kraft ausgeht! Sie können zum Beispiel eine telefonische Ad-hoc-Beratung als Krisenintervention in Anspruch nehmen. Dabei können Sie direkt mit jemanden sprechen, der nicht nur verständig zuhört – was schon mal viel wert ist –, sondern auch gleich konkrete Tipps für den Umgang mit der unmittelbaren Situation parat hat. Die Telefonnummern und Mail-Adressen von Schreibaby-Beratungsstellen finden Sie im Anhang.

Sprechen Sie als Paar miteinander darüber, wie Auszeiten für Sie als Mama oder als Haupt-Bezugsperson eingerichtet werden können, und seien es nur zwei Stunden pro Woche. Ideal wäre es, wenn Oma, Opa oder andere Verwandte regelmäßig das Baby ausführen, und Sie in Ruhe baden, schlafen oder zum Fitnesstraining gehen könnten.

In vielen Gemeinden gibt es inzwischen sogenannte »Frühe Hilfen«, die über das örtliche Jugend- beziehungsweise Gesundheitsamt vermittelt werden. Dann macht

VORSICHT: NIEMALS EIN BABY SCHÜTTELN!

Der kleine Körper eines Babys kann innerlich lebensbedrohliche Verletzungen erleiden, wenn er kräftig geschüttelt wird. Das ist ein absolutes No-Go! Hingegen schadet es dem Baby nicht, wenn man es an einen sicheren Platz legt und aus dem Raum geht. Am besten gleich eine Schreiambulanz anrufen.

eine speziell fortgebildete »Familien-Gesundheits- und Kinderkrankenpflegerin« oder »Familienhebamme« regelmäßig einen Hausbesuch zur Unterstützung.

Sechs Tipps aus meiner Schreiambulanz

So bewältigen Sie den Alltag mit Ihrem chronisch unruhigen Baby

• **Regelmäßiger Rückzug:** Sorgen Sie immer nach ein- bis eineinhalb Stunden Wachzeit für eine halbstündige »Ruheinsel« im Tagesablauf, in der Ihr Baby Pause von neuen Sinneseindrücken bekommt (Reizreduktion). Gehen Sie mit ihm in ein abgedunkeltes Zimmer, wiegen Sie es sanft in den Armen oder legen Sie sich gemeinsam hin. Vielleicht schläft es ein, vielleicht nicht. Wenn es schreit, können Sie eine einfache Melodie summen (abfallender Dreiklang) oder leise beruhigende Musik spielen. So verläuft der Tag in einem zyklischen Wechsel von Wachphasen und »Ruheinseln« beziehungsweise Schlaf. Das hilft Ihrem Kind, Übermüdung zu vermeiden. Überbrücken Sie die kritischsten Stunden des Tages möglichst durch Spaziergänge mit Kinderwagen oder Tragetuch.

• **Keine Hektik:** So sehr Sie das Schreien Ihres Babys auch nervlich belastet: Vermeiden Sie im Umgang mit Ihrem Baby jede Hast, schalten Sie einen ganz, ganz langsa-

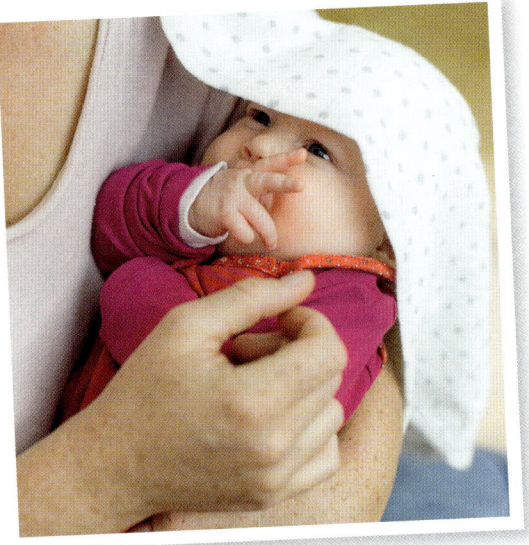

▲ Schaffen Sie sich und Ihrem Baby regelmäßige Ruheinseln.

men Gang ein! Probieren Sie nicht ständig etwas Neues aus auf der Suche nach einem Patentrezept. Ständiger Wechsel verwirrt das Baby. Hingegen hilft es ihm, wenn es sich an verlässliche Routinen gewöhnen kann, weil es dadurch bald mehr Orientierung gewinnt.

● **Gleichmäßige Wärme:** Schaffen Sie eine möglichst gleichbleibende Wärmehülle für Ihr Baby in den ersten drei Monaten, vermeiden Sie, dass ihm kalt wird. Dabei hilft Ihnen zum Beispiel ein Wärmestrahler über dem Wickelplatz (unverzichtbar!), ein dünnes Mützchen, solange Ihr Baby noch keine dichten Haare hat, und eine leichte Babydecke, die Sie ihm umlegen, bevor Sie mit ihm von einem Raum in einen anderen (vielleicht kühleren) gehen oder nachdem Sie es aus dem Tragetuch nehmen.

● **Schöne Minuten bewusst genießen:** Weil sie während ihrer Schreiphasen so viel Kraft kosten, werden diese Babys gern weggelegt, wenn sie mal kurz still sind. Besser: Nutzen Sie jede noch so kurze entspannte Wachphase für positive gemeinsame Erfahrungen – plaudern, singen und spielen Sie zusammen! Legen Sie das Baby dabei auf den Rücken, damit es sich frei bewegen kann, zum Ausgleich für das viele notwendige Herumtragen.

● **Die Welt in Worte fassen:** Sprechen Sie mit Ihrem Baby, mit ruhiger Stimme, ohne jede Eile. Kündigen Sie dem Baby an, was Sie mit ihm machen – »wir werden jetzt deine Windeln wechseln, ich lege dich auf den Wickeltisch. So, gleich hebe ich deinen Po hoch …« – und geben Sie ihm jeweils eine Sekunde Zeit, sich darauf einzustellen. Oder beschreiben Sie ihm, was gerade geschieht – »wir gehen die Straße entlang zum Bäcker da vorne an der Ecke. Du schreist so laut, dass alle Leute dich hören und sich nach uns umdrehen …« – oder was Sie gerade empfinden – »es macht mich ganz traurig, wenn ich dich nicht beruhigen kann«. Finden Sie heraus, welche Musik Ihnen und dem Baby guttut. Vermeiden Sie jedoch Radio- oder TV-Beschallung so weit wie möglich!

● **Time-out – das Baby weglegen**: Wenn gar nichts mehr geht und Sie Ihr Baby am liebsten aus dem Fenster werfen würden – dieses Gefühl hat jede Mutter schon erlebt! –, dann legen Sie es an einen sicheren Platz (Bettchen, Spieldecke) und gehen ins andere Zimmer. Machen Sie einfach mal die Tür hinter sich zu, atmen Sie tief durch, kommen Sie kurz zur Ruhe. Die erlebte Ohnmacht und Hilflosigkeit lässt oft sehr viel Zorn aufkommen – um ihn abzulassen, kann man ein Kissen gegen die Wand klatschen, oder ein Handtuch zu einer Wurst wringen und vielleicht auch kräftig hineinbeißen. Sobald Sie wieder normal atmen können und etwas Kraft geschöpft haben, gehen Sie zurück zu Ihrem Kind. Ein frischer Start!

»Ich habe oft das Baby ins Bett gelegt und bin aus dem Zimmer gegangen, wenn gar nichts mehr ging. Einmal habe ich vor Angst, ihm etwas anzutun, mich mit dem Telefon ins Schlafzimmer gesperrt und den Schlüssel aus dem Fenster in den Garten geworfen, damit ich nicht mehr zum Baby konnte – und meinen Mann angerufen, dass er sofort nach Hause kommen muss. Das war ein Moment, da war ich absolut am Ende!«
Eine betroffene Mutter, Diplom-Psychologin

▼ Wenn Sie eine Auszeit brauchen, dürfen Sie Ihr Baby an einem sicheren Ort ablegen, um Kraft zu tanken.

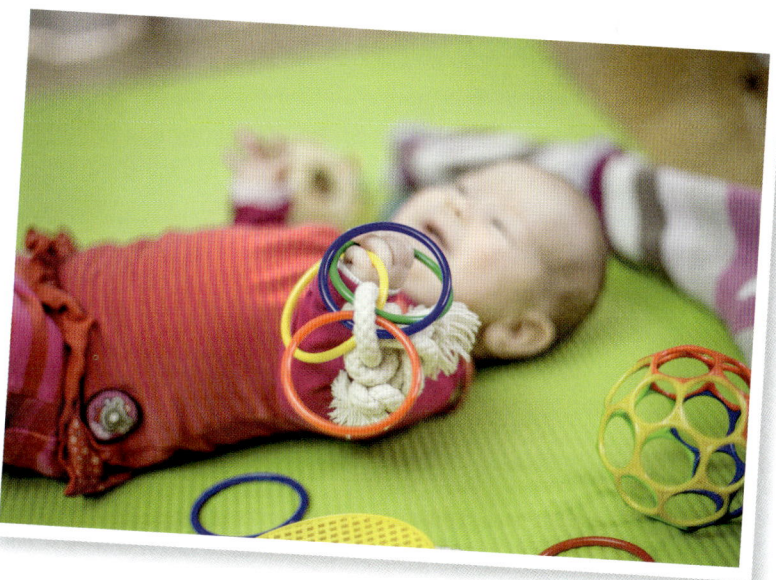

Alles nur eine Phase?
Babys Wachstums-Krisen

»Lina klammert zurzeit so viel, sie hängt den ganzen Tag an mir dran und weint, wenn ich sie mal hinsetzen will. Nachts setzt sie sich im Schlaf auf und wuselt dauernd irgendwie herum, ich bin mega-erschöpft. Sie will sich nicht füttern lassen, trinkt aber an der Brust immer nur kurz. Sie hustet auch ab und zu ein bisschen momentan.«

Wenn Sie sich an solchen Tagen fragen, was wohl los ist: Schauen Sie, ob Ihr Baby gerade etwas Neues lernt. Jede neue Fähigkeit öffnet dem Baby eine verlockende, aber zugleich fremde Perspektive, bringt ihm überraschende Eindrücke, macht es neugierig – und anhänglich! Es fühlt sich verunsichert und empfindlich, es ist schnell frustriert und findet viele Gründe, um zu weinen und in Ihren Arm zu wollen. Wenn Sie das verstehen und wissen, dass Ihr Baby rund um jeden größeren Entwicklungssprung einfach empfindlicher ist, haben Sie weniger Grund, sich zu sorgen oder zu ärgern und können Ihr Baby mit mehr Gelassenheit durch solche Quengel- und Schreiphasen begleiten.

Ihr Baby entwickelt sich in den ersten Jahren so rasant wie nie wieder im Leben. Sie kennen das ja auch von den körperlichen Wachstumsschüben in den ersten Monaten, da will Ihr Kleines immer ein paar Tage lang ständig trinken und am Ende kommt es Ihnen so vor, als sei es über Nacht größer geworden. Genauso macht es auffallende Sprünge in seiner mentalen Entwicklung. Ganz plötzlich – so scheint es – kann Ihr Baby wieder etwas Neues, nicht nur im eigenen Tun, motorisch, sondern auch im Verstehen und Sich-Ausdrücken. Auch wenn es einem anfangs weniger auffällt, ist jeder dieser mentalen Entwicklungsschübe verbunden mit einer Phase, in der das Baby anstrengender ist als sonst – weinerlicher, unzufriedener, fordernder und schwieriger zu verstehen.

Wann sind diese Wachstumskrisen zu erwarten?

Das ist individuell verschieden, deshalb sind sich auch Experten uneins. Ursprünglich wurden sie vom amerikanischen Star-Kinderarzt Dr. Brazelton als »Touchpoints«

beschrieben und etwas anderen Lebenswochen zugeordnet, als es der holländische Psychologe Frans X. Plooij in seinem bekannten Buch *Oje, ich wachse!* tut. Orientierte man sich an beiden, käme eine solche Phase unmittelbar nach der anderen, und tatsächlich kommt es Eltern auch oft so vor. Natürlich steckt ein wichtiger, mentaler Entwicklungsschub hinter der abendlichen Unruhe im zweiten Monat (siehe den Abschnitt »Die abendliche Schreiphase« hier in Kapitel 1), und ein weiterer hinter der Krise am Ende des dritten und zu Beginn des vierten Monats (siehe den Abschnitt »Die drei typischen Durchschlaf-Krisen – und wie sie sich vermeiden lassen« in Kapitel 2). Der große Sprung im sechsten Monat (siehe ebenda) macht Babys nachts unruhig, der Schub rund um den achten Monat (siehe ebenda und später hier in Kapitel 1 den Abschnitt »Die gute 8-Monats-Angst«) lässt sie vorübergehend zu Angsthäschen werden. Danach kommen noch ein paar, doch immerhin verläuft die Entwicklung mit zunehmendem Alter gleichmäßiger und viel weniger sprunghaft.

Ich würde empfehlen, dass Sie sich weniger an fremden Zeitangaben orientieren als vielmehr an der Beobachtung Ihres eigenen Kindes. Wie gesagt: Schauen Sie, womit es sich gerade herausfordert, was es gerade den ganzen Tag lang übt, mit Faszination und Hingabe – und den unvermeidlichen Rückschlägen. Dann erkennen Sie ganz leicht seine individuellen Ursachen für diese Phasen, in denen es mehr Zuwendung braucht und nachts unruhiger ist als sonst. Und in denen Sie mehr Unterstützung im Alltag brauchen als sonst.

Frustration gut begleiten

Frustration, Wut, Ärger, wenn etwas nicht so klappt, wie es soll – das halten wir Eltern bei unseren Kindern viel schwerer aus, als die intensiven Gefühle der positiven Seite wie Freude und Begeisterung über einen Erfolg. Da können wir uns immer gleich mitfreuen und gemeinsam einen schönen Moment genießen. Beim Ärger ist es aber nicht anders, er steckt uns ebenfalls leicht an, und es kostet uns Kraft, dagegenzuhalten, denn es bringt ja nichts, wenn sich alle ärgern. Und wir sollen doch Vorbild sein. So sind wir häufig verleitet, einfach den Grund für Babys Ärger rasch aus der Welt zu schaffen – ihm zum Beispiel den Holzring zu geben, der ihm gerade entglitten und außer Reichweite gerollt ist, nachdem es sich mühsam hingerobbt hatte, um ihn zu greifen. Aber ist das immer eine echte Hilfe? Manchmal schon, wenn das Kind vielleicht gerade zu erschöpft ist, um es nochmal zu versuchen und aus Verzweiflung weint. Aber meistens vielleicht eher nicht. Denn wir bringen das Baby um das Erfolgserlebnis, das am Ende seines eigenen, lohnenden Bemühens steht.

Und außerdem: Was lernt das Baby daraus, dass Papa ihm den Ring in die Hand drückt? Dass es seine Eltern »fernsteuern« kann mit Quengeln und Meckern? Wir alle lernen nicht nur durch Erfolge, sondern oft noch mehr durch Misserfolge, das gilt auch für die Kinder. Darum sollte sich die Hilfe auf Momente beschränken, in denen das Kind ihrer wirklich bedarf und nicht in Momenten kommen, in denen das Kind seine Frustration und Unzufriedenheit als Antrieb braucht, um sich selbst auf die Suche nach einer Lösung zu machen. Als Eltern müssen wir erst lernen, diese feine Grenze zwischen Frustration und Verzweiflung zu erkennen; das ist anfangs nicht leicht und geht schon mal daneben. Aber macht nichts, denn sicher rutscht der Holzring dem Baby bald wieder einmal aus der Hand und wir haben eine neue Chance.

»Mit dem Frust seines Kindes umgehen zu lernen, ist bereits in der frühen Zeit ein gutes Übungsfeld für Eltern. Frustration ist einer von vielen ›Motoren‹ für Babys, Kinder und auch Erwachsene, um in der Entwicklung weiterzukommen, etwas zu ändern und zu erreichen« – darf ich hier zitieren aus dem *FenKid-Buch für Eltern,* in dem all solche Themen der Früherziehung so wunderbar behandelt sind, dass ich es nur allen Eltern als Lektüre wünschen und empfehlen kann.

Frustration muss innerlich zu bewältigen sein, sonst braucht das Kind Beruhigung von außen. Wenn Sie finden, dass Ihr Kind sehr häufig oder sehr schnell seine Frustrationsgrenze erreicht und Beruhigung braucht, oder dass ihm Dinge sehr schwerfallen, die Gleichaltrige längst beherrschen,

dann fragen Sie sich, ob Sie eine Expertenmeinung einholen sollten. Wie viel Zeit Kinder brauchen für eine motorische Entwicklung beispielsweise, ist extrem unterschiedlich. Wie schnell oder langsam es geht, ist aber nicht so wichtig. Worauf es ankommt, ist, dass jede Stufe gut auf die vorherige aufbauen kann. Das Kind schafft sich jetzt eine Basis, da ist es nicht vorteilhaft, Abkürzungen zu nehmen oder Abstriche zu machen, um schneller voranzukommen – es kommt auf die Qualität an, wie beim Fundament eines Hauses.

Muss mein Kind unbedingt krabbeln können?

Wenn es einem Kind schwerfällt, sich auf eine bestimmte Weise fortzubewegen, wird es eine andere Möglichkeit finden. Statt beim Robben beide Arme und Beine gleichmäßig einzusetzen, zieht es sich vielleicht nur mit den Armen voran, statt zu krabbeln wird es vielleicht sehr kunstfertig im »Poporutschen«. Oft werde ich gefragt: »Ist es nicht die Hauptsache, dass es vorankommt und zufrieden ist?« Klar ist es toll, dass es Alternativen findet. Es sollte aber nicht damit allein gelassen werden, dass ihm das Krabbeln nicht gelingen will – denn wodurch es daran gehindert wird, ist eine wichtige Frage, die nicht übergangen werden darf. Wo liegt das Problem?

Dieser Frage sollten Eltern auf den Grund gehen. Dabei kann ihnen am besten eine entsprechende Untersuchung durch eine

Physiotherapeutin und Kinder-Osteopathin helfen.

Und zwar aus diesem Grund: Als Ihr Kind zur Welt kam, hat es all die wunderbaren Neugeborenen-Reflexe mitgebracht, die ihm in den ersten Monaten als Sicherheit und Hilfe dienten, Bewegungsreflexe zum Beispiel wie den Greif-Reflex. Damit das Kind eines Tages das Greifen willentlich steuern kann, muss der Reflex nachlassen und verschwinden, er wäre der willentlichen Bewegung sonst im Weg. So ist es mit allen reflektorischen Bewegungen der ersten Lebensmonate. Der Moro-Reflex zum Beispiel lässt im dritten Monat nach und tritt normalerweise ab dem vierten Monat nicht mehr auf, sonst sollte das osteopathisch abgeklärt werden.

Genauso wenn ein Kind nicht krabbeln kann. Wird es vielleicht durch einen der drei sogenannten Stellreflexe daran gehindert, den Asymmetrisch Tonischen Nackenreflex (ATNR), den Tonischen Labyrinth-Reflex (TLR) oder den Symmetrisch Tonischen Nackenreflex (STNR), der über seine Zeit hinaus verweilt, dann erschwert das nicht nur das Krabbeln, sondern vor allem auch viele andere Fähigkeiten wie die Hand-Hand-Koordination und Augenbewegungen über die Mittellinie hinaus, ohne die es später in der Schule ziemlich schwierig wird, beispielsweise beim Schreiben und Lesen. Besser, man wartet nicht so lange, sondern nimmt das, was einem als ungewöhnlich auffällt – wie zum Beispiel, dass das Kind nicht krabbelt oder dass es immer nur auf Zehenspitzen läuft oder Ähnliches – als frühes Signal, um das untersuchen zu lassen. Gegebenenfalls könnte es dann schon in den Anfängen behandelt werden, was dem Kind viele unnötige Erfahrungen des Unvermögens mit all ihrem Stress und dessen Folgen erspart.

Kleines Baby –
große Angst

Können Sie sich an eine Zeit im Leben erinnern, in der Sie öfters Angst hatten? Für mich ist dies die Zeit der frühen Kindheit. Hat man nicht überhaupt als Kind öfter Angst als später? Die Welt ist da noch ein fremdes Terrain, voll mit unbekannten Phänomenen. Schreckliche Furcht löste bei mir zum Beispiel immer ein unheimlicher Klang aus, der rund um Großvaters Scheune in der Luft schwirrte – ich wusste noch nicht, dass das nur das Gurren friedlicher Tauben war.

Das Fremdeln

Die Angst vor Fremdem ist die erste große Angst im Leben, die alle Babys teilen. Sie taucht auf, sobald die Wahrnehmung reif dafür ist, zwischen »vertraut« und »fremd« zu unterscheiden. Entsprechend verschieden reagiert das Baby. Jetzt wird nicht mehr jedes Lächeln erwidert. Und der Opa wundert sich: »Was ist mit dem Baby los?« Der bislang fröhliche Wonneproppen weint plötzlich, wenn er zur Begrüßung auf den Arm genommen wird. Er hat Opa, der nur einmal die Woche kommt, noch nicht in die nagelneue Kategorie des Vertrauten aufgenommen. »Was habt ihr mit dem Kind gemacht?« Lieber Opa, dieses plötzliche Fremdeln des Enkelchens ist nicht das Ergebnis falscher Erziehung, sondern zeugt von einer neuen Stufe seiner Gehirnentwicklung, von einer neuen Fähigkeit. Das Baby ist selbstständiger geworden: Es kümmert sich selbst um seine Sicherheit. Respekt!

Wer nicht anstandsvoll Zurückhaltung zeigt, sondern dem Baby laut und aufdringlich nahekommt, erntet eine ablehnende Miene. Sehr richtig will das Kind erst einmal aus gebotener Distanz beobachten, wie Mama oder Papa mit der vermeintlich fremden Person umgehen. Daraus wird es schließen, ob es sich um Freund oder Feind handelt, und sich entsprechend verhalten. Erst wenn sich Ihr Kind sicher fühlt, wird es sich für Kontakt mit der Person öffnen. Wir sagen dann »es ist aufgetaut«. Das dauert so lange, wie es dauert. Nicht nur hat jedes Kind ein eigenes Temperament, von schüchtern bis draufgängerisch, sondern reagiert auch nach seinem jeweiligen Befinden, ob es gerade wach und unternehmungslustig ist oder müde und überreizt.

Wann fängt das an und wie lange dauert es?

Babys beginnen meistens dann zwischen Vertraut und Fremd zu unterscheiden, wenn sie in der Lage sind, aus eigener Kraft heraus ihre Perspektive zu verändern und sich fortzubewegen – rollen, kreiseln, robben, krabbeln. Wie lange und wie stark das typische Fremdeln auftritt, lässt sich nicht vorhersagen. Sicher ist nur: Früher oder später geht diese Phase von allein vorüber. Manche Babys fremdeln sehr viel früher, sehr viel länger oder sehr viel intensiver, sodass man sich fragen muss, ob es sich dabei nur um das hier beschriebene, normale und entwicklungsbedingte Verhalten handelt. Oft werden mir Kinder vorgestellt, deren Eltern sich zu Recht diese Frage stellen, und ich finde es schön, zu sehen, wie gut dann geholfen werden kann. Deshalb möchte ich Eltern grundsätzlich dazu ermutigen, solche Fragen nicht zu ignorieren!

KLEINER TIPP: ÄNGSTLICHKEIT RESPEKTIEREN

Verlangen Sie von Ihrem Angsthäschen nie, auf einen fremden Arm zu gehen und – sobald es größer ist – Händchen oder gar Küsschen zu geben. Besser, Sie helfen Ihrem Gegenüber zu verstehen, warum Ihr Kind sich ganz richtig verhält.

In Behandlung: Frühes Fremdeln

»*Für unsere kleine Laura ist alles Ungewohnte und Neue sehr schwierig. Aufgrund von Dreimonatskoliken hatte sie einen schweren Start. Weil sie immer so viel schreien musste, sind wir in den ersten Monaten praktisch nie aus dem Haus gegangen. Das hat sich gottlob gebessert, jetzt ist sie fünf Monate alt. Autofahrten hält sie nach wie vor überhaupt nicht aus, da schreit sie wie am Spieß. Daheimlassen kann ich sie auch nicht; wir haben es letzte Woche einmal mit einer Babysitterin versucht, aber es war unmöglich, Laura schrie so sehr, wir mussten es abbrechen.*«

Lauras Mutter war froh, mich zu Fuß zu erreichen. Dass Laura panikartige Furcht vor fremden Situationen und Menschen hat, sehe ich sofort in ihren Augen. Sie mustert mich angstvoll von der Seite, während sie sich heftig an ihre Mutter klammert und schreiend zur Türe weist – sie möchte bitte wieder gehen. Mit der Zeit beruhigt sie sich, als sie sieht, dass ich in respektvollem Abstand bleibe. Während wir uns ruhig plaudernd gegenübersitzen, versuche ich schließlich, ihre Füßchen zu berühren – der entfernteste Punkt, normalerweise am leichtesten zu tolerieren –, um die Untersuchung zu beginnen. Laura bekommt sofort einen heftigen Wutanfall. So bitte ich ihre Mutter, mit ihr auf die Spielmatte zu gehen, damit ich Lauras Bewegungen »aus der Ferne« beobachten kann. Dabei zeigt sich nichts Auffälliges. So beschließen wir vorerst eine homöopathische Behandlung, wofür ich ihr nicht nahekommen muss. Interessant ist in Lauras Geschichte, dass sich keine offenkundige Ursache für ihre Angst findet, wie sonst so oft, zum Beispiel eine frühe Trennung mit Intensivstation. Lauras Symptome weisen auf das homöopathische Mittel Cina. Es hilft ihr sehr, wie sich innerhalb weniger Wochen herausstellt, womit sich eine osteopathische Therapie erübrigt.

In Behandlung: Große Fremdenangst

»Wäre es Ihnen vielleicht möglich, auch zu uns zu kommen? Unser Linus mag überhaupt nie rausgehen, schon im Hausflur fängt er an, laut zu weinen und es wird nicht besser.«

Linus war noch nie gesellig. Babygruppen waren kein Spaß für ihn, er klammerte nur die ganze Zeit an seiner Mutter, und mit acht Monaten weinte er schon an der Tür. Da hat seine Mutter das aufgegeben. Fortan gingen sie täglich zum selben Spielplatz, wo Linus kurz alleine in der Sandkastenecke saß und ein wenig spielte. Linus' Mutter kann nicht sagen, wann es schlimmer wurde. Zuerst wollte Linus dort nicht mehr vom Schoß, dann wollte er nicht mehr hin. Bald wollte er gar nicht mehr aus dem Haus. Das Einkaufen besorgt nun Papa. Seither schwindet die Hoffnung, dass es sich von alleine bessert. Es wurde sogar schlimmer. Neuerdings hat Linus Panik,

wenn jemand an der Tür läutet. Als der Briefträger ein Päckchen ablieferte, floh Linus lauthals schreiend in sein Zimmer.

So ist es auch bei meinem Hausbesuch, sie hatte mich vorgewarnt. Ich sitze mit seiner Mutter im Flur auf dem Boden, wir plaudern leise. Mit der Zeit hört Linus auf zu weinen und wird neugierig. Seine Mutter öffnet die Tür zum Kinderzimmer. Linus hat sich ins Bett verkrochen und lugt kurz zu mir herüber, dann versteckt er sein Gesicht wieder. Ich notiere seine Symptome, die Auswertung ergibt das homöopathische Mittel Barium carbonicum. Es hilft Linus sehr. Nach ein paar Wochen ist er in der Lage, mit seiner Mutter regelmäßig zu einer Sandspieltherapeutin zu gehen, die ich empfohlen habe. Der Kinderarzt verordnet Ergotherapie, die ihm ebenfalls guttut. Ich sehe ihn fortan alle sechs Monate, er wird langsam mutiger und kräftiger, kann besser laufen und stolpert nicht mehr. In den Kindergarten kommt er mit vier Jahren und lernt dort ganz allmählich, mit anderen Kindern zu spielen.

Die gute 8-Monats-Angst

Verständlich, dass zu dieser neu erwachten Angst vor Fremden auch die Angst gehört, den eigenen sicheren Hafen aus den Augen zu verlieren – Mama, Papa, Tagesmutter oder Betreuerin in der Kita, wer immer gerade die Bezugsperson ist. Das Prinzip der Dualität, das Ich-und-Du, macht sich in seinem Bewusstsein breit, die Zeit des Alleins, in der das Baby die Mutter oder die engste Bezugsperson als Teil seiner selbst empfindet, geht ihrem Ende entgegen. Das beginnt nicht zwangsläufig mit acht Monaten, aber oft um diese Zeit herum.

Sobald sich das Baby fortbewegt, um die Welt zu entdecken, will es seinen Hafen dort wiederfinden, wo es ihn verlassen hat. Ist ihm das zu unsicher, sorgt es dafür, ihn in Sichtweite zu behalten, auch auf Kosten seines Forscherdrangs. Gehen Sie aus dem Raum, will Ihr Baby hinterher und wenn Sie so schnell verschwinden, dass es Sie nicht mehr sieht, weint es, als hätte Sie der Erdboden verschluckt – denn genauso ist es aus seiner Sicht. Sein Raumbewusstsein kennt noch kein »draußen«, seine Welt umfasst nur das, was es gerade sieht. Wenn es Sie nicht sieht, sind Sie komplett verschwunden – es ist allein auf der Welt: Panik! Stellen Sie sich vor, wie sich diese Panik anfühlen muss! Ersparen Sie sie Ihrem Baby!

»Ich kann ja nicht mal mehr alleine aufs Klo gehen«, höre ich von Müttern und tröste damit, dass es nicht allzu lange dauern wird. Bis dahin: Bitte langsam gehen, damit das Baby hinterherrobben kann, immer schön in Sichtweite bleiben und die Türe auflassen. »Meine Freundin sagt aber, dass muss er jetzt lernen« – das Baby ist in Panik, in diesem Zustand setzt das Lernvermögen vollkommen aus. Nein, Sie dürfen sich entspannen, das Verhalten Ihres Babys ist kein böser Wille, sondern durch eine normale Phase in seiner Gehirnentwicklung bedingt. Diese gute Entwicklung schreitet von selbst voran, jegliches Zutun erübrigt sich. Sie brauchen nur abzuwarten. Seien Sie ihm inzwischen ein Vorbild an liebevoller Geduld. Das schaut es Ihnen ab und übernimmt es, denn so lernen Babys in diesem Alter am meisten.

Wie geht es weiter? Bald wird Ihr Kind wissen, dass es eine Welt jenseits von der gibt, die es gerade sieht – das Zimmer nebenan, die restliche Wohnung, den Hausflur … Dann braucht es Sie nicht mehr zu sehen, um zu wissen, dass Sie existieren. Es genügt ihm, Sie zu hören, bis es auch das nicht mehr braucht. In der Psychologie nennt man das »Objektpermanenz« – Ihr Kind hat dann ein inneres Bild von Ihnen, es kann Sie jederzeit vor seinem inneren Auge sehen. Dann braucht es nicht mehr zu

KLEINER TIPP: KUCK-KUCK – WIEDER DA!

Unterstützen können Sie Ihr Kind durch häufige Kuck-Kuck-Spiele, die es jetzt über alles liebt – stimmt's? Am Anfang nicht überfordern: Einfach ein Tuch über einen Gegenstand legen und dann wegziehen. Es erlebt dabei das Mysterium, das es gerade fesselt: Wie etwas verschwindet und wieder auftaucht und vielleicht gar nicht wirklich verschwunden war, nur unsichtbar geworden ist …

schreien, wenn Sie im Bad verschwinden, sondern kann ruhig weiterspielen.

In Behandlung: Tränen beim Abschied in der Kita

»*Unsere große Tochter Hannah (vier Jahre) will seit einer Woche nicht mehr im Kindergarten bleiben. Sie weint auch sonst ganz schrecklich, wenn der Papa oder ich weggehen. Ich wollte Sie gerne fragen, was wir tun können. Ich dachte zum Beispiel an Pulsatilla. Für Ihren Rat wären wir Ihnen sehr dankbar!*«

Wenn das Kind sich an der Kita-Tür schon auf die anderen Kinder freut und sich fröhlich verabschiedet, dann strahlt unser Elternherz. Umso zerrissener fühlt es sich, wenn unser Kind nicht hineingehen will und weint, wenn es dazu gedrängt wird. Manchmal geht das so weit, dass man es gar nicht abgeben kann. Meistens ist es aber nicht ganz so schlimm und an der Hand oder auf dem Arm der liebevollen Erzieherin gelingt das Überwinden der Schwelle dann doch. Dann sollte man aber darauf achten, wie es dem Kind beim Abholen geht. Da merkt man es ihm an, ob es eine gute Zeit hatte.

Alles hängt davon ab – und das fängt schon mit der Eingewöhnung an –, ob das Kind zu seiner Bezugsperson dort eine gute Bindung aufbauen kann, sodass es sich in der Beziehung gut aufgehoben und sicher fühlt. Da zählt vor allem Verlässlichkeit.

Ich sehe es regelmäßig, dass die Eingewöhnungsphase sich in die Länge zieht oder sogar abgebrochen werden muss, wenn die Bezugsperson währenddessen krank wird oder Urlaub hat. Dann fragen mich die Eltern um Rat, weil das Kind nicht mehr dortbleiben will, sich beim Abschied heftig anklammert oder auch schon auf dem Weg in die Einrichtung weint und sich sträubt mitzukommen. Wenn ihr Kind sich so verhält, müssen Eltern wissen, dass ihr Kind in der Einrichtung eine stabile Beziehung zu einer Bezugsperson braucht – ohne geht es einfach nicht! Oft lässt sich das Problem durch ein gutes Gespräch mit der Leitung mittelfristig lösen.

Manchmal liegt die Ursache für den großen morgendlichen Trennungsschmerz aber woanders. Sie kann auch auf eine unbewältigte Trennungserfahrung in der Familie zurückgehen. So war es zum Beispiel bei der kleinen Hannah, die ich von Geburt an kannte und der ich – ebenso wie ihrem kleinen Schwesterchen – schon oft mit Osteopathie oder Homöopathie hatte helfen können. Ich fragte ihre Mutter, was denn in Hannahs Leben gerade so los ist und erfuhr, dass sie, die Mutter, in der Woche zuvor mit ihrer kleinen Tochter für drei Tage weggefahren war. Im Kindergarten war alles wie immer.

Bei Kummer und Ängsten kann das passende homöopathische Mittel so rasch und zuverlässig helfen, dass es einem wie ein Wunder vorkommt. Aber ich empfehle das nur, wenn ich weiß, dass das Kind auch alle

Zuwendung und Zeit von seinen Eltern bekommt, die es braucht. Eine Arznei kann kein Ersatz für Beziehungszeit sein, sondern nur eine zusätzliche Hilfe.

Weil ich Hannah erst vor sechs Wochen gesehen hatte, konnte ich diese tiefe Trennungs- und Verlustangst auf der konstitutionellen Ebene behandeln, ohne die Notwendigkeit einer erneuten Anamnese. Sie bekam das Mittel Silicea C 30, ein einziges Mal fünf Globuli. Am Tag danach schrieb mir ihre Mutter: *»Heute ist sie ohne Tränen wieder im Kindergarten geblieben! (Letzte Woche war sie ganz zu Hause.) Vielen Dank und liebe Grüße.«* So einfach, so hilfreich! Es ist, als ob das passende homöopathische Mittel einfach den Haken löst, der sich innerlich verklemmt hatte, und an den man anders nicht so gut rankommt.

Liebevolle Zuwendung stärkt Babys für ihr ganzes Leben

In dieser frühen Entwicklungsphase hat die Art, wie Bezugspersonen mit den Babys umgehen, direkten Einfluss auf die Aktivierung von Genen und bestimmt auf diese Weise, wie sich manche Gehirnregionen ausbilden. Das Hormonsystem zum Beispiel entwickelt sich bei Babys, die viel Liebe erfahren, so, dass sie ihr Leben lang besser mit unvermeidlichen Stressbelastungen umgehen können. Das hat der kanadische Forscher Michael Meaney herausgefunden. Durch die Erfahrung liebevollen Umgangs bilden sich massenhaft Andockstellen (Re-

zeptoren) für Stresshormone, womit diese Alarmmoleküle schneller ausgeschaltet werden.

Auch die Entwicklung des Hippocampus, eines Teils des limbischen Systems im Gehirn, zuständig für Gedächtnis und Emotionen, wird durch mütterliche Warmherzigkeit gefördert. Sie regt ihn zu größerem Wachstum an und macht Kinder damit lebenslang resistenter gegen Sorgen, Ängste und Depressionen. Dies hat die amerikanische Wissenschaftlerin Joan Luby entdeckt. Ihrer Kollegin Joanna Maselko verdanken wir die inspirierenden Ergebnisse einer großangelegten Langzeitstudie, die bewiesen hat, dass Menschen, die im achten Lebensmonat – siehe 8-Monats-Angst! – besonders warmherzig behandelt wurden, noch 30 Jahre später emotional stabiler sind. Diese Erwachsenen haben weniger Ängste, fühlen sich seltener feindselig und aggressiv und kommen besser mit Belastungen klar. Weil auf ihre Gefühle und Bedürfnisse im Säuglingsalter liebevoll eingegangen wurde, so die Forscher, können die Versuchspersonen mit jeglichem Leid im späteren Leben deutlich besser umgehen. Sie verfügen über starke soziale Fähigkeiten und sichere Problemlösestrategien. Ich schließe aus diesen Ergebnissen der wissenschaftlichen Forschung, dass liebevoller, verständnisvoller, geduldiger Umgang mit dem Baby nicht nur im Moment Zufriedenheit schafft, sondern seine »Glücksfähigkeit« fürs ganze Leben stärkt. Was könnte man seinem Kind Schöneres geben?

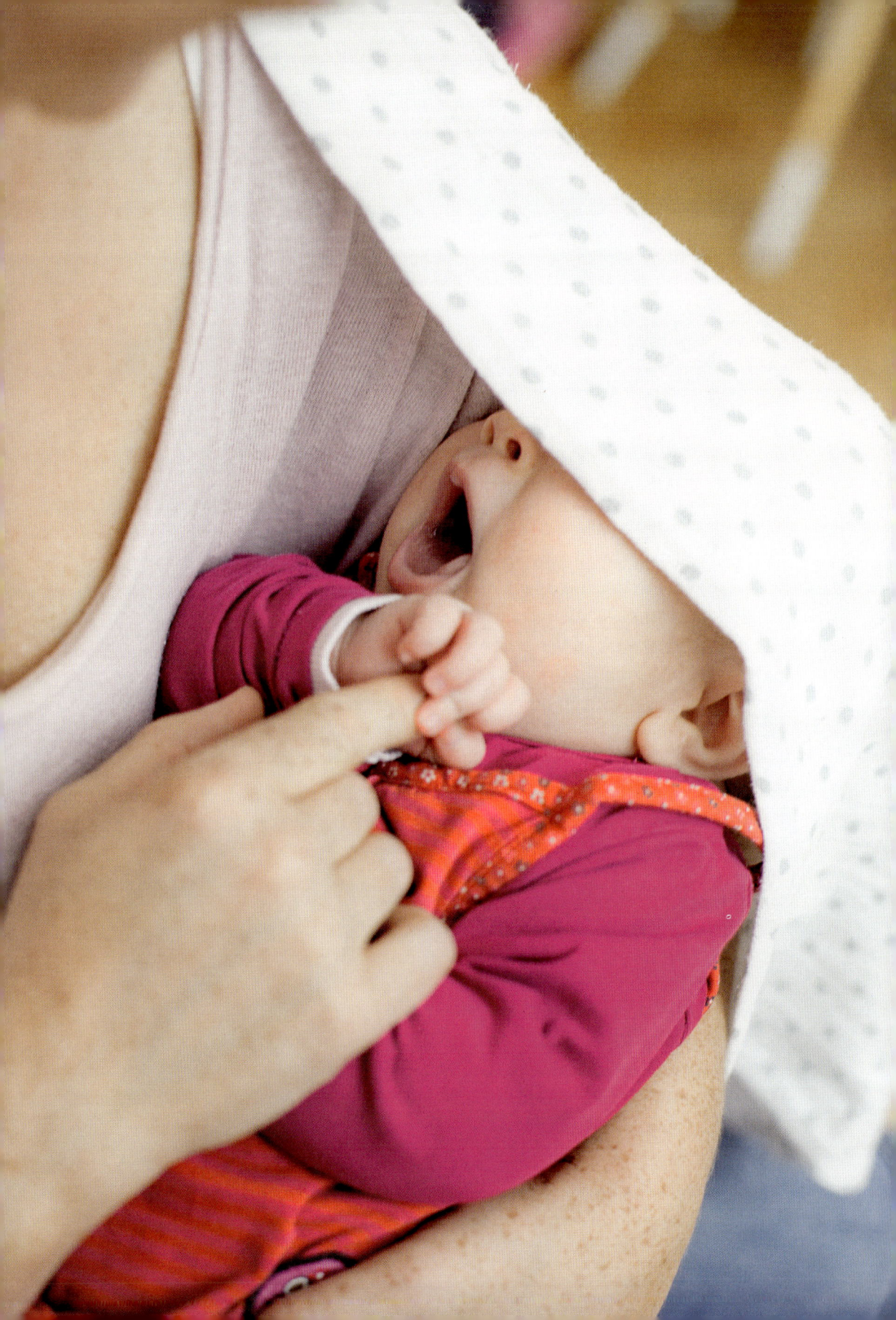

KAPITEL 2

Schlafen

Auf den folgenden Seiten finden Sie heraus,
was Sie als Eltern alles tun – oder lassen! – können,
damit Ihr Baby seinen optimalen Schlaf bekommt,
sowohl nachts als auch tagsüber. Außerdem eine
Anleitung zum Einschlafen bei Papa. Und wie
Sie verhindern, dass das Köpfchen im Schlaf
eine Lieblingshaltung ausbildet.

Wann schläft das Baby
(endlich) durch?

»Neuerdings wacht mein kleiner Sohn nachts ständig auf, am liebsten würde er dauernuckeln an meiner Brust. Bisher wurde er nur zweimal pro Nacht wach und wir dachten, das wird besser nach den ersten drei Monaten, aber stattdessen ist es schlimmer geworden. Tagsüber trinkt er so alle drei bis vier Stunden, das erscheint uns normal.«

Es ist besonders schön für die Eltern, wenn ihr Baby schon relativ früh nachts mehr als drei Stunden am Stück schläft – aber wenn sie erwarten, dass das nur noch besser wird, werden sie meistens enttäuscht. Langfristig stimmt es natürlich. Zweifellos werden die Nächte einmal besser sein, weil das Baby größer geworden ist. Mittelfristig stimmt aber auch, dass die Nächte bis dahin phasenweise immer wieder mal schlechter werden. Unrealistische Erwartungen machen die Nächte schwerer als sie sind – man darf sich von ihnen verabschieden.

Was realistisch ist, zeigt die Statistik, nämlich dass die meisten Babys im ersten Lebensjahr so gut wie jede Nacht mehrere Male aufwachen. Und zwar im Durchschnitt mit drei Monaten zwei- bis dreimal pro Nacht, mit neun Monaten etwa fünfmal und mit zwölf Monaten wieder zwei- bis dreimal. Wohlgemerkt, das ist der Durchschnitt, also wachen viele seltener, aber ebenso viele auch häufiger auf. Mindestens jedes dritte Kleinkind weckt sogar noch mit zweieinhalb Jahren seine Eltern nachts regelmäßig, und sei es nur, weil es zu ihnen ins Bett schlüpft. Das stört dann aber kaum noch, viele Eltern genießen es sogar genauso wie ihr Kind. Auf jeden Fall ist immer Licht am Ende des Tunnels, denn eines ist absolut sicher: Die Babyzeit geht vorüber – im Rückblick sogar viel zu schnell – und mit ihr gehören die schlaflosen Nächte bald der Vergangenheit an.

Die fünf typischen Baby-Wachmacher

Wenn ein Baby nachts aufwacht, hat es immer einen guten Grund. Dass es an Mamas Brust oder in Papas Arm eingeschlafen ist, zählt nicht dazu. Das hat nach meiner Erfahrung noch nie ein Baby vom Durchschlafen abgehalten. Aber es gibt fünf typi-

WUSSTEN SIE SCHON, DASS ...

- ... Ihr Baby die Hälfte seiner Schlafzeit im Traum verbringt? Bei Frühgeborenen ist es sogar noch weit mehr als die Hälfte, nämlich 80 Prozent der Schlafzeit. Wir Erwachsene verträumen nur noch ein Viertel der Zeit, in der wir schlafen. Aber eines ist in jedem Alter gleich: Traumschlaf ist unruhiger und leichter. Je friedlicher die Träume, desto ruhiger der Schlaf.

- ... auch Babys ebenso wie große Menschen in der Nacht besser schlafen, wenn sie tagsüber mindestens eine halbe Stunde draußen unter freiem Himmel Tageslicht getankt haben? Das klappt auch während eines Nickerchens.

- ... nicht erst das Kleinkind, sondern schon das Baby nachmittags seinen Bewegungsdrang richtig verausgaben muss, um abends gut müde zu sein? Also raus aus dem Tragetuch oder Wagen und rauf auf die Spielmatte am Boden, sooft es nur geht. Bereits die Allerkleinsten genießen es, nackig unter der Wärmelampe ausgiebig zu strampeln.

- ... Babys sehr gut mit vollem Magen schlafen können, solange sie sich von Milch ernähren? Dagegen macht ein leerer Magen den Schlaf unruhig bis unmöglich. Anfangs kann auch Beikost die Verdauungsorgane so beschäftigen, dass der Schlaf gestört wird.

- ... lange Tiefschlafphasen im Schlafprogramm des Babys zunächst nicht vorgesehen sind? Im ersten Halbjahr gibt es noch nicht mal einen richtigen Tiefschlaf, der entwickelt sich erst ab dem sechsten Monat.

- ... das Einschlafen in Geborgenheit den guten Schlaf fördert? Dass ein Baby an der Brust oder im Arm schneller und besser einschlafen kann, ist vollkommen normal, weil es da spürt, dass es in Sicherheit ist. Kleine Babys müssen sich ans Alleinsein erst gewöhnen – das geht besser, wenn es nicht erzwungen wird.

sche »Baby-Wachmacher«, bei denen alle Eltern ihren Babys gut helfen können, wie auf den folgenden Seiten beschrieben. Daneben gibt es manchmal auch eine ganz individuelle Ursache, die eine osteopathische oder homöopathische Behandlung erfordert, ein Beispiel dafür finden Sie im folgenden Abschnitt »In Behandlung: Das Baby wacht nachts stündlich auf«.

Hunger

Was Ihr Baby in erster Linie nachts weckt, ist der Umstand, dass es – wie alle Babys – noch häufigere Mahlzeiten braucht als später im Leben. Nur so kann es so rasant wachsen. Noch schneller ist es während der Schwangerschaft gewachsen, deshalb bekam es in der Gebärmutter durch die Nabelschnur pausenlos Nährstoffe geliefert. Dass es die nach der Geburt nur in Abständen gibt, ist für seinen Organismus anfangs keine kleine Herausforderung. Und doch lernt dieser schon früh, in der Nacht etwas längere Pausen zwischen die Mahlzeiten zu legen als am Tag – ein erstes Zeichen der Anpassung an den Tag-Nacht-Rhythmus.

Auch wenn es während der starken Wachstumsschübe im ersten Halbjahr oft vorübergehend nicht gelingen mag, ist das doch ein großer, erster Schritt der Stoffwechselentwicklung. Diese hat zum Ziel, dass schließlich der gesamte Bedarf an Essen und Trinken tagsüber gedeckt wird und weder Hunger noch Durst den Nachtschlaf stören. Diese für einen ruhigen Schlaf so

wichtige Entwicklung lässt sich unterstützen, indem man dem Baby von Anfang an dabei hilft, tagsüber auch wirklich so viel zu sich zu nehmen, wie es schon kann. Das ist meiner Erfahrung nach ein goldener Schlüssel zu mehr nächtlicher Ruhe!

Angst vor dem Alleinsein

Zu wissen, dass Mama oder Papa da sind, ist für jedes Baby wichtig. In bestimmten Phasen sogar so sehr, dass es aufwacht, um sich zu vergewissern. Die Angst, allein zu sein, gehört mit zu den häufigsten Gründen für ein kurzes Wachwerden. Da reicht es oft, Babys Stirn oder Wangen zu streicheln oder die flache Hand kurz auf sein Bäuchlein zu legen und es ganz sanft ein wenig zu schuckeln. Während es einem Kleinkind schon genügt, die Eltern zu hören, bekommt das Baby über den Spürsinn die Gewissheit, dass es nicht alleine ist. Deshalb hilft Körperkontakt allen kleinen Babys so gut, rasch wieder in den Schlaf zu sinken.

Ihren Ängsten begegnen Babys eben oft erst nachts im Traum. Schließlich wird ihre Welt immer größer, sie treffen täglich auf Unbekanntes, und nicht alles ist geheuer. Dies höre ich in meiner Sprechstunde übrigens am häufigsten von den Eltern kleiner Draufgänger – Babys, die tagsüber die Furchtlosesten sind, sind nachts oft die Ängstlichsten. Sie werden am häufigsten wach, um zu prüfen, ob Mama oder Papa auch da ist. Dieses Bedürfnis ist phasenweise verstärkt, beispielsweise wird es besonders groß während der sogenannten 8-Monats-Angst, die auch schon vor oder noch weit nach dem achten Monat auftritt (lesen Sie alles darüber im Kapitel 1 unter »Die gute 8-Monats-Angst«).

Generell wird der Schlaf unruhiger in Zeiten, in denen Babys vermehrt träumen, weil vielleicht tagsüber viel los war und nicht genug Nähe getankt werden konnte: Umgewöhnung auf Berufstätigkeit / Krippe, bei Besuch, auf Reisen.

Warum schlafen Babys hingegen im Urlaub meistens sehr viel besser? Ja, zum einen, weil sie viel draußen sind, viel Luft und Licht und Bewegung bekommen. Aber bestimmt auch, weil sie fortwährend ihre beiden entspannten Eltern um sich haben und so viel Geborgenheit und Sicherheit tanken, wie sonst selten.

Tolle Träume

Weil Babys ständig Neues lernen, ist ihr Schlaf voller Träume. Während ihr Gehirn nachts im Traumschlaf die tagsüber gesammelten Erfahrungen geistig nachvollzieht, speichert es sie auf einer tieferen Ebene ab und macht sie damit zu Erinnerungen. Denn gelernt haben heißt, sich erinnern zu können. Im Schlaf entscheidet sich übrigens auch, welche Art von Erinnerungen relevant genug ist, um erhalten zu bleiben: Es sind die Erinnerungen mit emotionalem Gehalt.

Weil Babys den lieben langen Tag damit beschäftigt sind, durch eifriges Üben immerzu etwas Neues herauszufinden, können ihre Träume ganz schön ereignisreich werden – und ihr Schlaf dabei ganz schön unruhig. Besonders aufregend ist es, beim Krabbeln, Sitzen und Stehen allmählich die Aufrichtung zu bewältigen, eines Tages beide Hände frei zu haben und schließlich auf eigenen Beinen zu stehen. Wenn sie solch gigantische Meilensteine erreichen, reagieren viele Babys im tiefsten Inneren regressiv und müssen nachts plötzlich wieder so oft kuscheln wie ein Neugeborenes. Als Eltern verstehen wir dann die Welt nicht mehr: Das Baby war doch schon so weit. Was ist jetzt plötzlich los, fängt alles wieder von vorne an?

Neue Zähnchen

Warum wachen im neunten Monat die meisten Babys häufiger auf als je zuvor? Weil zu allem, was sonst den Schlaf stören kann – wie zum Beispiel tolle Träume von aktuellen Meilensteinen der Entwicklung –, spätestens jetzt auch noch das Zahnen hinzukommt. Dies ist das Alter, in dem die meisten Babys zahnen – die einen bekommen ihre ersten Zähnchen, die anderen schon ihre nächsten. Normalerweise kommt durch das Zahnen eine große Unruhe ins Nervensystem und zwar vor allem in der Nacht, manchmal über etliche Wochen hinweg. Wie Sie Ihrem Baby das Zahnen erleichtern, lesen Sie in Kapitel 5 im Abschnitt »Das tut dem Baby beim Zahnen gut«.

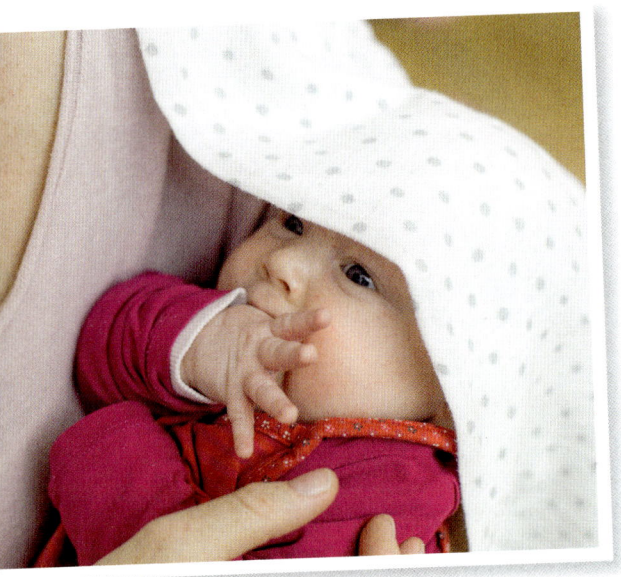

▲ Das Zahnen bringt große Unruhe ins Nervensystem – besonders nachts.

Aktive Verdauung

Stuhlgang haben nur neugeborene Babys rund um die Uhr, schon bald reguliert sich die Verdauungstätigkeit, und der Stuhlgang fällt relativ voraussehbar in bestimmte Tageszeiten. So haben viele Babys im zweiten Lebenshalbjahr morgens früh regelmäßig zwischen 6 und 8 Uhr den ersten Stuhlgang – was anfangs leider damit verbunden ist, dass etwa ab 3 Uhr der Dickdarm spürbar aktiv wird und eine merkliche Unruhe in den ganzen kleinen Körper bringt. Das Baby wird davon oft so zappelig im Schlaf, dass jeder aufwacht, der daneben schläft. Hier empfiehlt sich einfach ein wenig mehr Platz und Abstand. Die

Darmaktivität wird von selbst mit der Zeit wieder ruhiger.

In Behandlung: Das Baby wacht nachts stündlich auf

»Unsere Nächte sind eine Qual. Elise wacht mindestens stündlich auf und schreit, nur Stillen hilft. Das war bei ihr von Anfang an so, tagsüber wohnt sie quasi im Tragetuch und schläft nur bei mir am Körper. Ich will ja, dass es ihr gut geht, aber vielleicht stimmt doch was nicht, mittlerweile ist sie fünf Monate alt, und keine Besserung zeichnet sich ab.«

Nach einer problemlosen und glücklichen Schwangerschaft verlief Elises Geburt sehr anstrengend, weil sich ihr Köpfchen in einem etwas verdrehten Winkel ins Becken gesenkt hatte. Zuletzt wurde mit dem Kristeller-Handgriff und der Saugglocke nachgeholfen. Als sie dann aber endlich in den Armen ihrer Mutter lag, war das alles vergessen. Beide erholten sich beim ersten Stillen schnell von den überstandenen Strapazen.

Dass Elise noch nie besser geschlafen hat und dass sie auch tagsüber immer noch steten Körperkontakt braucht, ließ mich schon vermuten, dass eine geburtsbedingte Blockade dahintersteckt und ihr somit die Osteopathie helfen würde. Der Geburtsbericht unterstreicht nun meine Vermutung. Elise liegt auf dem Schoß ihrer Mutter, mit den Füßchen zu ihr. Ich sitze davor auf einem großen Pezziball. So kann ich beide Hände unter Elises Hinterkopf legen und mit meinen Fingerspitzen ihr Kopfgelenk untersuchen, während sie im Blickkontakt mit ihrer Mutter bleibt, die beruhigend mit ihr plaudert und ihr die Händchen hält. Das ist eine wunderbar geborgene Position, in der mir fast jedes Baby erlauben kann, sein Köpfchen zu berühren. Die osteopathische Untersuchung ist sehr ruhig und sanft, meine Hände »horchen« still in das Gewebe hinein.

Das Hinterhauptsbein formt sich aus vier Teilen, die erst nach vier Jahren anfangen, miteinander zu verwachsen. Ich finde sie bei Elise nicht nur stark komprimiert, sondern auch einzeln zueinander verdreht, sodass die Verbindung mit dem ersten Halswirbel, dem Atlas, blockiert ist. Dies ist ein häufiger Befund, wenn das Köpfchen bei der Geburt zu lange in einer Phase steckenblieb oder wenn die Austreibung von außen forciert werden musste, weil dabei jeweils die Schädelknochen und die Halswirbel großen Druck aushalten müssen. So eine Blockade belastet das Nervensystem und muss sich für das Kind anfühlen wie ein latenter Schmerz oder etwas Bedrohliches, das ihm konstant im Nacken sitzt – kein Wunder, dass Elise sich nicht entspannen kann!

Ich gebe nun dem Hinterhauptsbein ab-

▶ Bei der osteopathischen Behandlung können Kompressionen rund um das Hinterhauptsbein sanft gelöst werden.

wechselnd weitende und leicht mobilisierende Impulse und kann nach einer Weile spüren, wie die Kompression allmählich nachlässt und die Verdrehungen beginnen, sich zu richten. So weiß ich, dass das Gewebe jetzt noch einige Zeit nacharbeiten wird, um auch die Blockade aufzulösen.

Es ist still im Raum, Elise ist eingeschlafen, ruhig und entspannt liegt sie jetzt auf dem Schoß, und ihre Mutter hat sich zufrieden zurückgelehnt. Sie ruft mich am nächsten Tag an und berichtet glücklich von der ersten Nacht ihres Lebens, in der Elise nur zweimal aufgewacht ist. Elise hatte nach der Behandlung noch drei Stunden lang sehr tief geschlafen, sogar nachdem sie abgelegt worden war. Beim Folgetermin nach einer Woche haben sich die guten Nächte

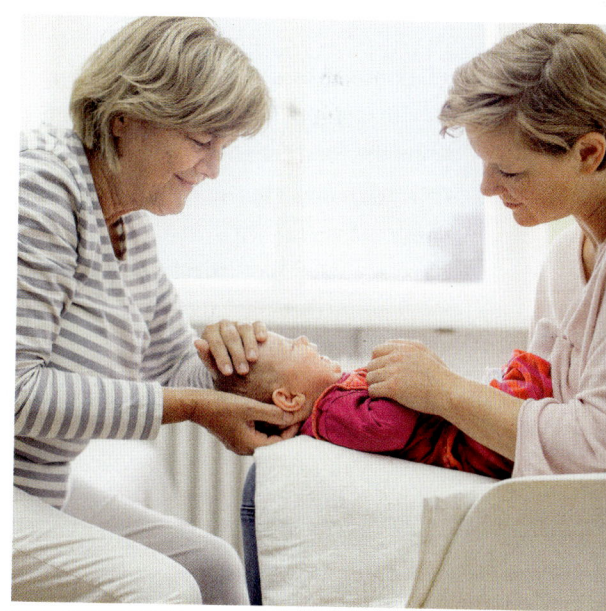

stabilisiert und Elise hat mittlerweile tags-
über Spaß, alleine auf ihrer Spieldecke das
Rollen zu üben. Sie braucht keine weitere
Behandlung.

Machen Sie es sich leicht: So kommen Sie besser durch die Nacht

Zwar lässt sich Babys Schlafverhalten nicht
grundlegend beeinflussen, aber Eltern können doch so Einiges tun, was ihnen die
Nächte spürbar erleichtert.

• **Sobald Ihr Kind nachts keinen Stuhlgang mehr hat, legen Sie ihm abends eine
dicke Nachtwindel an** und verzichten auf
das nächtliche Wickeln. Meistens ist es
schon gegen Ende des zweiten Monats
soweit, dass die Windel nachts nur noch
feucht wird.

• **Geben Sie Ihrem Baby eine letzte Mahlzeit für diesen Tag direkt bevor Sie einschlafen.** Sie brauchen es dafür nicht zu
wecken, denn Babys können gut im Halbschlaf trinken – Stichwort Dreamfeeding.
Diese Mahlzeit garantiert Ihnen, dass Ihr
Baby Sie in den nächsten beiden Stunden
nicht wegen Hunger wecken muss. Da sind
Erwachsene nämlich im Tiefschlaf und das
Aufwachen fällt besonders schwer. Außerdem: Sobald Ihr Baby nach seiner letzten
Mahlzeit einmal sechs bis acht Stunden am
Stück schlafen kann, bevor es wieder trinken muss, macht es einen entscheidenden

Unterschied, ob es diese um 19 Uhr oder
um 23 Uhr hatte!

• **Schlafen Sie neben Ihrem Baby.** Dabei
synchronisieren sich Ihre beiden Schlaf-
zyklen und stellen sich so weit wie möglich aufeinander ein. Das hat die Natur
wirklich gut eingerichtet! Weil Ihr Schlaf
dann ebenfalls leichter wird, fühlt es sich
natürlicher an und stört weniger, mit ihm
zusammen aufzuwachen, es zu stillen und
gleich wieder weiterzuschlafen.

• **Stillen oder füttern Sie Ihr Baby nachts
liegend in Ihrem Bett,** das kriegen Sie im
Halbschlaf hin (siehe das folgende Kapitel
»Nachtmahlzeiten ohne viel Aufheben«).
Wenn Sie sich aufsetzen oder gar aufstehen
und herumgehen, werden Sie richtig wach,
vor allem wenn Sie auch noch helles Licht
anmachen. Wenn Sie aber liegen bleiben
und nur ein Nachtlicht anmachen, stört die
Unterbrechung Ihren Schlaf sehr viel weniger. Sie schlafen schneller wieder weiter
und bekommen insgesamt entscheidend
mehr Schlaf.

• **Bleiben Sie morgens so lange wie möglich im Bett.** Geben Sie die erste Mahlzeit
noch im Liegen, oft schläft das Baby danach noch eine Weile – und Sie mit ihm.
Wenn es nicht mehr schläft: Viele Väter stehen gern als erste mit dem (satten) Baby
auf, damit sich Mama noch eine Mütze
Schlaf holen kann.

- Absolute Top-Priorität: Ihr Mittagsschlaf! Stillen Sie mindestens einmal am
Tag zu Hause im Liegen, direkt vor einer
Schlafenszeit Ihres Babys – und bleiben Sie
danach liegen, schlafen Sie mit ihm zusammen. Oder dösen Sie zumindest, ruhen Sie
sich gründlich aus. Wie gut das tut, merken
Sie vor allem dann am Spätnachmittag,
wenn Sie durch die kleine Pause viel mehr
Kraft haben als ohne Mittagsschlaf.

- Manchmal reicht das alles nicht – dann
gehen Sie, um den größten Schlafmangel
auszugleichen, am besten einmal schon
früh abends mit dem Baby zusammen
schlafen. Vor allem, wenn die erste Schlafphase Ihres Babys seine längste ist. Das
lohnt sich richtig und macht Ihre Nächte
und Tage leichter.

Nachtmahlzeiten ohne viel Aufheben

Nachts im Halbschlaf stillen
Stillen Sie anfangs auch tagsüber vorwiegend im Liegen, so übt es sich ein und wird
ganz leicht. Mit genügend Kissen unter
Kopf, Schultern und Armen gut gestützt,
liegen Sie mit etwas erhöhtem Oberkörper
sehr bequem auf dem Rücken. Dafür eignet
sich auch ein großes Stillkissen gut. Legen
Sie Ihr Neugeborenes bäuchlings auf sich,
sein Köpfchen hat seitlich Halt an Ihrem
gut gestützten Arm.
Oder Sie liegen lieber auf der Seite? Das ist

oft mit dem größeren Baby leichter. Der
Trick: Hier stützen Sie nur Ihren Kopf mit
einem festen Polster, Schultern und Oberkörper bleiben auf der Matratze, also auf
gleicher Höhe mit dem Baby. Um ihm die
zweite Seite zu geben, drücken Sie Ihr Baby
mit einem Arm fest an sich, lassen sich auf
den Rücken sinken und drehen sich mit
ihm gemeinsam auf die andere Seite. Das
stört weniger, als wenn Sie über das Baby
zur anderen Seite klettern.
Probieren Sie doch immer wieder einmal
aus, ob Sie nicht auf derselben Seite liegend
beide Brüste geben können – also zuerst
die untere, dann die obere. Drehen Sie das
Baby dafür etwas mehr auf seinen Rücken
und neigen Sie die obere Brust zu ihm hin-
ab. Ist es noch klein, schieben Sie dem Baby
ein gefaltetes Handtuch unter, damit es höher liegt.

Nachts im Halbschlaf Fläschchen geben
Stellen Sie so viele Fläschchen bereit, wie
Ihr Baby voraussichtlich trinken wird –
eines extra, für alle Fälle –, und geben Sie
schon die abgemessene Milchpulvermenge
in jedes Fläschchen. Das Wasser halten Sie
richtig temperiert in einer Thermosflasche
warm. Stellen Sie alles in Reichweite an Ihr
Bett. Statt nachts herumzulaufen brauchen
Sie sich nur halb aufzurichten und haben
im Nu das Fläschchen zubereitet: Einfach
warmes Wasser zum Pulver ins Fläschchen
gießen, schütteln, zum schnellen Abkühlen

Zu dieser Frage gebe ich gerne den folgenden Gedankenanstoß: Wenn ein Baby nachts aufwacht, trinkt und dann gleich wieder weiterschläft – dann wacht es nicht auf, weil es nicht schlafen kann, sondern weil es Hunger hat. An seinem Schlaf liegt es also gar nicht, denn wenn es nicht trinken müsste, wäre es nicht aufgewacht.

Wenn wir zum Beispiel auf einer Autofahrt zum Tanken anhalten müssen, liegt das ja auch nicht am Motor. So gesehen lässt sich sagen: Von seiner Schlafentwicklung her betrachtet, schläft dieses Baby eigentlich durch. Nur sein Stoffwechselsystem erlaubt es ihm momentan gerade nicht, längere Zeit ohne Trinken auszukommen.

etwas kaltes Wasser dazu, schütteln – und fertig ist die richtig temperierte Milchnahrung. Sie können sich gleich wieder bequem zu Ihrem Baby legen, um es in Ruhe zu füttern. Wie viel warmes und kaltes Wasser es braucht, um die Milch sofort auf Trinktemperatur zu haben, das üben Sie tagsüber ein.

Nachts das Baby nicht stören

Ihr Baby wacht regelmäßig auf, wenn Sie es nach dem Trinken weglegen? Dann bewegen Sie es besser nicht vom Fleck, sondern lassen es liegen, wo es ist. Das geht auch beim Stillen wunderbar: Schieben Sie sich einfach zum Baby hin, statt es zu sich her zu ziehen. In diesem Fall geben Sie die Brust in der Seitenlage, die ganze Mahlzeit auf derselben Seite (siehe Abschnitt »Nachts im Halbschlaf stillen«).

Natürlich müssen Ihre Schlafplätze so eingerichtet sein, dass das möglich ist. Kein Problem: Notfalls wandert das Bettgestell für ein Jahr auf den Speicher und die Matratzen liegen auf dem Boden, die Lattenroste darunter. Das ist sehr praktisch, weil auch niemand aus dem Bett fallen kann.

Ihr Baby schläft beim Trinken ein und hat noch kein Bäuerchen gemacht? Lassen Sie es schlafen, stören Sie es nicht. Weil das Nervensystem nachts in einer anderen Verfassung ist, trinkt das Baby entspannter und das Bäuerchen erübrigt sich.

Satte Babys schlafen besser!

»Meine Tochter ist fast acht Monate alt und trinkt nachts zurzeit wieder stündlich. Wir haben es mit Schnuller und auch schon mal mit der Flasche probiert, wird aber alles verweigert.«

Wie kommt es, dass manche Babys schon fast durchschlafen, aber dann plötzlich nachts wieder ständig trinken wollen? Die Eltern dachten, sie hätten alles richtig gemacht und ihr Baby hätte deshalb schon »schlafen gelernt« – und nun das! In meiner Schlafberatung schauen wir uns bei solchen nächtlichen Krisen immer als erstes die Ernährung des Babys ganz genau an. Denn die Erfahrung hat mir gezeigt, dass Babys vor allem in bestimmten Entwicklungsphasen tagsüber oft nicht mehr genug zu sich nehmen und dann nachts das Versäumte nachholen müssen. Zu diesem Thema führen einige Ammenmärchen, auf die ich im Folgenden eingehen werde, die Eltern in die Irre.

Damit das Baby in seiner intensiven Wachstumsphase nachts möglichst lange ohne Nahrungsnachschub durchhalten kann, muss es den ganzen Tag über, von morgens bis abends, jeden aufkommenden Hunger ausreichend stillen. Ich habe festgestellt, dass es im ersten Lebensjahr drei Entwicklungsphasen gibt, in denen genau das oft nicht passiert, und das Baby plötzlich nachts so viel Sättigung nachholen muss, dass es die Eltern in eine Krise stürzt. Aber für jede dieser Krisen habe ich gemeinsam mit vielen, vielen Eltern eine bewährte Lösung entwickelt.

Die drei typischen Durchschlaf-Krisen – und wie sie sich vermeiden lassen

Die Krise im vierten Monat ...

In der Nacht beim ausgiebigen Stillen die Ruhe an der Brust zu genießen und endlich entspannt trinken zu können – das ist typisch für Babys im vierten Monat, deren Tage plötzlich so spannend sind, dass sie das tagsüber schier nicht mehr schaffen. Seit dem großen Entwicklungsschub am Ende des dritten Monats sind Babys Sinnesorgane und sein Gehirn besser miteinander vernetzt, es sieht und hört plötzlich viel mehr von der Welt, und wird von ihr beim Stillen ständig abgelenkt. Dass es sich vorwiegend nachts sättigt, ist kein Problem in diesem Alter, es gedeiht damit prima.

Das Baby ist jetzt viel aktiver und »sportlicher« als noch vor vier Wochen, sein Bedarf ist sprunghaft angestiegen, und es braucht die Kalorien dringend.

Für Mama aber werden die Nächte eine Qual. Viele Mütter fürchten: »*Meine Milch reicht nicht, das Baby wird nicht mehr satt*«, und füttern Fläschchen dazu. Weil aber bei der Milchbildung die Nachfrage das Angebot regelt, geht damit die Milchmenge tatsächlich zurück – somit trinkt das Baby tagsüber noch unkonzentrierter und noch lieber in der Nacht, weil da die Milch leichter fließt. Gerne wird in einem solchen Fall auch so früh wie möglich Beikost gegeben, doch die Auswirkung auf die Nächte ist enttäuschend. Hier werden viele Eltern anfällig für ein sogenanntes Schlafprogramm, auch wenn sie das eigentlich nie wollten: »*Vielleicht muss man das Baby doch mal schreien lassen?*« Diese Ratlosigkeit ist echt schlimm, vor allem, wenn das Baby zuvor schon durchgeschlafen hat, wie es nicht wenige Babys im dritten Monat tun.

... die Lösung

Achten Sie darauf, dass Ihr Baby tagsüber immer wieder genügend zur Ruhe kommt, um seinen Hunger zu stillen. Denken Sie daran, dass die Milchbildung durch häufiges Trinken am meisten angeregt wird und stellen Sie sich darauf ein, vorübergehend tagsüber vermehrt zu stillen! Sorgen Sie mit Ihrer Tagesplanung für viele ruhige Stündchen zwischendurch. Schirmen Sie Ihr Baby beim Stillen ab, zum Beispiel durch ein Tuch, verziehen Sie sich unterwegs mit ihm in eine stille Ecke – oder bleiben Sie vorübergehend wieder öfter daheim. Machen Sie es sich auch selbst gemütlich, legen Sie die Beine hoch, entspannen Sie sich! Es kann ein Weilchen dauern.

Und was ist mit Stillen nach Bedarf? Kein Thema, der Bedarf ist ja da, er hat sich nur in die Nacht verschoben. Es liegt ganz an Ihnen, selbstverständlich dürfen Sie das korrigieren und dem Baby helfen, seinen Bedarf tagsüber zu stillen.

Die Krise im sechsten Monat ...

Wieder ist das Baby nach einem Entwicklungsschub tagsüber von neuen Fähigkeiten so begeistert, dass es sich an das Motto hält: »Trinke in der Nacht, da hast du Zeit dazu!« Als Erklärung für die schlechteren Nächte behaupten leider manche Fachleute dann, Muttermilch sei in diesem Alter »zu dünn« und das Babys bräuchte endlich »richtiges« Essen, damit es nachts wieder richtig schlafen könne. Und alle Hoffnung richtet sich auf die Beikost-Einführung!

Die Nächte laufen jedoch vollkommen aus dem Ruder, wenn man sich an den offiziellen Beikostplan hält und tagsüber zügig Milchmahlzeiten »ersetzt«, obwohl das Baby noch kaum etwas isst. (Das heißt, dass es noch nicht reif dafür ist und noch Milch braucht.) Im Nu hat es tagsüber keine adäquaten Mahlzeiten mehr und stillt seinen Hunger in der Nacht, wenn es Milch bekommt. Das Baby hat da keinen Plan, es ist instinktgesteuert, sein Körper folgt automatisch dem, was ihm guttut. Wenn die Eltern dann noch hören oder lesen, ihr Baby sei jetzt in einem Alter, in dem es nachts keine Nahrung mehr bräuchte, ist das Fiasko perfekt.

... die Lösung

Führen Sie Ihr Baby wieder dahin, dass es tagsüber alle ca. zwei bis zweieinhalb Stunden ausgiebig an der Brust trinkt (siehe in Kapitel 3 den Punkt »Oft gefragt: Wie viel Stillen ist genug?«), und bald sind die nächtlichen Abstände wieder normal. In diesem Alter bedeutet das, dass Sie im Laufe der Nacht mal alle drei, mal alle vier Stunden oder mehr stillen. Dann haben Sie die Basis für eine Beikost-Einführung, die Sie so gestalten, dass die Nächte dabei nicht schlechter werden. Worauf es dabei ankommt, lesen Sie im Kapitel 3 unter »Beikost ist zur Freude da!«

Die Krise im siebten/achten Monat ...

Wieder muss das Baby nachts trinken, was es tagsüber nicht geschafft hat. Jetzt schleicht sich nämlich beim Stillen oft ein Missverständnis ein: Das Kind braucht nach vier bis fünf Minuten eine Pause, es wendet sich von der Brust ab – die Mutter denkt, es ist fertig und beendet die Mahl-zeit. Da die Brust nicht mehr lockt, gibt sich das Kind zufrieden. Und holt das Versäumte in der Nacht nach. Warum macht das Kind eigentlich von sich aus keine Anstalten zum Weitertrinken? Der Hunger ist wohl nicht mehr so dringend, denn der Magen ist ja halb gefüllt.

In diesem Alter – irgendwann im sechsten bis achten Monat – ändert sich das Trinkverhalten so, dass das Baby bei der Mahlzeit gern ein paar Pausen macht. So gliedert diese sich in mehrere Gänge, wie beim guten Italiener: Antipasti – Pause – Primo Piatto – Pause – Secondo Piatto – Pause – Dolci … Ich vermute, das geschieht aus demselben Grund, aus dem auch wir Erwachsene Mahlzeiten mit mehreren Gängen lieben – die kleinen Pausen dazwischen sind magenfreundlich. Wenn wir den Magen in Etappen füllen, können wir uns gründlicher sättigen, ohne ihn zu strapazieren.

Bei Babys, die die Flasche bekommen, ist es übrigens nicht anders. In der Flasche aber sieht Mama, wie wenig erst getrunken wurde und bietet sie nach einer kleinen Pause erneut an. An der Brust aber sieht man das nicht. Darin liegt in meinen Augen ein Hauptgrund dafür, dass viele Flaschenbabys nachts früher durchschlafen als Stillbabys. Sie laufen nicht so leicht Gefahr, tagsüber immer nur die Vorspeise zu bekommen.

Eine Abendmahlzeit allein reicht nicht dafür aus, das Baby nachts satt zu halten, und sei sie noch so nahrhaft. Es muss dafür den ganzen Tag über genügend essen, nicht erst abends. Ein dicker Getreidebrei vor dem Zubettgehen macht außerdem Durst im Zuge der Verdauung, davon ist der Schlaf oft unruhiger, als wenn das Kind »nur« gestillt worden wäre beziehungsweise Milch getrunken hätte.

Apropos Milch: Die allzu ungesunde Zusammensetzung von den unter diversen Namen angebotenen »Gute-Nacht-Fläschchen« musste vom Gesetzgeber korrigiert werden, nachdem Kinderarzt- und Hebammen-Verbände aus Sorge um das hohe Risiko für kindliches Übergewicht und Adipositas Alarm geschlagen hatten. Die aktuellen Rezepturen liegen nun im Kaloriengehalt und damit im Sättigungswert etwa auf dem Niveau der Muttermilch.

... die Lösung

Will also Ihr Stillbaby in diesem Alter nachts wieder häufiger trinken, schauen Sie tagsüber bei Beginn jeder Mahlzeit auf die Uhr. Innerhalb der nächsten halben Stunde laden Sie Ihr Baby immer wieder zum Trinken ein – lassen Sie es ruhig seine Pausen machen. Aber nach drei bis fünf Minuten Pause nehmen Sie es wieder an sich und zwar so, dass Ihre Brust seine Wange berührt und ihm der Duft von Milch in die Nase steigt. Es sind diese sensorischen Signale, die auf den Magen wirken und den Appetit regulieren. Lassen Sie dem Baby Zeit. Wenn es zunächst kein Interesse hat, laden Sie es nach drei bis fünf Minuten erneut ein. Ist es bereit, den nächsten Gang zu nehmen, wird es das tun. So oder so, erst nach einer halben Stunde ist die Mahlzeit vorbei. Und keine Sorge: Das geht dann bald wieder schneller.

Hungerzeichen des großen Babys

Für das Durchschlafen in der Nacht ist es Bedingung, dass sich das Baby tagsüber ausreichend sättigt. Dafür braucht es ein häufiges Angebot, damit es im Getriebe des Tages keinen Hunger übergeht. Beim Neugeborenen haben Eltern seine Hungerzeichen zu erkennen gelernt, aber beim größeren Baby? Ich habe durch die Beobachtung der Babys in meiner Sprechstunde herausgefunden, dass es sehr häufig ein Hungerzeichen ist, wenn ein größeres Baby sein Spiel unterbricht und zu Mama will.

Achten Sie einmal darauf! Bieten Sie Ihrem Baby bei diesen Gelegenheiten einfach einmal die Brust an, ein Stück Banane oder Butterbrot. Damit machen Sie nichts falsch, denn ein Baby, das keinen Hunger hat, schlägt das Angebot aus. In meiner Sprechstunde sehe ich außerdem, dass Babys oft um 11 Uhr hungrig sind sowie besonders oft um 17 Uhr, also nicht genau zu unseren gewohnten Essenszeiten. Natürlich können Babys lernen, sich an die Essenszeiten der Familie anzupassen – aber wenn es darum geht, dass sie durchschlafen, müssen sie zuerst einmal lernen, sich tagsüber ausreichend zu sättigen. Darum: Bieten Sie Ihrem Baby bei jeder Gelegenheit etwas Gutes zu essen oder seine Milch an – keine nährstoff- und kalorienlose Reiswaffel! –, dann dürfen Sie sicher sein, dass es tagsüber seine optimale Nahrungsmenge zu sich nimmt. Was es dann nachts noch an Milch braucht, muss es wirklich haben.

Merke: Die Abstände zwischen den Mahlzeiten müssen am Tag kürzer sein, als in der Nacht. Wenn sie das nicht sind: Verkürzen Sie sie!

In der Schlafberatung: Wenn Beikost nachts hungrig macht

»Unsere Kiana, siebeneinhalb Monate, hat mit fünf Monaten angefangen, von Mitternacht an durchzuschlafen. In den letzten vier Wochen wacht sie aber bereits wieder um vier Uhr früh auf und verlangt die Brust – anfangs hatte ich das Gefühl, dass sie nur ein wenig nuckelt. Mittlerweile fällt mir aber auf, dass Kiana kräftig trinkt. Was können wir tun, damit sie wieder durchschläft?«

Kiana wurde sechs Monate voll gestillt, denn die Eltern sind Allergiker. Dann folgte die Einführung von Beikost, nach einer Tabelle des Kinderarztes. Statt Stillen gibt es mittags Gemüsebrei. Kiana sei leider ein »schlechter Esser« und hört oft schon nach wenigen Löffeln auf, berichtet ihre Mutter. Seit zwei Wochen gibt es nachmittags Obstbrei statt Milch, das schmeckt Kiana besser als Gemüse, sie isst ein halbes Gläschen. Gestillt wird sie morgens vor dem Aufstehen, vormittags, spätnachmittags, vor dem Schlafengehen, um Mitternacht – und neuerdings wieder um 4 Uhr. An der Brust trinkt sie gut und ausgiebig.

Bei Kiana schleicht sich gerade eine Tag-Nacht-Umkehrung ein: Sie macht de facto

KLEINER TIPP: TAGSÜBER IN KÜRZEREN ABSTÄNDEN STILLEN

Immer wenn Ihr Baby nachts in kürzeren Abständen Mahlzeiten verlangt als tagsüber, wissen Sie, dass etwas schiefgelaufen ist: Dann muss Ihr Kind in der Nacht nachholen, was es am Tag versäumt hat. Denn die normale Entwicklung geht dahin, den Bedarf mehr und mehr tagsüber zu stillen.

tagsüber eine »nächtliche« Essenspause – zwischen dem Stillen am frühen Vormittag und späten Nachmittag liegen neun Stunden, in denen sie fast nichts zu sich nimmt – ein paar Löffelchen Gemüse und Obst gelten nicht als Mahlzeit. Kiana hat dafür ihre nächtliche Essenspause aufgegeben. So bekommt sie wieder, was sie braucht und kann auch weiterhin zunehmen.

Sollen aber die Nächte wieder besser werden, muss Kiana zusätzlich zu den sogenannten Beikost-Mahlzeiten, die sie tagsüber bekommt, direkt im Anschluss daran jeweils wieder an der Brust trinken dürfen, so viel sie möchte. Damit ist garantiert, dass sie sich jedes Mal gut sättigt. Die Sorge, dass sie dann noch weniger Beikost essen würde, ist unbegründet (siehe im Kapitel 3 den Abschnitt »Beikost ist zur Freude da!«).

Man kann zunächst abwarten, ob sich die Nächte von selbst wieder regeln werden, indem man auf diese Weise die Tag-Nacht-Umkehrung rückgängig macht. Kiana zeigt ja, dass sie von der Stoffwechselentwicklung her längst schon mehr als sechs Stunden ohne Mahlzeit auskommen kann – das muss jetzt nur wieder vom Tag in die Nacht verlegt werden, so wie es schon einmal war, als Kiana sich tagsüber noch sättigen konnte.

In der Schlafberatung: Ist Abstillen die Lösung?

»Mein kleiner Sohn schläft neuerdings sehr schlecht. In den letzten sechs Wochen wacht er nachts zunehmend häufiger auf, momentan vier- bis fünfmal. Davor kam er nur ein- oder zweimal. Ich stille nachts noch und werde wohl abstillen müssen. Dazu möchte ich gerne Ihre Beratung. Luka ist 14 Monate alt.«

Lukas Mutter arbeitet seit acht Wochen wieder, er geht seit vier Monaten in die Krippe und fühlt sich dort zweifellos wohl. Jeden Morgen freut er sich auf die anderen Kinder. Luka hat schon im fünften Monat mit Beikost begonnen und wurde innerhalb weniger Monate tagsüber von der Brust entwöhnt. Das war seiner Mutter wichtig, weil sie wusste, dass sie bald wieder berufstätig sein wird und die Zeit zum Stillen dann fehlt. Und es hat gut geklappt, weil Luka richtig gern isst und so ziemlich alles mag. Seit Kurzem wird er auch morgens nicht mehr gestillt, weil die Zeit fehlt, nur abends vor dem Einschlafen bekommt Luka die Brust noch, und nachts. Wann immer er aufwacht, wird er gestillt, so schläft er rasch wieder ein. Lukas Mutter hatte das Stillen in der Nacht genossen, als es noch nicht so häufig war, sie holte dabei das Kuscheln nach, das sie am Tag durch die Berufstätigkeit verloren hatte. Seit er aber immer häufiger aufwacht, fühlt sie sich morgens nicht mehr fit genug. Außerdem macht sie sich Sorgen um Luka. Er hat eigentlich immer gut geschlafen, warum schläft er jetzt so schlecht?

Wir gehen im Beratungsgespräch sämtliche Möglichkeiten durch (siehe den Abschnitt »Die fünf typischen Baby-Wachmacher« zu Beginn des Kapitels 2) und können das Zahnen ausschließen. Offenbar erfüllen sich Mutter und Sohn vor allem das Bedürfnis nach Nähe, das tagsüber auf der Strecke bleibt. Das heißt: Abstillen wäre kontraindiziert. In dieser Situation führt es oft vom Regen in die Traufe, wie ich es immer wieder sehe: Statt seltener wachen viele Babys dann sogar öfter auf und finden ohne Brust nicht so leicht wieder in den Schlaf zurück. Das ist dann richtig anstrengend!

Bei Luka finden wir heraus, dass er tagsüber sicher mehr Mahlzeiten braucht, als er in der letzten Zeit hatte. Was kann sich also ändern? Wir entwickeln einen umfassenden Vier-Punkte-Plan. Erstens: Lukas Mutter wird ihm nachmittags die Brust geben. Nachdem sie ihn von der Krippe abgeholt hat, legen sie sich zusammen aufs Sofa zum ausgiebigen Kuscheln und Stillen. Zweitens: Sie ändert eine Kleinigkeit in ihrer Morgenroutine und gewinnt so Zeit, um Luka vor dem Aufstehen zu stillen. Drittens: Luka bekommt tagsüber zwei zusätzliche, eher hochkalorische Zwischenmahlzeiten angeboten. Viertens: In Kürze stehen Feiertage bevor und beide Eltern haben frei – die beste Gelegenheit, um Luka nachts mithilfe von Papa-»Nachtschichten« stundenweise wieder von der Brust zu entwöhnen. Alles zusammen mit Sicherheit ein wirkungsvolles Programm.

Zu viel Appetit in der Nacht? So kann der Partner helfen

Hier ist Papa gefragt: Wenn das Baby im Familienbett nah bei Mama liegt, sodass es die Brust riecht und vielleicht auch spürt, bekommt es leicht Appetit darauf. Umso mehr, wenn es latent Hunger hat. So werden zusätzliche nächtliche Stillmahlzeiten oft zur Gewohnheit. Die Umgewöhnung des Babys funktioniert am leichtesten, wenn das Baby: a) tagsüber mehr zu sich nimmt, damit es nicht latent Hunger hat, und b) nachts mit dem Papa kuschelt, während Mama für eine Weile aufs Gästebett auswandert. Natürlich wird das Baby sich in diesen Nächten wohler fühlen, wenn es schon daran gewöhnt ist, ab und zu vom Papa ins Bett gebracht zu werden.

Wenn Sie alleinerziehend sind, überlegen Sie, wer Ihnen vorübergehend nachts helfen könnte. Vielleicht gibt es eine Freundin, die auch tagsüber häufig mit Ihnen und dem Kind zusammen ist? Wenn Sie niemand anders haben, können Sie versuchen, nachts Ihre Brust so gut einzupacken, dass das Baby sie kaum spüren kann, wenn Sie es in die Arme nehmen. Dabei hilft zum Beispiel eine wattierte ärmellose Weste. Sprühen Sie sie mit Lavendelöl gut ein, darin verschwindet sogar Ihr Duft.

Zubettbringen: Wann klappt das mal mit Papa?

»Mein Baby lässt sich abends nur von mir ins Bett bringen. So sehr sie ihren Papa liebt – beim Schlafengehen besteht sie auf Mama. Sobald sie den Schlafanzug anhat, ist mein Mann abgeschrieben. Wenn er das Zubettbringen übernehmen will, weint sie. Sie würde auch Zeter und Mordio schreien, doch soweit lassen wir´s nicht kommen. Ich möchte aber gerne mal wieder ausgehen und einen netten Abend mit meinen Freundinnen verbringen. Mein Mann würde mich da gerne unterstützen. Nur meine Tochter macht nicht mit. Jetzt ist sie zehn Monate alt – wann ändert sich das? Können wir sie irgendwie friedlich dazu bewegen, dass sie sich auch mal vom Papa ins Bett bringen lässt?«

Die Zeit rund um das Zubettgehen am Abend ist für Ihr Baby eine besonders sensible Phase. Es ist schon alt genug, um deutlich zu spüren: Der Tag geht zu Ende, es steht ein Abschied bevor, eine Trennung, eine Reise, die es alleine machen wird – der Nachtschlaf kommt. Das verunsichert ein Kind, macht durchaus auch Angst. In unserem Sprachschatz ist das ängstigende Element noch präsent: Vom Schlaf wird man »überwältigt« oder »übermannt«, er »überkommt einen« und »raubt einem die Sinne«, man »fällt« schließlich in den Schlaf.

Es ist für ein kleines Kind auch eine körperliche Erfahrung, wie zunehmende Müdigkeit den Kopf schwer macht, und wie wehrlos es dagegen ist. Auf dem Weg in die Nacht sucht ein Baby deshalb die größtmögliche Sicherheit. Und der sicherste Platz auf der Welt ist für sehr viele Kinder bei ihrer Mama. Das weiß das Baby dieser Familie aus tagtäglicher Erfahrung. Es hat dabei gar nichts gegen den Papa, sondern verlässt sich in diesem Moment der empfundenen elementaren Unsicherheit ganz pragmatisch auf seine vielfache, eigene Erfahrung. Im Grunde also eine Kompetenz, die sich seit dem Neugeborenenalter schon ausgebildet hat.

Ich habe das übrigens von den Babys gelernt, die in einer Familie mit umgekehrter Rollenverteilung leben: Wo das Baby den ganzen Tag seinen Papa um sich hat, schläft es ohne Weiteres auch abends bei ihm gut ein. Getragen von der verlässlichen Erfahrung: Papa ist für mich da, wann immer ich ihn brauche.

Ein Neugeborenes hat dieses Bewusstsein noch nicht, es schläft vertrauensvoll auf jeder Brust, in der es ein Herz schlagen spürt. Doch wenn es älter wird, beginnt es zu unterscheiden. Vieles, das Eltern wie ein Rückschritt erscheint – »Früher konnte es das doch schon. Warum will es das jetzt nicht mehr?« –, ist in Wahrheit ein Fortschritt, ein Zeichen für wachsendes Bewusstsein und ganz allmählich zunehmende Selbstständigkeit.

Babys verlassen sich auf ihre Erfahrung

Babys lernen vor allem aus Erfahrung. Darauf stützen sie sich, um Wissen zu sammeln, mit dem sie beginnen, die Welt zu verstehen. Jede Erfahrung, die sich beständig wiederholt, prägt sich ein.

So stellt sich hier also die Frage: Wie kann ein Baby fortgesetzt die Erfahrung machen, dass auch sein Papa ein sicherer Hafen ist, von dem aus es in die Nacht hineinsegeln kann? Er muss sich als ein solcher erweisen, regelmäßig und verlässlich, daran führt kein Weg vorbei; und wenn er wochentags immer von morgens bis abends verschwunden ist, muss er sich dafür richtig ins Zeug legen.

Natürlich entwickelt sich dieses Erfahrungswissen im Laufe der Jahre von ganz allein. Wenn das Kind älter wird, wird Papas regelmäßige Abwesenheit mühelos integriert. Sie können ihm aber helfen, das jetzt schon in Angriff zu nehmen. Und zwar so:

Basis-Programm: Tagsüber allein mit Papa

Vielleicht machen Sie das schon, aber jetzt sorgen Sie dafür, dass es zur regelmäßigen Routine wird: Papa verbringt tagsüber, zum Beispiel am Wochenende, regelmäßig eine gewisse Zeit mit dem Baby allein zu zweit. Anfangs geht das am besten zu einer Tageszeit, zu der das Baby satt und ausgeruht ist. Später wird es dann auch schön sein, wenn der Papa eine feine Mahlzeit im Angebot hat, sobald das Baby hungrig wird – das ist schon eine höhere Stufe. Die nächsthöhere Stufe wäre dann tagsüber zu einer Zeit, zu der das Baby müde und vielleicht auch quengelig wird, zu der normalerweise ein Nickerchen ansteht.

Wie lange die beiden ohne Mama bleiben, hängt davon ab, wie lange sich das Baby ohne Mama wohlfühlt. Es ist wichtig, hier das Baby auf keinen Fall zu überfordern, das würde nicht voranbringen, sondern zurückwerfen. Und: Es ist genauso wichtig, dass Mama sich damit wohlfühlt, weil sie weiß, Papa wird im Zweifelsfall nicht den Helden spielen, sondern Absprachen verlässlich einhalten. Zum Beispiel wird er sie schon rufen, bevor sich das Baby in eine Aufregung hineinsteigert.

Grundsatz: Die Zeit mit dem Papa muss

angenehm sein und Spaß machen. Nie das Baby überfordern, jeden negativen Eindruck vermeiden. Das wirft sonst um Tage und Wochen zurück. Lieber sofort abbrechen und Mama dazuholen, wenn das Baby den Anschein macht, dass es sich ohne sie nicht mehr wohlfühlt. Keine negative Assoziation entstehen lassen!

Fortgeschrittenen-Programm: Abends allein mit Papa

Haben Papa und Baby eine gute Beziehungsroutine, ist dieses Fundament irgendwann stark genug für die Stunden, in denen das Baby am dünnhäutigsten ist: der Abend.

Das geht sehr viel leichter als gedacht, wenn man eine kleine Programmänderung vornimmt – und zwar wird das Zubettbringen vorläufig ersatzlos gestrichen. Genau richtig: Das Zubettgehen ist nämlich der Augenblick, in dem das Baby gewöhnlich die Mama absolut braucht. Deshalb ist das Wichtigste für den Erfolg in dieser Phase, dass Papa überhaupt nicht versucht, das Baby zum Schlafen zu bringen. Am besten keine Situation herstellen, die bisher Mamas Domäne war und die das Baby voraussichtlich an Mama denken und sie vermissen lässt.

Es geht einzig und allein darum, einen netten Abend zusammen zu verbringen. Ohne Mama. Zumindest ein paar Stunden. Sollte das Baby zufällig irgendwie einschlafen, wunderbar! Aber das Ziel ist vorerst nur, das Baby bei Laune zu halten, so lange wie möglich, um Mama nicht rufen zu müssen. Solche gemeinsamen Abende lassen sowohl beim Baby als auch beim Papa nach und nach ein festes Vertrauen wachsen: Wir können mit Quengeligkeit umgehen und sie überwinden. Wir können singen und tanzen und uns auf dem Sofa entspannen. Wir beide können das. Und es macht uns Spaß.

Und irgendwann fügt sich das Schlafengehen ganz natürlich ein und ist überhaupt keine große Geschichte. Bis dahin leidet das Baby keinen Schaden durch diese gelegentlichen langen Abende. Es holt den Schlaf problemlos nach.

»Wir haben das ausprobiert, es hat nicht geklappt.«

Darf ich Ihnen einen Vorschlag machen? Wenn Sie sich als Eltern gemeinsam dafür entscheiden, für diese Situationen zu sorgen, bei denen Ihr Baby Erfahrungen sammeln kann – dann sehen Sie es bitte nicht als ein Ausprobieren. Betrachten Sie es als eine Übung.

Wo ist der Unterschied? Wenn man etwas ausprobiert und es ein paar Mal nicht klappt, dann hört man wieder damit auf, weil man denkt, es hat keinen Sinn. Wenn man aber etwas übt, dann ist schon klar, dass es zuerst noch nicht klappt, sonst bräuchte man es ja nicht zu üben. Wenn Sie eine Fremdsprache lernen, wissen Sie, dass Sie Vokabeln üben müssen. Das geben Sie nicht auf, weil das Sprechen nicht gleich klappt. In diesem Sinne müssen diese netten Abende geübt werden, nicht ausprobiert. Gehen Sie einfach davon aus, dass es anfangs noch nicht klappen wird. Papa wird Mama vielleicht am ersten Abend schon nach 15 Minuten anrufen. Kein Problem.

Mein Tipp: Mama geht anfangs zwar aus dem Haus, aber nicht weit weg. Vielleicht gibt es eine Kneipe an der Ecke? Wenn sie sich dort mit Freundinnen trifft – am besten mit mehreren, damit nicht eine allein zurückbleibt –, ist sie innerhalb von fünf Minuten daheim, wenn Papa sie ruft. Und das tut er, sobald er den Eindruck hat, dass es gleich ungemütlich wird. Es gibt kein Drama. Mama ist schneller da als Babys Panik. Und ein paar Tage später geht sie abends wieder aus dem Haus. Gerne zweimal die Woche. Weil Babys Erinnerungsvermögen anfangs noch nicht über längere Zeitabschnitte hinweg reicht, ist das sogar besser. Bald steht dem Fitnessstudio nichts mehr im Weg!

Drei Tipps von Papas für Papas

• **Das Baby in den Schlaf tragen.** Sehr kuschelig ist es beim Papa im Tragetuch oder seiner Babytrage! Darin könnte das Baby jedes Nickerchen an Papas Körper verbringen, wann immer er dafür da sein kann. In der wohligen Nähe nimmt das Baby mit all seinen Sinnen den Papa wahr, gerade auch wenn es schläft. Es spürt ihn, riecht ihn, hört seine Atemzüge und seine Stimme – und allmählich verbinden sich all diese Papa-Empfindungen mit dem Schlaf. So kann gerade das Tragen die Bindung zwischen Baby und Papa sehr stärken. Es gibt Babytragen, die einen Tausch von einem Elternteil zum anderen leicht möglich machen. So kann ein Baby beispielsweise bei Mama ein- und bei Papa weiterschlafen und bei ihm aufwachen.

• **Zubettgehen mit beiden Eltern.** Der Papa bleibt dabei, wenn die Mama das Baby ins Bett bringt. Er kuschelt sich dazu und zwar so nah, dass das Baby seine ruhigen Atemzüge vernimmt. Vielleicht darf er ihm seine Hand sanft auflegen oder ein Füßchen halten, wenn es das Baby nicht stört. Über diese Sinneswahrnehmungen integriert ihn sein Kind nach einiger Zeit in die Normalität der Einschlafsituation im Bett. Bald weiß es aus Erfahrung: Beim Einschlafen gehört der Papa dazu. Nächste Stufe: Mama geht nach dem Stillen, Papa bleibt, bis das Baby tief schläft.

• **Papas süße Milch.** Schön, wenn Papa etwas besonders Feines hat, das er dem Baby anbieten kann – und das es nur bei ihm gibt. Das macht den Papa-Abend fürs Baby natürlich reizvoller. Wie wär's mit einer süßen Bananen-Mandelmilch? Rezept: Banane fein pürieren, mit Mandelmilch auf gewünschte Konsistenz verdünnen. Füttern, wie es das Baby mag, mit Flasche, Becher oder Löffel.

Tagsüber gut schlafen

»Meine Kleine kann eigentlich den ganzen Tag nicht schlafen. Sie ist heute mit mir seit sechs Uhr morgens wach und hat bis jetzt vielleicht 3-mal zwanzig Minuten geschlafen. Wenn sie aufwacht, ist sie eigentlich immer noch müde und muss herumgetragen werden, weil sie zwischendurch so weinerlich wird. Am ehesten schläft sie beim Stillen ein, aber sobald ich mich bewege, sobald ich aufstehe, ist sie schon wieder wach. Ich weiß nicht, wie ich es schaffen soll, dass sie in ihrem Bettchen schläft. Alle sagen, dann würde sie besser schlafen.«

Manche Babys haben einen sehr leichten Schlaf geerbt. Dafür kann niemand was, und es lässt sich nicht ändern. Sie brauchen Hilfe, um jede Minute Schlaf zu nutzen, die sie bekommen. Zum Beispiel den Kurzschlaf nach den Mahlzeiten. Die meisten Babys in diesem Alter schlummern am Ende des Trinkens selig ein, wenn auch vielleicht nur für zehn Minuten. Beschützen Sie diesen Schlaf, so wie jedes seiner kurzen Nickerchen: Verzichten Sie darauf, Ihr Kleines wegzulegen! Damit erweisen Sie Ihrem Baby einen großen Dienst. Für Kinder mit einem sehr leichten Schlaf ist jede kleinste Lageveränderung ein Weckruf.

So ist das nun mal, ich höre das von allen Müttern dieser kleinen »Leichtschläfer«. Hüten Sie den störanfälligen Schlaf. Jedes Zehn-Minuten-Nickerchen ist wertvoll für Ihr Baby. Machen Sie es sich also zu den Mahlzeiten richtig gemütlich. Bevor Sie Ihr Baby füttern, fragen Sie sich: Halte ich es eine Stunde aus, so wie ich hier sitze? Oder was brauche ich dazu? Und holen Sie es sich, bevor die Mahlzeit beginnt.

Ehrlich gesagt: Am besten legen Sie sich dazu hin! Und schlafen dann gleich mit dem Baby mit. Sie werden staunen, wie gut Ihnen das tut! Übrigens: Dieses Schlafverhalten Ihres Kindes wird im Laufe der kommenden Monate ganz von selbst besser, darum brauchen Sie sich nicht zu kümmern. Machen Sie es sich in dieser Zeit so leicht wie möglich – dafür finden Sie im Folgenden einige gute Tipps.

Den kostbaren Schlaf des Babys hüten

• Wenn Sie die Erfahrung machen, dass das Umbetten Babys Schlaf zu sehr stört, verzichten Sie einfach darauf. Legen Sie sich zusammen mit dem Baby hin und ruhen Sie sich aus. Es wird nicht ewig so bleiben, genießen Sie es, solange es dauert. Wann haben Sie jemals so mühelos einen so wichtigen Job erledigt?

• **Manche Mütter schaffen es,** sich vom tief eingeschlafenen Baby zu entfernen, ohne dass es wach wird. Sie gehen weg, um kurz etwas anderes zu tun, legen sich aber auf die Minute genau, bevor es aufwacht, wieder daneben. Beruhigt vom kurzen Mama-Schnuppern sinkt das Kind in eine zweite Runde 30-Minuten-Schlaf, das tut ihm sehr gut. Probieren Sie's aus, und lassen Sie dem Baby ein getragenes T-Shirt von sich zurück, dann wittert es Ihre beruhigende Nähe.

• **Ihr Baby schläft absolut nur im Tragetuch oder im Kinderwagen?** Freuen Sie sich, dass Sie doch immerhin ein Mittel haben, ihm zu etwas Schlaf zu verhelfen. Ab dem fünften Monat lohnt sich Regelmäßigkeit, wenn Sie zweimal am Tag mit ihm »schlafen gehen«, weil dann die innere Uhr bald reif ist, die dem Baby hilft, zu gewohnten Zeiten müde zu werden.

• **Größere Babys sind im Tragetuch leichter auf dem Rücken.** Lassen Sie sich zeigen, wie das geht. Eine gute Anleitung für

▶ Legen Sie sich mit Ihrem müden Baby gemeinsam hin. Die Ruhe tut auch Ihnen gut.

die Rückentrage lohnt sich, denn die ist auch für ein quengeliges Kleinkind noch ein Segen. Das ist dann die beste Zeit für Hausarbeit, Ihre Bewegungen und die Geräusche wirken entspannend und einschläfernd auf das Baby. Zum Ausruhen legen Sie sich stattdessen neben Ihr Baby auf die Spieldecke, während es munter ist und schön spielt.

• **Viele Babys schlafen nur im Kinderwagen an der frischen Luft.** Das ist doch super, denn das geht normalerweise auch auf dem Balkon oder es reicht sogar das offene Fenster. Ein Versuch lohnt sich, wenn Sie sich zu Hause besser erholen können als unterwegs. Sie wohnen im dritten Stock

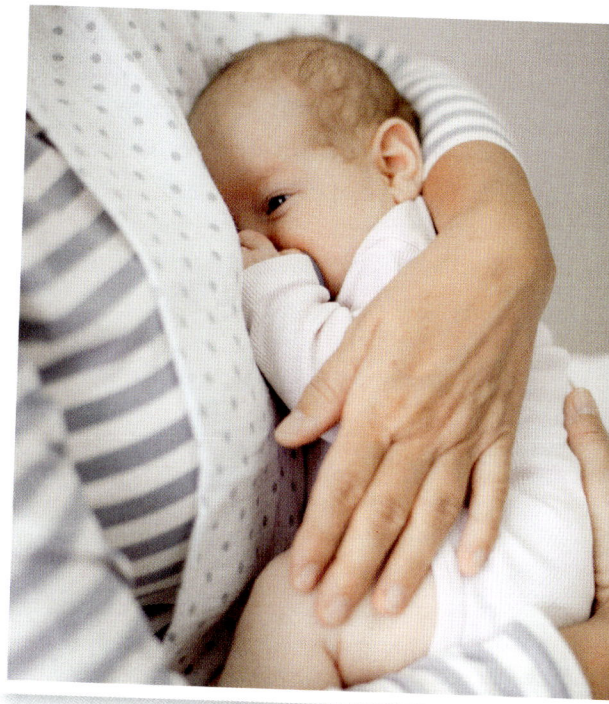

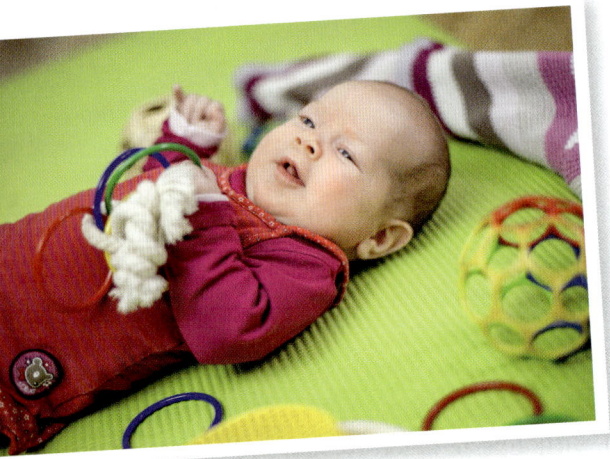

den Kinderwagen. Oft findet sich hier eine Blockade in der oberen Halswirbelsäule, die das Nervensystem nicht richtig zur Ruhe kommen lässt und die durch eine Osteopathie-Behandlung gelöst werden kann. Führen Sie auch die in Kapitel 1 im Abschnitt »Nach einer schweren Geburt« beschriebene »Osteopathische Selbsthilfe« durch, wenn Ihr Baby das genießt. Oder entspannen Sie Babys Nervensystem, wie im folgenden Abschnitt erklärt.

▲ Sorgen Sie für sich: Wenn das Baby auf der Spieldecke zufrieden ist, dürfen Sie sich ausruhen.

Osteopathische Selbsthilfe: Entspannung

Durch diese osteopathische Zuwendung entspannt das Gewebe um den Solarplexus Ihres Kindes, das Sonnengeflecht, eine Ansammlung wichtiger Nervenknoten des vegetativen Nervensystems dicht unter dem Zwerchfell.

Legen Sie Ihr Kind auf den Rücken auf das Bett oder auf das Sofa, mit einem Kissen unter seinen Beinen. Diese sollen leicht angewinkelt liegen, damit Babys Bauch entspannt bleibt. Sie sitzen neben ihm. Entspannen Sie zuerst Ihre Schultern – rollen Sie sie ein paar Mal im Kreis hin und her – und reiben Sie Ihre Handflächen aneinander, damit sie warm werden. Legen Sie eine Hand oberhalb des Nabels Ihres Kindes auf und schieben Sie einen Atemzug später Ihre andere Hand an derselben Stelle unter seinen Körper. Lenken Sie Ihre Wahrnehmung in Ihre beiden Hände und lassen Sie sie sehr leicht und sanft vibrieren. Das ist

ohne Lift, und der Kinderwagen steht unten im Hausflur? Schaffen Sie einen billigen Gebrauchtwagen nur für die Wohnung an, Ihre Ruhe ist das wert! Wenn Ihr Baby ein 30-Minuten-Schläfer ist: Nach genau 29 Minuten den Kinderwagen schnell wieder hin- und herschieben – vielleicht schläft es dann – statt aufzuwachen – noch eine zweite Runde.

• Eine Osteopathie-Behandlung ist vielversprechend für ein Baby, welches das (fachgerecht angelegte) Tragetuch nicht ausstehen kann und so schlecht schläft, dass es den ganzen Tag müde ist. Diese Babys mögen oft auch das Pucken nicht – also das enge Eingebundensein in ein Tuch beim Schlafen im Bett –, ebenso wenig wie

wahrscheinlich ungewohnt, aber wenn Sie Ihre Arme möglichst locker lassen, geht es leicht. Wiederholen Sie das für jeweils ein paar Minuten, solange Ihr Kind es genießt. Können Sie spüren, wie es zwischen Ihren Händen ein wenig weicher wird?

Oft gefragt: Wie viel Schlaf braucht ein Baby?

Ob ihr Baby überhaupt genug Schlaf bekommt, so wenig wie es zu schlafen scheint – das ist eine der häufigsten Frage von Eltern in meiner Schlafsprechstunde und oft die dringlichste. Der Schlafbedarf ist vererbt und die individuellen Unterschiede sind riesig. Darum lässt sich diese Frage mit einer Stundenzahl nicht korrekt beantworten. Macht aber nichts, denn es ist leicht zu erkennen, ob ein Kind genug Schlaf bekommt: Wie geht es dem Kind in seinen Wachphasen? Hängt es dauernd müde in den Seilen oder knatscht die ganze Zeit nur rum, dann müssen die Eltern seinen Schlaf mehr behüten, damit es ein wenig länger oder öfter schläft. Ein Kind, das genug Schlaf bekommt, ist vorwiegend unternehmungslustig und interessiert an seinen Eltern und der Welt.

So entwickeln sich die täglichen Schlafphasen

Wie oft und wann ein Baby tagsüber schläft, verändert sich im Laufe des ersten Lebensjahres relativ vorhersehbar. Das zu wissen, hilft beispielsweise bei der Anmeldung zu einer fortlaufenden Babygruppe – man kann dann bei der Planung die voraussichtlichen Schlafenszeiten des Babys berücksichtigen.

• **In den ersten Lebenswochen** halten sich keineswegs alle Babys an das Schlafpensum, über das man so oft liest: Nur manche verschlafen anfangs mehr Zeit als sie wach sind. In meiner Sprechstunde sehe ich viele Eltern, deren Neugeborene tagsüber schon überraschend lange wach sind. Grundsätzlich kann ich da immer beruhigen, denn es gibt hier keine Norm. Neugeborene schlafen in der Regel noch ganz leicht überall ein, wenn sie müde sind, sie brauchen zum Schlafen weder Stille noch Dunkelheit. Später ändert sich das, schon im zweiten oder dritten Monat wird bei manchen Kindern der Schlaf störanfälliger.

• **Mit drei bis vier Monaten** beginnen fast alle Babys den Tag schon sehr früh morgens, sind dann aber knapp zwei Stunden später wieder müde und schlafen gleich noch einmal bis zu zwei Stunden. Das nächste Nickerchen folgt etwa zu Mittag und ist meist kürzer, ebenso wie das Nachmittagsschläfchen. Ist auch dieses eher kurz oder früh, wird noch ein zweites eingelegt. Und am Spätnachmittag ist manches Baby so müde, dass es noch einmal kurz schlafen muss. Wenn nicht, beginnt dafür die Nacht früher.

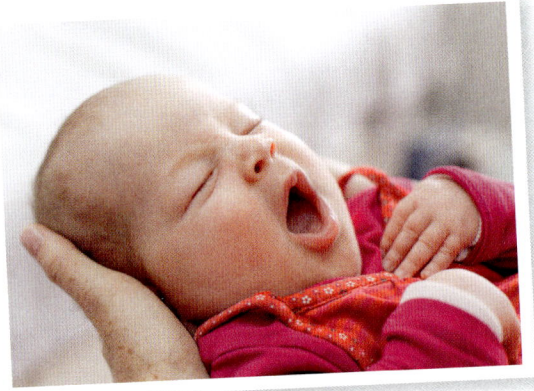

▲ Wenn das Baby gähnt, geben Sie ihm die Gelegenheit einzuschlafen – am besten nah bei Ihnen.

• **Mit fünf oder sechs Monaten** schlafen viele Babys nur noch dreimal im Verlauf des Tages, dafür jeweils etwas ausgiebiger. Das Baby schläft zum Beispiel morgens etwas länger als bisher, damit verschiebt sich der erste Schlaf mehr in den Vormittag hinein und auch der Mittagsschlaf ist dann ein wenig später. Mit einem weiteren ausgiebigeren Schlaf am Nachmittag kann das Kind dann meist bis zum abendlichen Zubettgehen durchhalten.

• **Gut zu wissen**: Die Umstellung von einer Schlafphase auf die nächste ist oft nicht einfach – das Bisherige klappt nicht mehr so richtig, und das Neue noch nicht ganz. Das Baby wird zu den bisherigen Zeiten müde, aber der Schlaf stellt sich erst zu den künftigen Zeiten ein. Manchmal zieht sich das über zwei Wochen hin, in denen das Baby vermehrt knatschig und unzufrieden

wirkt, weil es einfach müde ist. Dann ist die Umstellung geschafft, und alles ist wieder gut.

• **Mit sieben oder acht Monaten** folgt allmählich die Umstellung auf nur noch zwei Tagesschläfchen. Der erste Schlaf am Morgen verschiebt sich in den späten Vormittag, damit erübrigt sich das Mittagsschläfchen, und das Baby wird erst am Nachmittag wieder müde. Da braucht es noch ein (etwas ausgiebigeres) Nickerchen. Damit hat das Baby jetzt zum ersten Mal einen Rhythmus, den es etwas länger beibehalten wird.

• **Mit zwölf bis vierzehn Monaten** stellen sich die meisten Kinder dann ein letztes Mal um und machen nur noch einen Mittagsschlaf, sie schlafen also zwischen dem Aufstehen am frühen Morgen und dem Zubettgehen am Abend nur noch einmal. Es macht nichts, wenn ein Kind noch länger zwei Schläfchen beibehält, umgekehrt aber sollte es sie bis zum ersten Geburtstag möglichst noch haben. Doch wenn nicht, dann vielleicht wenigstens eine Ruhepause. Der Schlafbedarf und das Schlafverhalten sind eben sehr unterschiedlich.

• **Mit etwa drei Jahren** brauchen die meisten Kinder auch den Mittagsschlaf nicht mehr, weil ihr Nachtschlaf mittlerweile so tief und erholsam ist, dass sie damit durch den ganzen Tag kommen. Man sagt, der Schlaf ist nun ausgereift.

Schlafen Babys besser mit einem festen Rhythmus?

Viele Babys lieben Regelmäßigkeit. Wenn der Rhythmus des Tages immer demselben Takt folgt – Mahlzeiten, Ausgehen, Schlaf täglich zur selben Zeit; Tagesschläfchen am selben Ort (wie: vormittags im Bett, nachmittags im Tragetuch oder Kinderwagen) – sind sie besser darauf eingestellt und fühlen sich wohler. Ab dem zweiten Halbjahr ist die sogenannte innere Uhr normalerweise ausgereift, somit kann das Baby dann zu gewohnten Zeiten hungrig werden und auch leichter einschlafen. Das geht auch vielen Erwachsenen so. Allerdings nicht allen – und so ist es auch schon bei den Kleinen.

Probieren Sie es einmal für zwei Wochen aus, zu welchem Typ Ihr Baby gehört. Aber beachten Sie, dass sich die Schlafenszeiten Ihres Babys in den ersten sieben bis neun Monaten entwicklungsbedingt alle paar Monate ändern – währenddessen ist jeder feste Rhythmus sowieso nur einige Wochen lang stabil.

Ist das Baby nun müde oder nicht?

Ein müdes Baby wird lustlos und ein bisschen quengelig – genau wie ein Baby, das sich langweilt. Wenn Erwachsene seine Anzeichen für Müdigkeit nicht als solche verstehen, dann werden sie versuchen, es zu unterhalten oder zum Spielen anzuregen. Sie hopsen es auf und ab, spielen ihm etwas Lustiges vor und so weiter. Ein Baby, das sich gelangweilt hat, reagiert jetzt sehr erfreut und seine Welt ist wieder in Ordnung. Doch ein müdes Baby kommt damit rasch in einen überreizten Zustand. Kaum hört die lustige Ablenkung auf, wird es umso quengeliger oder fängt dann auch schon mittendrin richtig zu weinen an. Jetzt ist es nicht nur müde, sondern auch noch nervlich aufgekratzt.

Babys haben sehr feine Antennen für ihre Umgebung und vieles wirkt auf sie beängstigend. Quirlige, größere Geschwister sind selten ein Problem, aber neue, fremde Eindrücke werden leicht zu viel. Eine hektische Atmosphäre kann auf das Baby übergreifen und es nervös machen. Schlimmstenfalls ist es so überreizt, dass es nicht mehr so einfach zur Ruhe gebracht werden kann und sich vielleicht sogar in einen längeren Schreianfall hineinsteigert.

KANN EIN KIND AUCH ZU VIEL SCHLAFEN?

Ja! Wenn ein Kind nachts eine ausgiebige Wachphase hat, bedeutet das, dass es in der letzten Zeit tagsüber zu viel schläft. Es ist dann mitten in der Nacht richtig putzmunter und fit für ein bis zwei Stunden. Sollte das bei Ihrem Kind einmal vorkommen, wissen Sie: Sie sollten es tagsüber etwas weniger schlafen lassen.

Daran erkennen Sie Müdigkeit beim Baby:

• **Es wendet sich nach wenigen Sekunden ab, wenn Sie mit ihm sprechen** oder es unterhalten wollen. Das ist ein ganz wichtiges Zeichen für Müdigkeit! Es heißt nicht, dass Sie langweilen und Ihren Unterhaltungswert steigern sollten, um seine Aufmerksamkeit wieder zu fesseln – im Gegenteil, genau das sollten Sie nicht tun. Das Baby wendet sich ab, weil es angestrengt zugehört und zugesehen hat und sich nun davon erholen muss. Es ist müde, es braucht Ruhe.

• **Das Baby gähnt, dreht den Kopf hin und her,** reibt mit den Fäustchen wiederholt seine Augen oder Ohren, und beginnt schließlich, dabei auch zu jammern oder unzufrieden zu quengeln.

NÄHE ODER ZUWENDUNG?

Ein überreiztes Baby kann sich noch nicht selbst besänftigen. Es braucht dazu Körperkontakt. Körperkontakt ist für das Baby nicht dasselbe wie Zuwendung. Die will ein Baby nämlich nicht, wenn es müde ist. Um abschalten zu können will es zwar zur Sicherheit am Körper sein, aber gleichzeitig in Ruhe gelassen werden: Nicht ansprechen! Nur singen und summen.

Das überreizte Baby »wegpacken«

Bisher hat das Einschlafstillen immer so toll geklappt, aber neuerdings schafft Ihr Kleines es nicht mehr, sich »wegzunuckeln«? Das Baby reibt sich schon die Augen und gähnt, es jammert oder quengelt immer mehr – kurz, es ist supermüde, vielleicht schon überreizt, doch der Schlaf will und will nicht kommen. In dieser Verfassung braucht es Körpernähe, aber keine Zuwendung. Sein Quengeln heißt: Ich will bei dir sein, aber bitte sprich mich nicht an, mir ist alles zu viel.

Wenn es partout nicht einschlafen kann, packen Sie es einfach in Ihre Tragehilfe – am allerbesten auf den Rücken, da ist es am meisten abgeschirmt von allem – und widmen sich einer Beschäftigung, die sich gehend oder stehend erledigen lässt und die Sie vom Baby ablenkt. Es ist die ideale Zeit für Hausarbeit, Küche putzen, kochen, Wäsche falten … Der leichte Wiegeschritt beim Staubsaugen zusammen mit dem Brummen des Geräts wirkt wunderbar einschläfernd, genauso wie das leise Wasserplätschern beim Geschirrspülen. Und sobald das Baby eingeschlafen ist, können Sie sich mit ihm zusammen hinlegen. Aber auch wenn Ihr Baby nicht einschläft, ruht es sich in der Tragehilfe doch eine Weile gut aus und ist danach wieder fit für die Spieldecke. Dann geht der Tag gut weiter.

Bitte nicht vergessen, dass ein instabiler Schlaf-/Wachrhythmus in den ersten eineinhalb Jahren und oft auch darüber hinaus noch normal ist. Wenn ein Baby schlecht einschläft oder nachts häufig aufwacht, dürfen wir in aller Regel davon ausgehen, dass es etwas anderes braucht als Globuli.

Alles Wichtige zu den Einnahmeregeln finden Sie im Anhang.

• Nux vomica C 6

Dieses Mittel hilft schon kleinen Babys, wenn Reizüberflutung hinter ihrer Schlaflosigkeit steht, oder – wie oft bei Neugeborenen – die Verarbeitung von vielen Medikamenten, die sie während oder nach der Geburt erhalten haben, entweder direkt, oder über die Nabelschnur und Muttermilch. Im Nux-vomica-Zustand sind Babys sehr nervös, überempfindlich und gereizt, auch zornig und zu ruhelos, um sich zu entspannen. Nicht einmal im Schlaf können sie ihre Beine stillhalten. Typisch ist eine Neigung zu Verstopfung mit erfolglosem Stuhldrang. Wärme tut ihnen gut, sie frieren leicht.

Geben Sie 2- bis 3-mal täglich 3 Globuli vor dem Schlafen.

Lässt sich bei ähnlicher Symptomatik ein Geburtsschock oder -trauma als Ursache vermuten, hilft häufig eher Aconitum D 12, wie im Kapitel 1 im Kasten »Homöopathie: Meine fünf wichtigsten Mittel in der Geburtsnachsorge« beschrieben.

• Calcium carbonicum C 12

Kleinkinder, denen Calcium carbonicum hilft, haben oft Angst beim Einschlafen, weil ihnen alles Unbekannte immer erst einmal unheimlich ist. Häufig wachen sie nachts schreiend aus einem Alptraum auf und sind schwer zu beruhigen, sehen unheimliche Bilder vor den geschlossenen Augen. Man muss sie noch mehr als andere Kinder vor Angst machenden Eindrücken schützen, weil sie zu Panik neigen, die sie im Schlaf verfolgt.

Calcium carbonicum passt zu kräftigem Körperbau, als Babys haben diese Kinder zunächst oft einen großen Kopf mit anfangs wenigen, feinen Haaren. Beim Trinken und im Bett schwitzen sie stark am Kopf, häufig ist ihr Hinterkopf/Nacken schon kurz nach dem Einschlafen feucht, auch wenn die Füße eher kalt sind und warme Socken mögen. Sie gehören nicht zu den Ersten in der motorischen Entwicklung und auch ihre Zähnchen lassen sich Zeit. »In der Ruhe liegt die Kraft« lautet ihre Devise. Gründlich und ausdauernd verfolgen sie ihre Pläne, sind meistens zufrieden, außer wenn man sie unterbricht. Überraschungen finden sie nicht lustig, sie wehren sich ärgerlich gegen Hast und Eile. Auch wenn die Müdigkeit sie unerwartet überkommt, finden sie das oft sehr störend.

Geben Sie 2-mal täglich 5 Globuli, frühestens im achten Monat.

- Lycopodium C 12

Dieses Mittel kann nervösen Kindern helfen, deren Schlaf von Blähungen, Koliken und Säuglingsschnupfen gestört wird, die leicht frösteln und gern mit angezogenen Beinen auf dem Bauch liegen. Sie mögen nicht im eigenen Zimmer schlafen, es sei denn, ein Geschwisterkind teilt es.

Jeder Neubeginn nach den Ferien macht diesem Kind Probleme, die sich auf den Schlaf auswirken. Als Schulkinder leiden sie vor Prüfungen oder Aufführungen unter Versagensängsten mit Schlaflosigkeit. Auffällig beim Bedarf für dieses Mittel ist, dass sich sowohl die Laune als auch sämtliche Symptome jeden Tag von etwa 16 bis 20 Uhr verschlimmern. *Geben Sie 2-mal täglich 5 Globuli.*

- Phosphorus C 12

Phosphorus-Kinder sind strahlende Engelchen – aber nur, solange man sie auf dem Arm hat. Weil ihr Bedürfnis nach Körperkontakt und zärtlicher Zuwendung besonders ausgeprägt ist, schaffen sie es immer irgendwie, dass man sich zu ihnen legt. Das Einschlafritual ist für das Kleinkind ein wichtiger Seelenanker, noch als Schulkind kann es ohne ausdauernde Streicheleinheiten unmöglich einschlafen. Auch Schlaflieder helfen, Ruhe und Frieden zu finden, denn Phosphorus-Kinder sind sehr musikalisch.

Sie haben eine besonders aktive Fantasie, im Dunkeln verwandeln sich Konturen zu Monstern und furchterregenden Schatten. Durch seine lebendigen, intensiven Träume ist der Schlaf des Phosphorus-Kindes oft ruhelos, es spricht gern im Schlaf und auch eine Neigung zum Schlafwandeln ist häufig. Diese Kinder haben großen Durst auf stilles Wasser und wachen auch nachts oft durstig auf. Sie schlafen gerne auf der rechten Seite oder auf dem Bauch. *Geben Sie 2-mal täglich 5 Globuli.*

- Pulsatilla C 12

Typisch für ein zärtliches kleines Pulsatilla-Kind sind die ausgefeiltesten Verzögerungstaktiken, mit denen es die Zubettgehzeit hinausschieben will – es sei denn, die Eltern legen sich mit ihm hin. Ein Pulsatilla-Kind ist besonders einnehmend, man muss es einfach gernhaben. Beim Einschlafen fürchtet es die Trennung von der Welt und muss darum unbedingt kuscheln. Noch als Schulkind schlüpft es gern ins Bett der Eltern. Beim Einschlafen liegt es normalerweise auf dem Rücken, vielleicht mit den Händen über dem Kopf. Es muss im Schlaf die Füße aus der Decke strecken können, sonst wird es ihm zu warm; häufig schiebt es nachts die Bettdecke weg. Ein Bedürfnis nach viel frischer Luft ist sehr typisch. *Geben Sie 2-mal täglich fünf Globuli.*

Das Baby schläft nur auf der Lieblingsseite

»Meine Tochter Laura ist jetzt neun Wochen alt und ist per Kaiserschnitt auf die Welt gekommen. Sie schaut immer gern nur auf eine Seite, und im Schlaf überstreckt sie den Kopf sehr stark. Mittlerweile hat sich auch der Kopf schon leicht verformt. Sie weint auch sehr viel und schläft unruhig und hat auch starke Probleme mit dem Spucken.«

»Unser Sohn Janis war nach einer entspannten Hausgeburt in den ersten Wochen ganz zufrieden, mittlerweile ist er aber doch relativ ›anspruchs-voll‹ in seinen Wachphasen. Er möchte leider nur auf seiner rechten Seite liegen. Das Köpfchen ist auch schon etwas verformt, zudem hat er einen allgemeinen Hang nach rechts – drehe ich ihn auf die andere Seite, währt das nicht lange. Er ist jetzt sieben Wochen alt.«

Schaut Ihr Baby immer in nur eine Richtung, wenn es zum Schlafen auf dem Rücken liegt? Können Sie ihm das Köpfchen sanft auf die andere Seite drehen? Bleibt es dann auch auf der anderen Seite liegen? Legt ein Baby seinen Kopf im Schlaf die ganze Nacht auf dieselbe Seite statt öfter einmal abzuwechseln, dreht es den Kopf automatisch wieder zurück, wenn die Eltern ihn auf die andere Seite gedreht haben, dann passiert es sehr leicht, dass das Köpfchen auf der Lieblingsseite abflacht. Diese Verformung heißt medizinisch Plagiozephalie und wird oft schon im zweiten Lebensmonat sichtbar, wenn man darauf achtet.

Babys, die eine echte Vorzugshaltung haben, sollten so früh wie möglich osteopathisch behandelt werden, damit die Ursache dahinter beseitigt wird. Idealerweise schon in den ersten Wochen, noch bevor sich das Köpfchen verformt. Im dritten und vierten Monat wird die Kopfverformung mit jeder Woche intensiver und auffallender.

Hat unser Baby eine echte Vorzugshaltung?

Als ausgeprägte Sinneswesen schauen kleine Babys gern zur Lichtquelle oder dahin, wo sie Geräusche hören, und die kleine

Nase streckt sich bevorzugt in Richtung Mama. Es kann daher sein, dass Ihr Baby sein Köpfchen im Bett immer auf dieselbe Seite legt, weil nur von dort Anreize kommen. Das finden Sie leicht heraus: Drehen Sie Ihr Baby an seinem Schlafplatz einfach einmal herum – Füßchen zur Kopfseite. Beobachten Sie, ob Ihr Baby dann sein Köpfchen genauso leicht zur anderen Körperseite dreht. Falls ja, braucht der Schlafplatz Ihres Babys eine entsprechende Veränderung. Legen Sie Ihr Baby regelmäßig andersherum hin, damit es gleich oft auf jeder Seite liegt, was eine Verformung seines Köpfchens verhindert – und alles ist gut.

Wie entsteht eine Vorzugshaltung?

Möglicherweise sind nur harmlose Sinnesreize der Grund. Doch in vielen Fällen ist eine Blockade die Ursache, wenn ein Baby

• **Plagiozephalie**: Asymmetrie des Hinterkopfes und des Gesichts: einseitig abgeflachter Hinterkopf, auch mit einseitiger Vorschiebung von Ohr, Wange und Stirn derselben Kopfseite.

• **Brachyzephalie**: durchgängige Abflachung des Hinterkopfes, dadurch verbreiterter Kopf, der sich über den Ohren vorwölbt und das Gesicht flach wirken lässt

sein Köpfchen nicht frei zu jeder Seite dreht. Die Blockade, die das Köpfchen daran hindert, sich frei zu bewegen, muss keineswegs im Nacken sitzen, sie kann sich in jeder Struktur befinden, die an der Kopfdrehung beteiligt ist – von der Schädelbasis und Halswirbelsäule über die Schlüsselbeine / Schultern, den Brustkorb (Mediastinum) bis hin zum Becken. Entstanden ist sie meist durch eine heftige Einwirkung während der Geburt. Da kommt sehr Vieles in Frage, von der natürlichen Geburt mit extrem schnellem Durchtritt bis hin zu einer längeren Stauchung, wie sie bei einem Geburtsstillstand entsteht, bei dem das Köpfchen feststeckt, während von oben fortwährend Druck kommt. Es kann ein kurzer Moment der plötzlichen Befreiung sein, der eine Art Schleudertrauma verursacht hat, oder ein Zug am Köpfchen wie bei der Kaiserschnittentbindung, der Entbindung mithilfe der Saugglocke etc.

Normalerweise macht so eine Blockade das Baby auch unzufrieden, unruhig und quengelig. Betroffene Babys schreien viel und schlafen schlecht. Oft gehen Schluck- oder Verdauungsbeschwerden damit einher.

Warum sich das Köpfchen verformt

Damit das Gehirn des Babys so rapide wachsen kann, wie es von der Entwicklung her vorgesehen ist, bleiben die Schädelknochen zunächst weich und formbar. Sie verknöchern erst im Laufe der Jahre. Liegt das Köpfchen die ganze Nacht immer in

Legen Sie Ihr Kleines einmal so auf den Wickeltisch, dass sein Köpfchen zu Ihrem Bauch zeigt. Nun gehen Sie in die Knie, bis Sie auf einer Ebene mit dem Köpfchen sind, und schauen sich aus dieser Perspektive sein Köpfchen sozusagen wie von oben an. Ist der Hinterkopf schön symmetrisch gerundet? Sind beide Ohren auf derselben Ebene oder ist eines weiter vorne oder hinten als das andere? Und nicht zuletzt: Liegt es überhaupt gerade auf dem Rücken oder überstreckt es sich zu einer Seite wie in einer Art »Bananenhaltung«?

der gleichen, einseitigen Position, übt sein Gewicht immer auf die gleiche Stelle Druck aus. Und das ohne druckpolsterndes Kissen.

Von diesem wird abgeraten, seit zur Verhütung von SIDS (Sudden Infant Death Syndrom; plötzlicher Säuglingstod) die strikte Rückenlage für Babys sämtliche Schlafenszeiten empfohlen wird – und seitdem werden Schädeldeformationen sehr viel häufiger gesehen. (SIDS hingegen ist sehr selten geworden: 2013 waren 3 von 10 000 Säuglingen davon betroffen.) Der deformierende Druck lässt erst nach, wenn sich das Baby schließlich mehr bewegen und dabei auch selbst drehen kann.

An dieser Stelle muss ich auch einem Missverständnis entgegentreten, das durch Online-Foren geistert: Plagiozephalie kommt nicht davon, dass die Eltern ihr Baby zu viel im Kinderwagen fahren würden statt es im Tuch zu tragen, oder dass sie es nicht stillen und es sich somit nachts weniger bewegt!

Das widerspricht meiner Erfahrung, denn die Eltern, die wegen einer Plagiozephalie in meine Sprechstunde kommen, sind überwiegend Tragetuch-Eltern, deren Babys nachts bei ihnen schlafen und gestillt werden. Und selbst wenn Eltern ihr Baby den ganzen Tag am Körper tragen, ist das kein »Schutz« vor Plagiozephalie. Denn die Babynacht ist immer länger als der Tag und wird nicht im Tragetuch verbracht, sondern in Rückenlage ohne Kopfkissen. Auch im Familienbett.

Wächst sich das aus?

Eltern wird oft gesagt, das verginge im Zuge des Wachstums von selbst und sei kein Problem. Das mag in ganz leichten Fällen zutreffen, ansonsten habe ich große Vorbehalte. Es kommt zum Beispiel darauf an, ob das Baby seinen Kopf überhaupt auf die nicht bevorzugte Seite drehen kann, und ob es ihn dort liegen lassen kann, wenn die Eltern ihn dahin drehen. Liegen zum Beispiel die Ohren nicht auf selber Ebene (siehe den Kasten weiter vorne: »So prüfen Sie die Kopfform Ihres Babys«), kann damit eine innere Schädelasymmetrie verbunden sein, die für die gesunde Kieferstellung (Kauen, Sprechen) problematisch werden kann.

Bei der osteopathischen Behandlung geht es vor allem um die Ursachen hinter der Schädelasymmetrie, denn was die Kopfbewegung einschränkt, kann das Kind auch weitergehend beeinträchtigen. Osteopathisch zeigen sich nicht nur viele kleine und große Verschiebungen im Kopf- und Kieferbereich, sondern auch das Fasziengewebe im ganzen Körper kann sich verzogen haben. Davon können die Wirbelsäule und die großen Gelenke, Schultern und Hüften, ebenso betroffen sein wie auch der Verdauungstrakt.

Die Kopfform selbst, als kosmetisches Problem, ändert sich natürlich im Zuge des Wachstums. Dieses gleicht auch kleine Verformungen mehr oder weniger aus, zudem werden sie bald von den wachsenden Haaren überdeckt. In der Kinderarztpraxis wird andernfalls die Helmtherapie empfohlen. Babys, die so einen Helm tragen, fühlen sich überraschend wenig davon gestört und er schadet auch nicht. Ich würde in diesen Fällen schwerer Verformung nicht davon abraten. Obwohl die Ergebnisse, die ich gesehen habe, ebenso wie die wissenschaftliche Studienlage nicht eindeutig dafürsprechen, würde ich als Mutter auch nichts unversucht lassen wollen.

Hat das Baby einen »Schiefhals«?

Die Diagnose »muskulärer Schiefhals (Torticollis)« wird gestellt, wenn die Ursache für die Vorzugshaltung darin liegt, dass sich einer der beiden Kopfnickermuskeln, die seitlich vorne am Hals liegen, verkürzt hat. Dann ist das Köpfchen des Babys zu einer Seite gekippt, aber der anderen Seite zugewandt – das Baby schaut also zum Beispiel immer nach links und neigt dabei den Kopf stark nach rechts. Dadurch liegt oft das ganze Kind halbrund zur Seite gebeugt »wie eine Banane«. Diese Vorzugshaltung kann aber auch von einer einseitigen Erkrankung des Augen- oder Ohrenbereiches kommen, deshalb wird die Kinderärztin das Baby gründlich untersuchen. Bei etwa jedem fünften Baby mit einer asymmetrischen Abflachung des Hinterkopfs ist Torticollis die Ursache.

Diese einseitige Muskelverkürzung ist entweder schon vor der Geburt entstanden – oft aufgrund einer ungünstigen Lage in der Gebärmutter – oder sie bildet sich während der ersten Lebenswochen als Folge einer Zerrung während der Geburt. Eine Tendenz zu dieser Fehlhaltung kann sich durch schiefes Liegen in einer Autoschale steigern – auf langen Fahrten liegen Babys in den ersten Monaten daher besser in einer speziellen »Babywanne«, die quer auf der Rückbank des Autos befestigt wird.

Der verkürzte Muskel ist meistens als derber Strang seitlich am Hals tastbar. Die rechte Seite ist dreimal so häufig betroffen wie die linke. Ab der zweiten Lebenswoche zeigt sich häufig eine weiche, ein bis drei Zentimeter große Schwellung im unteren Drittel des Halsmuskels, die sich normalerweise bis zum sechsten/siebten Monat langsam wieder auflöst.

Am besten wird diese Kopfhaltung beim Baby so früh wie möglich behandelt, dann ist die Prognose sehr gut. Schon wenige Termine bei einem erfahrenen Osteopathen bringen sichtbare Erfolge. Er behandelt die Verspannungen und ihre Zusammenhänge oder Grundlagen. So ist hier zum Beispiel häufig der Hirnnerv gereizt, der den betreffenden Muskel versorgt. Nach den ersten paar Behandlungen kann das Kind meistens zuerst den Kopf freier drehen, danach löst sich auch die zwanghafte Seitneigung auf. Zusätzlich hilft, was später im Kapitel »Das können Sie selbst tun« beschrieben ist, sowie Dehnungsübungen, die von der Therapeutin gezeigt und erklärt werden.

Wichtig: Solange ein Baby unter Torticollis leidet, sollte es nur auf dem Rücken oder auf der Seite liegen und nicht in der Bauchlage. Dabei würde sich sein Zustand verschlechtern.

In Behandlung: Schädelasymmetrie

»Unser Sohn Anton, sechs Wochen jung, schläft sehr schlecht und legt beim Schlafen seinen Kopf immer auf eine Seite (Lieblingsseite), die sieht schon flacher aus. Seit ein paar Tagen schreit er auch sehr viel und hat *starke Blähungen. Er ist insgesamt ein recht aufmerksames Baby und wirkt oft eher nervös. Ich musste per Kaiserschnitt entbinden.«*

Beim Behandlungstermin ist der kleine Anton zwei Monate alt. Er war per Notkaiserschnitt gesund und munter zur Welt gekommen, wurde aber sechs Stunden später wegen eines auffälligen Blutwertes auf die Intensivstation verlegt. Erst nach drei Tagen gab es Entwarnung, und er durfte wieder zur Mama. Das alles war für beide ziemlich traumatisch, und ich habe den Verdacht, dass sie noch immer ein Stück weit unter Schock stehen. Was seine Mama als Nervosität bezeichnet, ist eine leichte Regulationsstörung, vermutlich hat sie dieselbe Ursache wie die Vorzugshaltung.

Ich sehe bei Anton eine für sein Alter schon sehr ausgeprägte rechtsseitige Schädelabflachung, damit verbunden ist seine Stirn rechts vorgewölbt und auch seine Wange und sein rechtes Ohr sind nach vorne verschoben. Er kann sein linkes Auge weniger weit öffnen als sein rechtes – das sei bei Müdigkeit noch deutlicher, berichtet seine Mama.

Wie bei jedem Baby mit Plagiozephalus untersuche ich in der osteopathischen Behandlung als erstes die Kopfnickermuskeln. Bei Anton kann ich damit einen Torticollis ausschließen. Allerdings ist seine Nackenmuskulatur sehr fest, und das Fasziengewebe von den obersten Halswirbeln um die ganze Wirbelsäule herum spiralig verspannt. Die kleinen Schädelknochen seines Hinterhaupts und der Schädelbasis sind davon verschoben, wie schon äußerlich sichtbar ist, und an einer Stelle leicht verkeilt. Das Kopfgelenk, die Verbindung von Hinterhaupt und den obersten Halswirbeln, Atlas und Axis, bewegt sich nur wenig. Aber auch sein Zwerchfell steht unter Spannung und bewegt sich kaum. Das führt mich zur Untersuchung des Mediastinums, des Gewebes zwischen Hals und Zwerchfell, das die Speiseröhre umgibt. Und hier beginne ich schließlich Antons Behandlung: mit der Entspannung der Speiseröhre.

Bei einer Kaiserschnitt- oder Saugglocken-Geburt entsteht ein Zug auf dieses Gewebe, der häufig zu einer mehr oder weniger starken Irritation des Vagusgeflechts führt, welches rund um die Speiseröhre liegt. Dies erklärt, warum dieser Befund so oft mit sehr unruhigem Schlaf einhergeht, mit allgemeiner Unruhe oder Regulationsstörungen – und mit Verdauungsproblemen.

Und die Spannung der Speiseröhrenmuskulatur zieht gleichsam an der Schädelbasis und verschlechtert die Situation dort.

Die Erfahrung hat mir gezeigt, dass es dann bei Plagiozephalie schneller zum Erfolg führt, mit der Behandlung am Mediastinum zu beginnen, nicht am Kopfgelenk. Auch bei größeren Babys, die wegen Schlafproblemen in meine Sprechstunde gebracht werden, finde ich oft Verspannungen dieser Art vor.

Anton wird während der Behandlung sehr ruhig und still, fast als würde er schlafen. Beim zweiten Termin kommt sein Papa mit, weil auch er sein Baby in dieser »erstaunlichen Ruhe« erleben möchte. Antons gesamter Zustand sei »nach dem letzten Mal deutlich besser« geworden, berichtet er. Tatsächlich ist bereits keine Vorzugshaltung mehr feststellbar. Antons Köpfchen bleibt seit dem Tag nach der ersten Behandlung auf der linken Seite liegen. Dadurch wird sich die asymmetrische Form bald ausgeglichen haben. Er ist nur noch selten nervös und schläft deutlich besser. Nach der zweiten Behandlung kann er beide Augen gleich weit öffnen. Nach insgesamt drei Terminen ist seine Behandlung abgeschlossen, und die gesamte, anfangs so komplexe Symptomatik aufgelöst. Seine Eltern beschreiben ihn jetzt als ein »gemütliches, einfaches Kind«.

◄ Bei einer Schädelassymetrie ist immer auch das Kopfgelenk zu behandeln.

Das können Sie selbst tun

Um eine behutsame Selbstmobilisierung der Halswirbelsäule gut zu unterstützen, ist es wichtig, dass Sie zusätzlich zur osteopathischen oder krankengymnastischen Behandlung beständig Anreize für Ihr Baby schaffen, zur nicht bevorzugten Seite zu schauen. Wenn Sie es zu Hause ablegen, dann dort, wo sich auf der Lieblingsseite einfach nichts abspielt: keine Geräusche, keine Lichtquelle, kein Kontakt – alles befindet sich auf der anderen Seite oder kommt von dort.

Dies gilt auch, wenn Sie das Baby auf dem Arm herumtragen. Und denken Sie auch am Wickelplatz oder im Kinderwagen daran: Hängen Sie das Mobile auf die Gegenseite, legen Sie das raschelnde, bunte Stoffbilderbuch dort hin, sprechen Sie Ihr Baby immer nur von dieser Seite her an, singen Sie ihm von dort etwas vor. Wenn sich das Baby durch diese Anreize selbst bemüht, sein Köpfchen zur anderen Seite zu drehen, ist das ein sehr gutes Training für seine Halswirbelsäule, und es sollte dabei auf dem Rücken liegen.

Aber falls das alles überhaupt keinen Erfolg hat, legen Sie Ihr Baby tagsüber nicht auf den Rücken, sondern so auf die Seite, dass sein Köpfchen auf der nicht bevorzugten Seite liegt, einfach um weiteren Druck von der bereits abgeflachten Seite zu nehmen.

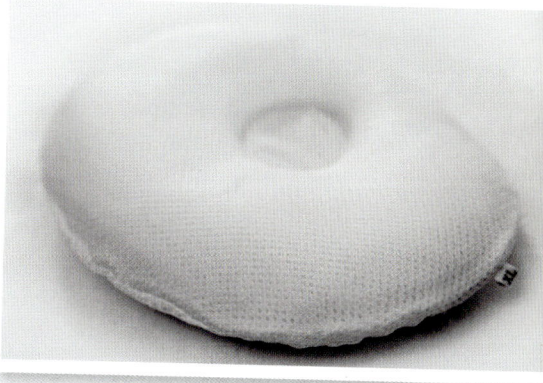

▲ Solche Kissen helfen dabei, eine Kopfverformung zu verhindern oder zu korrigieren.

Eine feste Handtuchrolle im Rücken hilft ihm, die Seitenlage beizubehalten. Drehen Sie sein Köpfchen auch im Tragetuch möglichst immer auf die nicht bevorzugte Seite. Es gibt spezielle Kissen, die den Kopf des Babys in der Rückenlage so abpolstern, dass er sich nicht verformt und sich eine bestehende Verformung wieder bessert. Dies ist nur sinnvoll, wenn die Ursache für die Vorzugshaltung behandelt wird. Eltern haben mir des Öfteren von guten Erfahrungen mit Kissen verschiedener Hersteller (beispielsweise Mimos, BabyDorm etc.) berichtet. Das Füllmaterial muss eine Erstickungsgefahr ausschließen, atmungsaktiv und temperaturausgleichend sein.

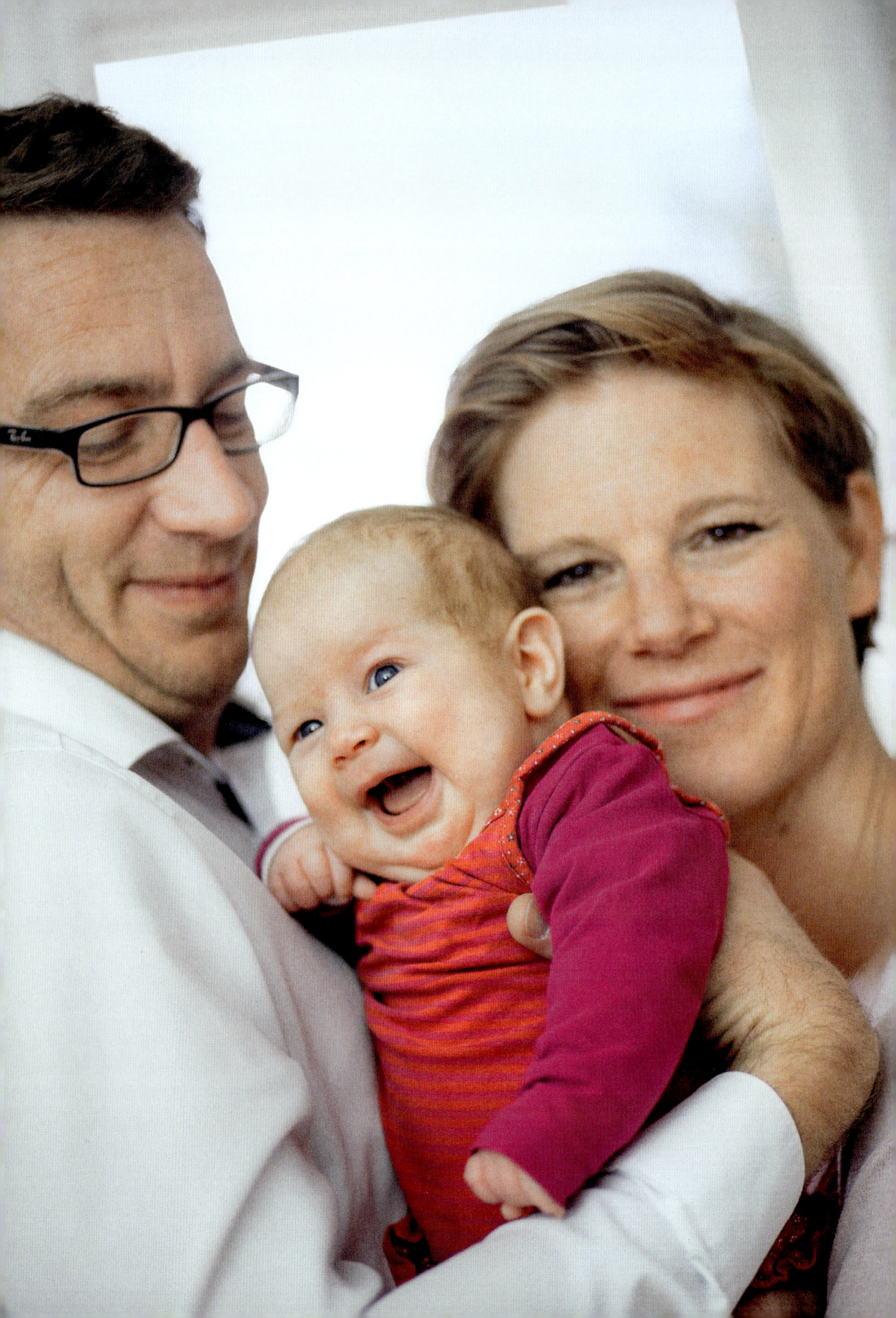

KAPITEL 3

Trinken, Essen und Gedeihen

Vom ersten Anlegen bis zum Familientisch –
was hilft bei den essenziellen Fragen: Hat das Baby
schon wieder Hunger? Wie werden wir das Stillhütchen
los? Was tun bei Milchstau? Unser Baby spuckt so viel,
ist das normal? Warum will es nicht essen?
Nimmt es überhaupt genügend zu?

Mit guter Milch fängt alles an

Milch ist ein wahres Wunderwerk – auch die Milch, die wir im Kühlschrank haben. Sie ist ein Komplett-Nahrungsmittel für einen kleinen Nachkömmling. Bei allen der mehr als 5400 Säugetierspezies auf der Welt bilden die Mamas ihre speziell zusammengesetzte Milch für die Jungen, die anfangs ausschließlich davon leben können, ohne etwas Zusätzliches zu benötigen.

Unsere Muttermilch ist sogar individuell auf das Geschlecht des Kindes abgestimmt und passt sich immer optimal an seine jeweiligen Bedürfnisse an. Auch die dynamische »Zubereitung« ist einzigartig: Das Baby kann zuerst seinen Durst stillen und bekommt als Nachtisch eine Portion Sahne, denn die Milch verändert sich vom Beginn der Mahlzeit bis zu ihrem Ende, wie auch im Verlauf des Tages. Und vor allem orientiert sie sich am wachsenden Bedarf des größer werdenden Babys. Und zwar nicht nur in der Nährstoffzusammensetzung, sondern auch in ihrem Gehalt an Immunschutzfaktoren. Zu manchen Zeiten befinden sich in einem Milliliter Muttermilch bis zu drei Millionen Leukozyten. Dies seien hier nur ein paar Andeutungen über das unglaubliche Ausmaß, in dem das Wunderwerk Muttermilch perfekt für ein Baby sorgt. Darin liegt für mich eine große Motivation für meine Tätigkeit als Stillberaterin.

Ein guter Start in die Stillzeit

Für einen guten Start sind drei Dinge wichtig. Sie lassen sich unter allen Umständen so bald wie möglich einrichten.

Ganz ausgiebig kuscheln

Kuscheln mit dem Neugeborenen heißt auf medizinisch »Bonding« – ein Wort, das all die wunderbaren emotionalen und hormonellen Vorgänge umfassen will, die dabei ablaufen. Im Hautkontakt bleibt das Baby sogar stabiler warm als in einem Wärmebettchen, sein Blutzuckerspiegel bleibt höher, und Mamas familiäre Keime stärken sein Mikrobiom. Sobald das Baby Hunger andeutet – Schmatzen, Lippenschlecken –, wird es an die Brust gelegt, sofern es nicht gleich selbst hinkrabbelt und andockt.

In der Klinik erfolgt nach ein paar Stunden die Verlegung auf Station: Dabei ist es absolut unnötig, das Baby anzuziehen! Viel besser hilft anfangs ein »Bonding-Top« dabei, das nackte Baby am nackten Oberkörper zu behalten. Damit ist man auch unter Fremden, wie es sich im Krankenhaus ergibt, trotz Hautkontakt genug bekleidet und hat die Hände frei.

Auch Papa kann dem Baby den wichtigen Hautkontakt auf seiner Brust geben, wo es den beruhigenden Rhythmus seines Herzens und seiner Atmung spürt – besonders, wenn Mama verhindert ist.

War der hautnahe Kontakt direkt nach der Geburt nicht störungsfrei möglich, oder zu kurz, oder fiel er wegen notwendiger Trennung vielleicht ganz aus, dann wird er unbedingt bei erster Gelegenheit nachgeholt. Das verfehlt auch Wochen danach nicht seine Wirkung. Der Raum ist warm, das Licht gedämpft, Mutter und Baby kuscheln Haut an Haut. Sie können sich ungestört spüren und wahrnehmen. Es ist eine zeitlose Begegnung in inniger, offener Zuwendung, bei der nichts voneinander ablenkt, und sie beginnen, einander über die Sinne vertraut zu werden. Dieses Kuscheln ist nicht mit einem Mal erledigt, es ist etwas für jeden Tag.

Bei Frühchen heißt es übrigens »Känguruhen« und hat in zahlreichen Studien mit positiven Ergebnissen verblüfft. Macht man nach einer längeren Trennung einmal ein ausgiebiges Ritual daraus – Stichwort »Re-Bonding« –, kann es schön sein, vorher zu baden.

Ganz nah bei Mama und Papa schlafen

Für ein gesundes Baby sind seine Eltern rund um die Uhr der einzig richtige Platz. Deshalb ist schon bei der Klinikwahl das »24-h-Rooming-in« ein Top-Kriterium. Mütter, die ihr Neugeborenes nachts bei sich behalten, schlafen sogar besser als die, die ihr Baby im Kinderzimmer der Sta-

tion abgeben! Sie erholen sich dadurch schneller von der Geburt, denn mehr Schlaf heißt mehr Kraft. Sie bekommen auch deutlich mehr Hautkontakt und bilden dadurch mehr Bindungshormone, mit denen alles, was vor ihnen liegt, viel reibungsloser klappt. Nicht zu unterschätzen!

Außerdem: Wenn Eltern mit ihrem Baby zusammen sind, reagieren sie immer sofort auf seine frühesten Regungen und das ist enorm stärkend für sein Urvertrauen. Aus dem Kinderzimmer wird das Baby hingegen erst gebracht, wenn es weint. Dann ist es oft schon zu aufgeregt, um das Saugen gut üben zu können. Wenn es dabei die Mamılle (Brustwarze) nicht richtig im Mund hat, kommt es leicht zu winzigen Hautverletzungen an der Brust, die zu extrem störenden Schmerzen führen. Oder das Baby hat schon mal ein Fläschchen gekriegt – mit denselben Folgen.

Babys, die mit ihren Müttern zusammenbleiben, werden viel häufiger gestillt und trinken dadurch mehr kostbares Kolostrum. Das schenkt ihnen mehr hochkonzentrierte Nährstoffe, mehr Abwehrstoffe für ihr Immunsystem, mehr Schutz vor Viren und Bakterien, mehr Hilfe bei der Mekoniumausscheidung und damit Schutz vor starker Gelbsucht. Also: Es lohnt sich, Besuch noch zu vertrösten, um jetzt erst mal zu schlafen, wann immer das Baby schläft – dann sind die neuen Nächte gar kein Problem. Und tagsüber schlafen, ruhen, duschen, während das Baby mit Papa kuschelt, natürlich in Hautkontakt.

Ganz viel Kolostrum trinken

Eine einfache, kurze Massage der eigenen Brust fördert von Anfang an den guten Milchfluss, so bekommt das Neugeborene bestimmt eine ausreichende Menge seines Superfoods: Beide Hände flach auf und unter eine Brust legen – mit sanftem Druck die Brust ganz leicht zwischen den Händen hin und her »walken«, etwa zehnmal. Dasselbe nun mit seitlich angelegten Händen. Abschließend mit den Fingerkuppen vom Brustkorb her zu den Mamillen hin streicheln. Nun das Baby anlegen.

Oder einen Tropfen Kolostrum ausdrücken, um das Baby anzulocken: Daumen und Zeigefinger einer Hand um die Areola (Warzenhof) herum anlegen, sie formen ein großes »C«. Mit offenem »C« die Hand in Richtung Brustkorb bewegen, dann mit Daumen und Zeigefinger das «C« sanft schließen und gleichzeitig nach vorne schieben. Bei alledem streicht die Hand nicht auf der Haut, sondern bleibt fest an derselben Stelle. Die Bewegung rhythmisch wiederholen, bis Kolostrum heraustropft. Das Baby kann die Tropfen nacheinander direkt von der Brust schlecken oder man fängt das Kolostrum mit einem Löffelchen auf und füttert es daraus dem Baby zu, falls es schläfrig ist. Dies dann gern regelmäßig wiederholen, etwa alle drei Stunden, immer solange es läuft. Lassen Sie sich dabei helfen. Kolostrum kann auch mit einem kleinen Becher oder Schnapsglas aufgefangen oder mit einer Pipette oder Spritze aufgesogen werden.

Und nicht wundern: Kolostrum fließt von Natur aus spärlich, es ist ein Konzentrat, weil der Magen des Babys vorläufig nur kleine Mengen aufnehmen kann, die aber gerne häufig. Sollte das Neugeborene aus medizinischen Gründen von Mama getrennt sein, ist es besonders gut, wenn es Kolostrum bekommt, gleich oder so bald wie möglich.

Oft gefragt: Wie viel Stillen ist genug?

• *»Mein Baby wirkt dauernd hungrig. Die Hebamme meinte, ich soll ihm mal eine Flasche geben – die hat es leer getrunken und war zufrieden. Also wird es an der Brust nicht satt, oder?«*

Anfangs löst der harte Sauger den Schluckreflex aus, das Baby kann gar nicht anders, als zu trinken. Das erklärt, warum das Baby hier die Flasche gleich leer getrunken hat. Ab dem dritten Monat lässt dieser Reflex nach. Erst später kann ein Baby den Sauger einfach hinausschieben, wenn es die Flasche nicht möchte.

Statt mit Flasche zu füttern, muss in diesem Beispiel die Milchbildung angeregt werden. Darum kümmert sich in erster Linie das Baby, sofern es nach Bedarf angelegt wird und damit die Nachfrage steigert. Die Brust erhöht in den nächsten Stunden und Tagen das Angebot entsprechend. Die Milchbildung kann auch zusätzlich angeregt werden, siehe dazu das Kapitel »Damit die Quelle sprudelt«.

WUSSTEN SIE SCHON, DASS ...

• ... Babys an der Brust anfangs Kolostrum bekommen, die Neugeborenen-Spezialnahrung? Etwa drei bis sechs Tage nach der Geburt stellt sich die Brust auf normale Milchbildung um. Für die Umstellung wird sie stark durchblutet und mit Lymphe versorgt, sodass sie sich vorübergehend sehr prall anfühlt. Warme Kompressen vor dem Stillen, kühle Kompressen danach und sanfte Massagen tun dann sehr gut.

• ... Babys Windelinhalt ganz gut zeigt, wie viel Milch es beim Stillen getrunken hat – was unten rausgeht, ist schließlich oben reingekommen. Alles über den Windelinhalt in Kapitel 4 im Abschnitt »Was ist heute in der Windel?« und über die Gewichtsentwicklung in diesem Kapitel unter der Überschrift »Nimmt das Baby gut zu?«

• ... Babys im ersten halben Jahr mehrere Wachstumsschübe haben, bei denen sie schier nicht satt zu kriegen sind? So ein Schub dauert zwei bis vier Tage, an denen das Baby plötzlich dauernd trinken will und auch soll, damit sich die Milchbildung rasch den neuen Bedürfnissen anpassen kann. Zu erwarten in der zweiten und ca. in der siebten Woche sowie im dritten, vierten und sechsten Monat. Dabei viel Hautkontakt genießen, viel ausruhen und sich anderweitige Entlastung gönnen.

• ... Dauerstillen »Clusterfeeding« genannt wird? Auf deutsch »gehäuftes Trinken«. Das lieben Babys vor allem in den ersten drei Monaten jeden Tag ab etwa 17 Uhr und holen sich damit im Verlauf des Abends genug Kalorien, um besser durch die Nacht zu kommen. Außerdem bestellen sie sich damit eine gute Milchmenge für den nächsten Tag.

• *»Ich muss meinen Sohn, sechs Wochen, dauernd stillen. Wenn mein Mann ihn herumtragen will, brüllt er. Meine Freundin sagt, das ist normal, er ›clustert‹.«*
Will das Baby den ganzen Tag die Brust nicht hergeben, bedeutet das normalerweise, es muss noch mehr trinken. Seine Chancen, im Laufe des Tages genug zu bekommen, sind umso höher, je mehr es an der Brust bleiben darf. »Clustern« ist normalerweise ein vorübergehendes Verhalten, zum Beispiel während eines Wachstumsschubs, und kein Dauerzustand. Nach vier bis fünf Tagen braucht sonst die Milchbildung eine zusätzliche Anregung.

• *»Mein Baby schläft nach ein paar Zügen immer ein, aber nehme ich es ab, wacht es sofort auf und schreit so laut es kann.«*
Dieses Einschlafen zeigt bei kleinen Babys in erster Linie, dass die Milch nicht flott in Fluss kommt. Größere Babys würden einfach kräftiger saugen und damit einen Milchspendereflex auslösen. Kleine Babys können das noch nicht, sie dösen stattdessen ein und warten ab. Das ist klug, denn Saugen bedeutet Anstrengung, und die darf beim Baby nicht mehr Kalorien verbrauchen als sie bringt. Das Baby weiß instinktiv, wenn es an der Quelle bleibt, versäumt es keinen Tropfen von der Milch, die immer nach einer Weile von selbst wiederkommt. Hier braucht jedoch die Milchbildung eine zusätzliche Anregung.

Damit die Quelle sprudelt

Es kommt beim Stillen sowohl auf die gute Milchbildung an, als auch auf den starken Milchspendereflex, der die Milch in Fluss bringt. Dieser wird beim stundenlangen Stillen müde. Wenn das Baby aber pausenlos an der Brust bleiben will, tun Sie Folgendes, um den Reflex munter zu halten: Wechseln Sie beim Stillen die Seiten häufiger, und zwar immer, wenn das Baby nicht mehr saugt oder einschläft. Dadurch wird der Reflex immer wieder frisch ausgelöst und die fließende Milch regt das Baby zum Trinken an. Sobald das nichts mehr bringt, und Sie das Baby gar nicht mehr schlucken hören, beenden Sie die Mahlzeit – machen zehn bis zwanzig Minuten lang eine schöne Pause, bewegen sich, essen und trinken eine Kleinigkeit – und beginnen dann erfrischt mit einer neuen Mahlzeit.

In Phasen, in denen das kleine Baby tagelang an der Brust sein will, aber immerzu nur döst oder nur leicht nuckelt statt richtig zu trinken, hilft es ihm, wenn Sie zwischendurch mit einer guten elektrischen Milchpumpe der Brust einen stärkeren Saugreiz geben und damit die Milchbildung zusätzlich anregen. Dafür pumpen Sie – auch und gerade wenn keine Milch kommt! – mehrmals täglich sanft für ca. zehn Minuten mit Doppelpumpset (*www.milchwiese. de*). Es geht hier wohlgemerkt nicht in erster Linie darum, Milch abzupumpen, sondern nur um den stärkeren Saugreiz. Deshalb kommt die Pumpe umso weniger zum Einsatz, je mehr Milch sich abpumpen lässt, ansonsten achtmal täglich, davon einmal nachts. Ein jedes Baby verdient es, diese notwendige Unterstützung zu bekommen – so geht diese Phase vorüber, ohne dass ihm daraus ein Nachteil entsteht.

Tschüss Stillhütchen!

»Vielen Dank für Ihre Beratung und die Erfahrung des Anlegens! Sie hat jetzt den Bogen raus und trinkt immer öfter ohne Hütchen. Bald werden wir es ganz los sein und ich bin froh, dass ich auch das schlechte Gewissen los bin, das ich vorher hatte.«

Wurden Sie mit »Stillhütchen« aus der Entbindungsklinik entlassen? Das erleben heute zunehmend mehr Frauen, vermutlich aufgrund des Personalmangels in den Kliniken. Oft wissen die Schwestern schon, dass sie keine Zeit haben werden, um beim Stillbeginn gut zu unterstützen, dann geben sie der frisch gebackenen Mama ein Stillhütchen in der Hoffnung, manche Probleme damit zu vermeiden. Das steif vorstehende Hütchen regt vielleicht den Saugreflex stärker an als die weichere Mamille, oder behütet deren zarte Haut bei den ersten Saugversuchen des Neugeborenen, wenn niemand da ist, um Mama beim Anlegen zu helfen. Was Mütter dann aber bald erschreckt und besorgt, ist die Vehemenz, mit der ihr Neugeborenes es nach kürzester Zeit ablehnt, die Brust ohne Hütchen überhaupt noch in den Mund zu nehmen.

Hier kann ich beruhigen: Das Hütchen werden Sie mit Sicherheit wieder los, und das geht etwas später sogar oft leichter. Sobald das Baby nicht mehr so stark von Reflexen gesteuert wird, zwischen der achten und zwölften Lebenswoche, kann es vielleicht besser davon loslassen als davor. In dieser Phase macht die Gehirnentwicklung einen Sprung, und das Baby wird neugieriger. Ich erlebe das so deutlich, dass ich Müttern davon fast abrate, sich vor der achten Woche überhaupt viel Mühe damit zu geben, das Baby ohne Hütchen anlegen zu wollen.

Mühe ist meiner Erfahrung nach sowieso hier fehl am Platz. Worauf es vielmehr ankommt, ist Lust und Freude: Erlauben Sie Ihrem Baby von Anfang an viele entspannte Kuschel-Minuten an der hütchenfreien Brust – es soll daran schnuppern und sie an seinen Lippen spüren können ohne Druck und Not, ohne richtigen Hunger. Nehmen Sie direkt nach dem Stillen zwar das Hütchen ab, aber lassen Sie das Baby noch an der Brust, so nah wie beim Trinken. Sorgen Sie einfach so oft wie möglich für diese Sinneserfahrungen. Ganz bestimmt wird auch bei Ihrem Baby dann eines Tages die Neugierde überwiegen – und rasch merkt es, dass sich Ihre Brust ohne Plastikvorsatz noch viel schöner in seinem Mund anfühlt. Nicht selten lehnt ein Baby dann innerhalb weniger Tage das Hütchen ganz ab. Falls das Anlegen ohne Hütchen dann aber immer noch nicht leicht geht, holen Sie sich eine Still-Fachfrau dazu, die einmal beim Stillen zusieht und ganz individuelle Tipps gibt. Dann lernt das Baby rasch, beim Trinken genug Brust einzusaugen und alles geht prima.

In der Stillberatung: Anfangsprobleme gut gemeistert

»Alina spuckt immer noch viel und nimmt nicht gut zu. Eben gewogen und nur 110 Gramm in der letzten Woche. Die Gastroenterologin hat etwas von Abstillen in den Raum gestellt, wenn Alina nicht zunimmt und das macht mir Angst.«

Ich kannte Alina seit ihrer ersten Lebenswoche, denn da durfte ich sie bereits osteopathisch behandeln. Seit ihrer mega-anstrengenden Geburt hatte sie sehr viel geweint. Nach der Behandlung war alles gut, ihr Papa schrieb mir: »Alina geht's prächtig.«
Später war sie einige Male mit Mama in meinem wöchentlichen Stilltreff, doch der lässt keine Zeit für ausführliche Einzelgespräche. Schließlich bat also ihre Mutter um eine individuelle Stillberatung, als Alina zweieinhalb Monate alt war.
Beim Termin konnte ich eine komplette Stillmahlzeit begleiten, mit individuellen Tipps beim Anlegen helfen und zum besseren Stillmanagement beraten – also zu Häufigkeit und Dauer der Mahlzeiten, zum Stillen an einer Seite oder beiden etc. Alle diese wichtigen Einzelheiten finden Sie ganz ausführlich in meinem Buch »Stillen – Das Begleitbuch für eine glückliche

Stillzeit« beschrieben. Bei geringer Gewichtszunahme ist außerdem immer zu untersuchen, ob die Zunge des Babys ihre volle Beweglichkeit besitzt, wie es sie zum guten Trinken braucht. Ein straffes Zungenbändchen lässt sich ohne Weiteres in einer entsprechenden Kinderarztpraxis korrigieren. Bei Alina war alles in Ordnung, auch ihr Spucken lag im normalen Rahmen. Fünf Tage nach unserem Beratungstermin, Alina war nun knapp drei Monate alt, schrieb mir ihre Mutter:
»Seit dem Termin geht es viel besser. Stillen jetzt viel aufmerksamer und die Seiten immer im Wechsel. Habe nun aber das Gefühl, dass Alina immer gerne noch weiter trinken würde und daher Sorge, dass doch nicht genug Milch da ist. Abgesehen davon hat sie gestern wieder sehr viel gespuckt. Jetzt hat sie auch die Brust wieder verweigert. Seit gestern tut sie das zum vierten oder fünften Mal. Das fühlt sich aufgrund ihres geringen Gewichtes echt bedrohlich an. Übermorgen fliegen wir ja in Urlaub, könnte ich vorher noch mal vorbeikommen?«

Weil sie dann aber selbst vor dem Urlaub keinen Termin mehr unterbrachte, setzten wir die Beratung per E-Mail fort und ich schrieb ihr am selben Abend noch:
»Zur Sorge, dass nicht genug Milch da ist: Denk bitte dran, dass du auch durch Pumpen die Milchbildung steigern kannst, so kann nichts schiefgehen! Dabei muss keine Milch gewonnen werden, denn es geht allein darum, die Nachfrage zu steigern. Das An-

gebot wird folgen. Also am besten nach jeder Mahlzeit noch ein bisschen pumpen oder auf jeden Fall dann, wenn Alina nicht richtig gut gesaugt / getrunken hat. Und natürlich kannst du jede Milch, die du dabei gewinnst, zusätzlich füttern.
Zum Spucken: Lass dich davon bitte nicht entmutigen, mit der Zeit wird das aufhören.«

Ich wusste, dass Alinas Spucken nicht krankhaft war, denn ich hatte sie ja vor Kurzem untersucht. Nach ein paar Tagen bekam ich Antwort:
»Mittlerweile sind wir auf der Insel gelandet und es ist wunderbar hier (auch mit Milchpumpe;-)). Also noch mal vielen Dank!«

Daraufhin hörte ich erst drei Monate später wieder von ihr:
»Die letzte Stillberatung bei dir hat für uns den Durchbruch gebracht, seitdem läuft es prima. Jetzt haben wir vor ein paar Tagen mit Beikost angefangen, auch das klappt gut.«

Alina war nun knapp sechs Monate alt, hatte toll zugenommen und sich überhaupt ganz wunderbar entwickelt. Fazit: Trotz schwieriger Startphase kann die Stillzeit mit sorgsamer Begleitung einen glücklichen Verlauf nehmen. Ist doch auch klar!

Nimmt das Baby gut zu?

Bei jeder Vorsorgeuntersuchung und jedem Hebammenbesuch im Wochenbett wird das Baby gewogen und gemessen, das erste Mal direkt nach der Geburt bei der U1. Die Ergebnisse werden in die Perzentilen-Kurven eingetragen, die Sie ganz hinten in Ihrem gelben U-Heft finden. Bei einer gesunden Entwicklung folgen die Kreuzchen in etwa dem Verlauf der Ausgangs-Perzentile und keines weicht gravierend von dieser Linie ab. Falls doch, muss die Ursache gefunden werden. Wichtig ist also nicht, ob ein Kind zu den Großen oder Kleinen zählt, ob es eher leicht oder schwer ist, sondern, dass es entsprechend seiner persönlichen Veranlagung wächst und gedeiht.
Das Gute an den Perzentilen: Die gesunde Entwicklung wird individuell betrachtet und nicht an einem Durchschnittswert gemessen. Den zeigt die 50. Perzentile, die

den genauen Mittelwert darstellt: Bei Kindern mit gleichem Alter, Geschlecht und Abstammung liegen 50 Prozent darüber und 50 Prozent darunter. Die unterste Linie, die dritte Perzentile, bedeutet, dass bei drei von 100 Kindern geringere Werte gemessen werden, bei 97 Prozent höhere. Die oberste Linie, die 97. Perzentile, bedeutet, dass bei 97 Prozent der Kinder geringere Werte gemessen werden, bei 3 Prozent höhere. Das gilt für die 15. und 85. Perzentile entsprechend.

Die normale Gewichtsentwicklung im ersten Jahr

In den ersten drei bis vier Lebenstagen nehmen viele Neugeborene etwas Gewicht ab und zwar allein schon dadurch, dass ihr Organismus nach der Geburt viel Flüssigkeit ausscheidet (wie bei Mama auch). So ist die Gewichtsabnahme meist höher, wenn während der Geburt hohe Mengen an intravenöser Flüssigkeit gegeben wurden, die auch das Baby aufgenommen hat und jetzt rasch wieder ausscheidet. Auch bei Kindern, die per Sectio geboren wurden, wird das beobachtet.

Erreicht die Gewichtsabnahme jedoch einen Wert von mehr als sieben Prozent des Geburtsgewichts, hat das Kind bisher vielleicht nicht genug getrunken. Dann besser schon bevor es soweit ist, eine Stillfachfrau hinzuholen, um das Anlegen und das Trinkverhalten des Neugeborenen zu überprüfen. Ab etwa Mitte der ersten Woche nimmt ein

Baby wieder zu und erreicht bald sein Geburtsgewicht wieder, spätestens am **zehnten bis vierzehnten Lebenstag**. Doppelt so viel wie bei der Geburt wiegen Babys normalerweise mit **drei bis fünf Monaten** und mit **einem Jahr** hat sich das Geburtsgewicht verdreifacht, während die Körperlänge um etwa 50 Prozent gestiegen ist.

Das sind ungefähre Anhaltspunkte. Sollte das Baby einmal nur wenig oder gar nicht zunehmen, oder nimmt es gar ab, ist die Kinderarztpraxis zuständig, bei gleichzeitigem Kontakt zu einer Stillberaterin.

Durchschnittliche Gewichtszunahme eines gesunden, voll gestillten Babys im ersten Jahr

Alter	Durchschnittliche wöchentliche Gewichtszunahme
0 bis 2 Monate	170 bis 330 Gramm
2 bis 4 Monate	110 bis 330 Gramm
4 bis 6 Monate	70 bis 140 Gramm
6 bis 12 Monate	40 bis 110 Gramm

Quelle: La Leche Liga Deutschland e.V.

Oft gefragt: Autsch, was tut da weh?

»*Leider klappt das Stillen dieses Mal nicht so einfach, ich habe* **beim Anlegen starke Schmerzen**, *die teilweise auch das Stillen über anhalten. Meine Brustwarzen sehen* *auch nicht so gut aus, auf beiden Seiten haben sich Risse beziehungsweise recht tiefe Furchen gebildet.«*

Schmerzen beim Anlegen bedeuten, dass hier etwas verbessert werden muss – wie genau, das zeigt eine geschulte Stillberaterin oder Hebamme (IBCLC), nachdem sie beim Stillen zugesehen hat. Sie muss unbedingt auch prüfen, ob das Zungenbändchen o.k. ist. Liegt die Brust korrekt im Mund, tut das Stillen sofort nicht mehr weh. Sonst holen Sie bitte eine zweite Meinung ein.

Sind allerdings Hautverletzungen in den Mamillen entstanden, schmerzen sie auch während des Stillens. Hier empfehle ich die Behandlung mit einem Low-Level-Lasergerät – das sind Softlaser, die es auch zum Ausleihen für den Eigengebrauch gibt – und einem Silberhütchen statt Stilleinlagen.

Bleiben diese Schmerzen weiterhin bestehen, sollte auf Soor untersucht werden. Diese Pilzinfektion ist nicht leicht zu diagnostizieren und ihre Behandlung gehört in ärztliche Hände. Die La Leche Liga Deutschland e.V. bietet ein gutes Infoblatt dazu, das umfassend über Symptome, Behandlung und die wichtigen Hygienemaßnahmen informiert. Sie können es kostenlos hier herunterladen: *www.lalecheliga.de/images/Infoblaetter/LLL_Soorinfektion_in_der_Stillzeit.pdf*

*»Maxi tut sich an der rechten Brust deutlich schwerer als an der linken. Ich spüre so gut wie immer, wenn er zu saugen beginnt, einen sehr starken, **stechenden Schmerz**, der sich oftmals nicht ertragen lässt.«*

Gibt es Probleme beim Stillen nur an einer Seite, kann eine körperliche Blockade beim Baby die Ursache sein, die sich osteopathisch beheben lässt. Bis dahin hilft oft: Das Baby so anlegen, dass es an jeder Brust auf derselben Seite liegt. Wenn Maxi an der linken Brust trinkt, liegt er auf seiner rechten Seite – zum Anlegen an der rechten Brust wird er nicht umgedreht, sondern einfach nach rechts geschoben, sodass seine Füßchen an Mamas Rücken liegen.

*»Mein Baby ist vier Monate alt, und ich habe von Anfang an **Schmerzen**, die kaum zu ertragen sind, sobald sie fertig getrunken hat und zwischen den Mahlzeiten. Ich dachte, nach drei Monaten würde es von selbst besser, aber es ist unverändert.«*

SILBERHÜTCHEN – EINE WOHLTAT

Silberhütchen, die zwischen den Mahlzeiten anstelle von Stilleinlagen auf der Brust getragen werden, wirken super hautpflegend und antibakteriell und verhindern Pilzinfektionen. Die ideale vorbeugende Brustwarzenpflege! Mehr Informationen unter *www.silverette.de* oder *www.silver-cap.de*.

Bei heftigen Schmerzen, die in beiden Mamillen erst auftreten, sobald sie aus Babys Mund kommen, hilft oft die zeitlich versetzte Einnahme von zweimal täglich 400 mg Magnesium und zweimal täglich 500 mg Calcium, über eine Woche – in Absprache mit dem Arzt und unter Begleitung durch eine Stillfachfrau, die unbedingt auch das Anlegen überprüft. Wahrscheinlich entstehen die Schmerzen durch eine Verkrampfung der feinen Blutgefäße (Vasospasmus, Raynaud-Phänomen) in den Mamillen, die dabei auch hell (= blutleer) werden. Weil die Spasmen durch den Temperaturabfall eintreten, lindern oft warme Auflagen, sobald das Baby die Mamillen loslässt. Zwischen den Mahlzeiten halten Wolle-Seide-Einlagen die Mamillen warm. Wenn während der Schwangerschaft hochdosiertes Magnesium eingenommen und nach der Geburt abrupt abgesetzt wurde: wieder einnehmen und langsam »ausschleichend« absetzen.

Sehen Mamillen direkt nach dem Stillen wie gequetscht aus, sollte die Kieferpartie des Babys osteopathisch untersucht werden. Oft ist dann auch die in Kapitel 1 im Abschnitt »Nach einer schweren Geburt« beschriebene osteopathische Selbsthilfe eine Wohltat. Bitte auf eine entspannt zurückgelehnte Schulterhaltung während des Stillens achten, die Schultern sollten nicht nach vorne sinken. Fragen Sie die Stillfachfrau, ob vielleicht ein Mamma-Constriction-Syndrom vorliegt. Dieses wäre mit ein paar einfachen Übungen zu überwinden.

*»Ich habe zum zweiten Mal einen **Milchstau**, wieder rechts außen. Die Stelle ist ganz rot und heiß, so groß und hart wie ein Ei und tut sehr weh, wenn ich hindrücke. Die Schmerzen sind auch beim Stillen unangenehm. Der letzte war erst vor zwei Wochen. Kann ich dem irgendwie vorbeugen, dass das jetzt nicht immer wieder kommt?«*

Es gibt viele Gründe, warum es einmal zu einem Milchstau kommt, die meisten sind harmlos. Sofortmaßnahmen sind das Stillen oder das Massieren, bis die Brust weich wird. Davor sollte sie mit einer warmen Kompresse gut durchwärmt, danach mit einer kalten Kompresse, Quark- oder Kohlwickel gekühlt werden. Das hilft normalerweise gut, innerhalb von 24 bis 36 Stunden ist alles wieder normal.

Wird es aber nicht innerhalb von einem Tag deutlich besser, oder wiederholt sich der Milchstau innerhalb weniger Wochen, ist die Situation nicht mehr harmlos. Waren vor kurzem die Mamillen wund? Kommt Fieber dazu? Das sind zusätzliche Warnzeichen für eine Brustentzündung (Mastitis), und die gehört in ärztliche Hände, sofern Hausmittel (ausführlich beschrieben in meinem Buch »Stillen – das Begleitbuch für eine glückliche Stillzeit«) nicht innerhalb weniger Stunden eine anhaltende Besserung herbeiführen. Es gibt stillfreundliche Antibiotika (aufgelistet unter *www.embryotox.de),* mit deren Einnahme nicht zu lange gewartet werden sollte. Besonders wenn die harte Stelle vorne, oberhalb der Mamille liegt, habe ich es mehrfach erlebt, dass sich unversehens ein Abszess entwickelte, ohne größere Beschwerden oder Fieber im Vorfeld, der dann punktiert oder operiert werden musste. Während jeder Behandlung ist das Weiterstillen ganz wichtig und sollte von einer Stillfachfrau unterstützt werden, mit der auch die individuellen Ursachen zu finden und zu lösen sind.

Wenn das Baby Fläschchen bekommt

Mit dem Fläschchen kann genauso liebevoll gefüttert werden, wie mit der Brust. So geben Sie Ihrem Baby die nötige Portion Geborgenheit und Nähe beim Trinken: Schauen Sie ihm in die Augen, kuscheln Sie es eng an sich, genießen Sie dabei den Hautkontakt. Halten Sie es abwechselnd in beiden Armen und lassen Sie ihm Zeit. Wichtig: Stecken Sie die Flasche nicht unvermittelt in seinen Mund – zeigen Sie sie ihm und halten Sie den Sauger an seine Lippen, bis es den Mund dafür öffnet.

Babys Bedarf schwankt anfangs stark, geben Sie ihm Milch, wann immer es Hunger zeigt und orientieren Sie sich nicht nur bei den Zeiten, sondern auch bei den Mengen immer am jeweiligen Appetit. Auf keinen Fall muss Ihr Baby die Flasche leer trinken. Sie dürfen aber den Rest warmhalten und nach fünf bis zehn Minuten noch einmal anbieten, denn viele Babys machen gern ein Päuschen beim Trinken.

Grundsätzlich gilt: Wenn Sie nicht sicher sind, ob Ihr Baby Hunger hat, können Sie es fragen, indem Sie ihm etwas anbieten: Halten Sie ihm den Sauger an den Mund, sodass ein paar Tropfen Milch auf die Lippen kommen, dann sehen Sie an seiner Reaktion, ob es Hunger hat. Andernfalls wird es das Angebot einfach nicht annehmen. Stecken Sie ihm die Flasche hingegen in den Mund, besteht die Gefahr, dass selbstständig herauslaufende Milch seinen Schluckreflex auslöst und es gezwungenermaßen

▼ In der Bäuerchenhaltung kann Ihr Baby verschluckte Luft wieder entweichen lassen. Das ist auch beim Fläschchenfüttern wichtig.

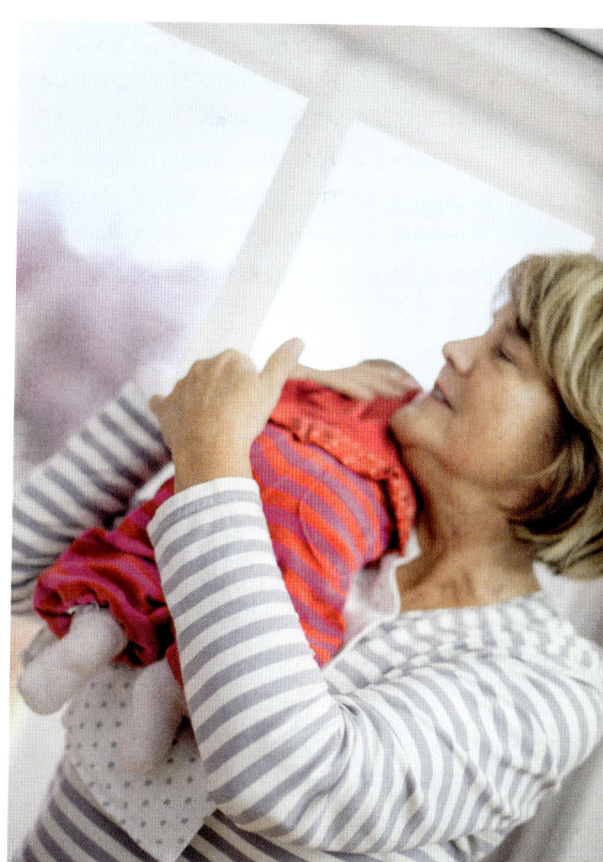

trinkt. Erst größere Babys mit genügend Kopfkontrolle wehren sich dagegen, indem sie das Köpfchen wegdrehen. Andererseits: Hat Ihr Baby bei der Mahlzeit zügig die Flasche geleert und wirkt danach unzufrieden – das kann direkt danach sein oder auch erst nach 15 Minuten –, braucht es sehr wahrscheinlich einen Nachschlag.

Achten Sie auf die richtige Größe des Saugerlochs: Wenn Sie die Flasche senkrecht nach unten halten, löst sich etwa ein Tropfen pro Sekunde. Nehmen Sie Ihr Baby während der Mahlzeit gelegentlich in die Bäuerchenhaltung, damit es schon zwischendurch einmal aufstoßen kann, vor allem, wenn es hastig trinkt.

Es ist ganz leicht, auch bei der Zubereitung kleinerer Mengen das Mengenverhältnis einzuhalten. Obwohl es die Angaben auf vielen Milchpackungen scheinbar vorschlagen, ist ein starr gleichbleibender Rhythmus nicht gut. Ihrem Baby zuliebe sollten Sie es stattdessen ganz nach seinem individuellen Bedarf füttern, der wachstumsbedingt schwanken wird.

Welche Milch kommt ins Fläschchen?

Ich empfehle Pre-Nahrung. HA-Pre-Nahrung hat gegenüber normaler Pre-Nahrung Vorteile in der Verhütung von Neurodermitis gezeigt, allerdings nur bei Babys mit erhöhtem Allergierisiko (Näheres dazu siehe im Kapitel 4 im Abschnitt »Oft gefragt zu Allergien«) und nicht über den vierten Monat hinaus. Die Formula-Industrie bemüht sich, die Muttermilch weitmöglich nachzuahmen, so werden LC-PUFAs (»Long chain polyunsaturated fatty acids« = langkettige vielfach ungesättigte Fettsäuren) von manchen Marken als Zusatz beworben – leider konnte neutrale Forschung bisher keine Wirkung feststellen. Die Rezepturen sind allen Herstellern sehr genau gesetzlich vorgeschrieben und insofern alle ganz ähnlich. Ein eher kleiner bayerischer Hersteller kann vielleicht auf regionalere Kuhmilch zugreifen als die großen Giganten, die Milchpulvermassen von irgendwoher importieren.

Alles Wichtige zu den Einnahmeregeln finden Sie im Anhang.

• **Phellandrium aquaticum D 6**

Nach dem Stillen und zwischen den Mahlzeiten unerträglich stechende Schmerzen tief in der Brust. Oft rechtsseitig. *3- bis 5-mal täglich 5 Globuli vor dem Stillen einnehmen.*

• **Phytolacca C 12**

Beim Stillen schießt ein großer Schmerz durch die Brust und strahlt in den ganzen Körper aus. Oft linksseitig. Oft nach Abkühlung. Bei wunden Mamillen, Milchstau, Mastitis. Wirkt gut nach Belladonna oder Bryonia. *2- bis 3-mal täglich 5 Globuli.*

• **Hepar sulfuris C 30**

Beim Stillen scharfe, splitterartig stechende Schmerzen. Extreme Kälteempfindlichkeit, jeder Luftzug ist der Brust unangenehm. Große Reizbarkeit. Bei wunden Mamillen, Milchstau, Mastitis, Abszess. *1-mal täglich 5 Globuli.*

• **Silicea C 12**

Beim Stillen scharfe, nadelstichartig schießende Schmerzen von der Mamille bis in die Schulter. Kälteempfindlichkeit, selbst im Sommer ist jeder Luftzug unangenehm und Wärme willkommen. Große Empfindlichkeit. Schlaflosigkeit durch Kummer. Bei wunden Mamillen, harten Knoten bei Milchstau, Mastitis, Abszess. Kann Abszess verhindern oder ausheilen. *2- bis 3-mal täglich 5 Globuli.*

• **Belladonna C 30**

Bei Milchstau und Mastitis wird ziemlich plötzlich eine Brust heiß, hochrot und in kürzester Zeit prall gestaut. Oft rechtsseitig. Fieber steigt schnell an. Reizbarkeit, Verlangen nach Ruhe. Auslöser ist oft Überforderung, Mama hat sich zu viel abverlangt. *1-mal täglich 5 Globuli.*

• **Bryonia C 30**

Milchstau oder Mastitis werden allmählich schlimmer, Fieber steigt langsam. Trockenheit ergreift Schleimhäute und Drüsen. Reizbarkeit, absolutes Ruhebedürfnis. Verschlimmerung durch Wärme, Berührung und jede noch so leichte Bewegung, selbst durch Sprechen. Bevorzugtes Liegen auf der schmerzenden Seite. Großer Durst, leert Glas in einem Zug. *1-mal täglich 5 Globuli.*

• **Ignatia C 12**

Stark wechselhafter Milchfluss, mal viel, mal wenig. Brust knotig hart. Starke Anspannung, Rückenschmerzen. Emotional empfindlich, verletzte Gefühle. Schlaflosigkeit durch Kummer, viel Seufzen. Abneigung gegen Obst. *2- bis 3-mal täglich 5 Globuli.*

»Mein Baby spuckt so viel« – Spucken, Erbrechen, Reflux

»Mein zweites Kind Jette ist mittlerweile sechs Wochen alt und leider fast immer unruhig, wenn sie wach ist. Sie wird gestillt und spuckt sehr viel und macht einen ziemlich verkrampften Eindruck.«

»Unser Sohn ist vor fünf Wochen zur Welt gekommen, seit ca. drei Wochen kommt bei ihm nach jedem Stillen Milch hoch und er fängt an zu würgen. So ist kaum Schlaf tagsüber möglich. Wir müssen ihn ständig im Arm aufrecht halten, was aber auch nicht wirklich hilft.«

Wenn Babys nach einer Mahlzeit aufstoßen und ein Bäuerchen machen, kommt sehr oft mit der Luft auch Milch hoch. Flüssiges Aufstoßen, Spucken oder Erbrechen: Wie wir es als Eltern nennen, hängt meist davon ab, wie viel Milch Babys Magen zurück nach oben befördert. Das medizinische Wort Reflux heißt einfach Rückfluss. Dieser ist in den ersten Lebensmonaten vollkommen normal. Weil der Magen noch nicht voll dehnungsfähig ist, bleibt der Muskelring am unteren Ende der Speiseröhre zunächst weich und undicht. Auch die Speiseröhre mündet anfangs noch nicht gebogen, sondern fast geradeaus in den Magen. Der Mageninhalt kann also ziemlich ungehindert zurück nach oben fließen und so ist der kleine Magen wunderbar vor Überdehnung geschützt.

Spucken in jeder Menge und Häufigkeit ist für sich genommen kein Grund zur Sorge, solange das Baby sich allgemein wohlfühlt und volle Windeln produziert. Solange es weiter keine Beschwerden hat und gut gedeiht, bedeutet das Spucken auch nicht, dass ihm zu viel Milch gegeben wurde oder dass es die Milch nicht gut verträgt. Gerade Babys, die auffallend viel spucken, nehmen häufig sogar sehr gut zu. Es scheint was daran zu sein am Spruch: »Speikinder sind Gedeihkinder.«

Alles ganz normal: Der richtige Umgang mit »Speibabys«

Wenn der Magen überschwappt, muss das nicht heißen, dass zu viel Milch drin war. Der häufigste Grund für das Spucken ist nicht zu viel Milch, sondern zu viel Luft im Magen, die beim Trinken unwillkürlich mitgeschluckt wurde. Ein Teil der Milch befindet sich noch im obersten Eingangsbereich des Magens, oft über einer großen Luftblase, und wird von dieser nach oben gedrückt, sobald die Peristaltik (die rhythmischen Kontraktionswellen) einsetzt. Oder es sind viele kleine Luftblasen im Mageninhalt verteilt, dann dauert es eine Weile, bis sie alle hochsteigen und das Baby »flüssige Bäuerchen« macht.

So helfen Sie Ihrem »Speibaby«:

• **Häufiger füttern.** Je ruhiger ein Baby trinkt, desto weniger Luft schluckt es dabei – deshalb schon bei ersten Hungerzeichen anlegen, nicht warten, bis der Hunger richtig groß ist. Kürzere Abstände zwischen den Mahlzeiten schaden nicht. Das gilt auch beim Fläschchen: Die empfohlene tägliche Milchpulvermenge auf kleinere Mahlzeiten verteilen und nach Bedarf füttern, nicht nach der Uhr.
Spuckt das Baby nach der Mahlzeit, bieten Sie ihm unbedingt noch mal Milch an. Sonst hat es einen halb leeren Magen und bleibt unzufrieden.

• **Weniger bewegen, mehr Ruhe.** Wickeln Sie Ihr Baby vor dem Trinken, nicht mit vollem Magen. Stillen Sie in ruhiger Umgebung, schalten Sie das Handy aus, machen Sie es sich gemütlich. Achten Sie darauf, dass das Baby entspannt ganz nah an der Brust liegt, damit es bequem trinken kann. Legen Sie das Baby nach der Mahlzeit für eine ganze Weile aufrecht auf Ihre Schulter, sodass sein Oberkörper gestreckt ist und das Gewicht von Kopf und Schultern nicht auf seinen Magen drückt.

Oft gefragt: Warum spuckt mein Baby so?

• »*Unser Baby spuckt oft erschreckende Mengen.*«
Das sieht meist nach mehr aus, als es ist: Kippen Sie mal ein paar Esslöffel Wasser auf das Spucktuch oder den Boden, um einen Vergleich zu haben. Die Frage ist, ob ausreichend Milch in den Darm gelangt – und das zeigen die Ausscheidungen Ihres Babys. Wie viel hier in welchem Alter normal ist, lesen Sie in Kapitel 4 im Abschnitt »Was ist heute in der Windel?«.

• »*Bei meinem kleinen Sohn kam heute beim Trinken Milch zur Nase heraus – müssen wir zum Arzt oder in die Klinik fahren?*«
Das sieht sehr erschreckend aus, ist aber vollkommen harmlos und kein Grund zur Sorge. Es bedeutet, dass der Kehldeckel noch klein ist und nicht immer den Nasenrachenraum beim Schlucken ganz abdichtet. Das kommt bei Neugeborenen manchmal vor und wächst sich meistens in wenigen Wochen aus. Falls nicht, ist er vielleicht verspannt, und es hilft Osteopathie.

- *»Bäuerchen werden bei uns nie gemacht, aber gespuckt wird jederzeit, am liebsten irgendwann zwischendrin.«*

Das sind flüssige Bäuerchen. Wird gleich zu Beginn der Mahlzeit viel Luft geschluckt, dauert es länger, bis sie hochkommt und die Milch mit hochdrückt.

- *»Das Erbrochene sieht aus wie Quarkbröckchen in Wasser und riecht sauer.«*

Das ist geronnene Milch, die schon etwas länger der Magensäure ausgesetzt war. So ist es immer, wenn ein Kind erst spät nach dem Trinken erbricht.

- *»Wie lange dauert dieses Spucken? Es ist ziemlich lästig, ständig muss ich mich und das Baby umziehen, weil es alles nass spuckt.«*

Laut Statistik spucken anfangs 14 von 20 Babys mindestens einmal täglich. Bei den meisten geht das im ersten Halbjahr allmählich vorbei, mit zehn Monaten spuckt nur noch eines von 20 Babys. Nach dem ersten Geburtstag kommt es so gut wie nicht mehr vor. Falls doch, sollte eine Nahrungsmittelunverträglichkeit (Gluten?; Kuhmilch?) in Betracht gezogen werden (siehe dazu den Abschnitt »Steckt eine Allergie dahinter?« in Kapitel 4).

Osteopathie bei Spucken und Erbrechen

Bei Reflux können sich an vielen Stellen des Körpers Blockaden finden, welche die Nerven des Mageneingangs irritieren – besonders häufig im Bereich von Schädelbasis, Zungenbein / Rachen, Speiseröhre und Zwerchfell. Wo die Behandlung ansetzt, ist abhängig davon, wo der Therapeut mit seinen Händen im Körper des Kindes den Behandlungsbedarf vorfindet. An dieser Stelle kann er dann die Irritation beseitigen, um so die Beschwerden zu verbessern. Begleitend können Sie Ihrem Kind mit den Handgriffen zur Entspannung des Sonnengeflechts helfen, das zur Beruhigung des vegetativen Nervensystems beiträgt (siehe die in Kapitel 2 im Abschnitt »Tagsüber gut schlafen« beschriebene »Osteopathische Selbsthilfe: Entspannung«).

Schüßler-Salze bei Spucken und Erbrechen

Gut geeignet für die Selbstbehandlung sind Schüßler-Salze. Nach zwei Wochen sollte sich eine eindeutige Besserung zeigen, sonst bitte absetzen.

- **Nr. 9: Natrium phosphoricum.**

Das Baby spuckt kleine Mengen nach dem Trinken. Es hat säuerlich riechenden Schweiß.

- **Nr. 7: Magnesium phosphoricum.**

Das Baby hat sowohl Reflux als auch Koliken. Es schreit viel, ist unruhig und kann schlecht einschlafen.

• **Nr. 11: Silicea.**
Hilft zarten Babys mit Appetitmangel und geringer Gewichtszunahme.

Ist es doch die Refluxkrankheit?

Ob das Baby einen normalen Reflux hat oder die Refluxkrankheit, zeigt sich in erster Linie an seinem allgemeinen Befinden und Gedeihen. Wenn ein Baby mehrmals täglich mehr oder weniger Milch spuckt, aber sonst keine Beschwerden hat und gut gedeiht, ist ein medizinisches Problem unwahrscheinlich. Geht das Spucken aber oft mit Würgereiz und Erbrechen einher, wird es begleitet von Schweißausbrüchen, Gereiztheit und großer Unruhe, dann ist der Verdacht auf die Refluxkrankheit berechtigt, umso mehr, wenn sich all das im Liegen deutlich verschlimmert und regelmäßig den Schlaf des Babys stört. Ein Baby mit Refluxkrankheit fühlt sich nach jeder Mahlzeit insgesamt unwohl und protestiert stark gegen die liegende Körperhaltung, weil diese seine Symptome und sein Befinden verschlimmert. Auch häufiges Räuspern, Hüsteln oder kurze Hustenanfälle lassen an die Refluxkrankheit denken, wenn es sich nach den Mahlzeiten oder im Liegen verschlimmert.

Das Baby verschluckt sich vielleicht oft und muss nach Luft schnappen. Auch deshalb lässt es sich nicht gerne weglegen. Selbst wenn das nur ein paar Sekunden dauert, ist es für das Baby jedes Mal eine tief beunruhigende Erfahrung existenzieller Not. Da hilft es ihm sehr, wenn es fast noch im selben Augenblick gestreichelt wird und spürt, dass es auf dem Arm in Sicherheit ist, Es ist äußerst klug von ihm, wenn es zeigt, dass es nicht weggelegt werden will, solange der Reflux nicht besser wird.

Das können Sie bei Refluxkrankheit ausprobieren:

• **Das Kopfende der Matratze erhöhen.** Geht mit einem Aktenordner darunter, oder einem speziellen »Reflux-Kissen«. Zwar hat sich in Studien bisher kaum ein Nutzen gezeigt – Nachteile aber auch nicht. Vielleicht gehört gerade Ihr Baby zu den wenigen, die sich damit wohler fühlen.

• **Falls Sie mit Fläschchen füttern: Anti-Reflux-Nahrung.** Sie hilft zwar manchen Babys, hat aber in Studien nicht allgemein überzeugt. Einstimmig abgeraten wird davon bei gestillten Babys.

In Behandlung: Reflux mit Erbrechen und Atemnot

»Unser kleiner Jonas muss dauernd erbrechen, und es tut ihm scheinbar weh, denn er weint dabei. Oft würgt es ihn, oder es kommt wie ein Krampf: Er überstreckt sich und erbricht einen großen Schwall, auch halbverdaute Milch. Hinlegen geht selten, wir haben

ihn die meiste Zeit im Arm, sonst weint er. Besonders schlimm ist, dass ihn dieses Spucken auch weckt, wenn er schlafen will! Er verschluckt sich dann oft und schnappt nach Luft. Das passiert ihm auch beim Trinken, das ist überhaupt nicht entspannend für ihn, manchmal ist er hinterher richtig fertig. Er quält sich wirklich viele Stunden des Tages, ist unruhig und gereizt und oft einfach übermüdet. Es ist schrecklich, das mit anzusehen.«

Während seine Mutter das beschreibt, fällt mir an Jonas ein angestrengter, ängstlicher Gesichtsausdruck auf. Er hält die Hände durchgehend in starken Fäustchen und strampelt in kurzen, ruckartigen Bewegungen, wie unter Spannung. Seine Stirn, Händchen und Füßchen fühlen sich oft kühl und klamm an, berichtet seine Mutter, besonders beim Trinken.

Jonas ist sieben Wochen alt. Bei seiner ansonsten normal verlaufenden Geburt wurde zuletzt mit einem Dammschnitt und dem Kristeller-Handgriff nachgeholfen. Seine Mutter empfand das als äußerst unangenehm und sehr schmerzhaft. Es herrschte große Hektik um sie herum, als ihr Jonas schließlich auf den Bauch gelegt wurde. Er schrie sofort, hatte eine rosige Haut und war kräftig. An die Brust wollte er nicht, das Stillen war eine Zeit lang schwierig, geht nun aber seit drei Wochen gut – abgesehen vom Spucken und dass er dabei »so komisch atmet«. Die Milchbildung funktioniert bestens, Jonas trägt bereits die vierte Kleidungsgröße. Bei der U3 vor ein paar Tagen wurde seine Entwicklung gelobt und hinsichtlich des Erbrechens zum Abwarten geraten. Weil sie es aber nicht mehr untätig mit ansehen kann, suchte seine Mutter nun Hilfe, und das ist richtig, denn Jonas kann geholfen werden.

Bei der osteopathischen Untersuchung ist als erstes eine starke allgemeine Anspannung seines Nervensystems spürbar, es wirkt gestresst. Sein Bauch ist weich, aber das Zwerchfell sehr straff, ebenso das Fasziensystem von Rachen und Kehle. Rund um die obersten Halswirbel sowie in der Schädelbasis finden sich Blockaden. Durch feine Öffnungen in der Schädelbasis verlaufen Nerven, die am Schlucken und an vielen Verdauungsreflexen beteiligt sind. Blockaden wie bei Jonas, oder auch Knochen-Verschiebungen, die an der Schädelbasis oft vorkommen, können deshalb die gesamte Nahrungsaufnahme beeinträchtigen. Und damit auch die Atmung, denn die beiden Systeme sind eng verwandt.

Beim Embryo war zuerst die Speiseröhre da, aus ihr heraus hat sich die Luftröhre und Lunge entwickelt. Viele Neugeborene kommen beim Schlucken und Atmen noch leicht durcheinander, vor allem, wenn ihr Kehldeckel noch klein ist und sich dabei extrem anstrengen muss. Ebenso wie beim Trinken kann es auch bei einem Reflux passieren, dass sie sich verschlucken, das heißt, dass die Milch in die Luftröhre gerät statt in die Speiseröhre. Vor allem im Schlaf in der Rückenlage gelangt rückfließende

Milch manchmal auch von selbst in die Luftröhre (Aspiration) und führt dann zu Husten beziehungsweise zu kurzen Attacken von Atemnot (Apnoen). Wenn ein Baby nach Luft schnappen muss, erlebt es dies als existenzbedrohlich, auch wenn es nur eine Sekunde dauert. Aus diesem Grund mag Jonas es nicht, wenn er weggelegt wird – er weiß sich sicherer im Körperkontakt.

Die Blockaden bei Jonas sind vermutlich Folgen der Geburtshilfesituation. Durch die beeinträchtigten Nerven ist der Schluck-Atem-Rhythmus betroffen, was das Trinken anstrengend macht. Diese Anstrengung, neben einem vielleicht noch unreifen Kehldeckel, der beim Schlucken »schlecht schließt«, führt zu starken Spannungen im Rachenbereich und am Zwerchfell.

Das alles spricht gut auf die Osteopathie an, die Blockaden lösen sich schon während der ersten Behandlung etwas, und das gesamte Nervensystem von Jonas entspannt sich zusehends.

Steckt eine Kuhmilchallergie dahinter?

Manchmal steckt hinter der Refluxkrankheit auch eine Kuhmilchallergie. Diese Überreaktion des Immunsystems auf Kuhmilcheiweiß führt zu ähnlichen Symptomen wie die Refluxkrankheit und tritt überdies gerne mit ihr gemeinsam auf. Al-

▶ Bei Reflux werden Zwerchfell und Mediastinum behandelt.

lerdings kommt sie mehr bei Babys vor, die mit dem Fläschchen ernährt werden und ist eher selten bei vollgestillten Kindern.

Doch Jonas hat eine familiäre Prädisposition vonseiten seines Vaters, wie ich höre, der »schon als Kind keine Milch mochte« und sie noch heute nicht mag. Ganz anders Jonas' Mutter, sie trinkt Milch gerne und täglich.

Der beste Weg, um auszutesten, ob das bei Jonas eine Rolle spielt, ist die Eliminations-

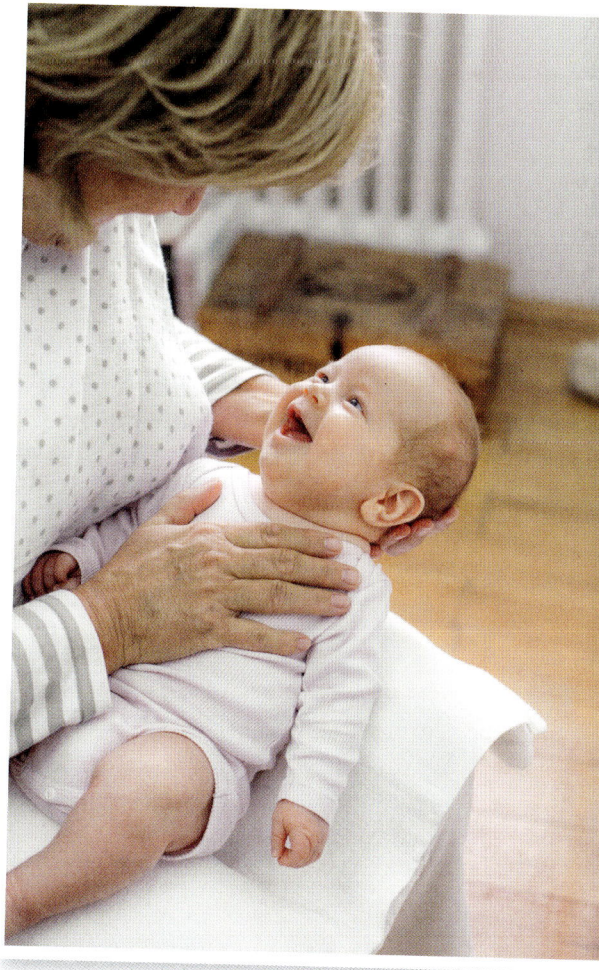

Bei diesem Symptombild gehen Sie bitte rasch zum Arzt: Immerzu erbricht das Baby nach dem Trinken krampfartig einen großen Schwall Milch, oft in weitem Strahl – und während sich das verschlimmert, bleiben die Windeln zunehmend trocken und sauber. Das Baby ist sehr hungrig und mag viel trinken, es wirkt dabei leidend und verliert Gewicht.

Bei der Pylorusstenose ist die Muskelpforte vom Magen zum Dünndarm verengt. Da der Mageninhalt kaum in den Darm weiterfließen kann, wird er größtenteils erbrochen, anstatt dass er das Baby ernährt. Die Diagnose wird mittels Blut- und Ultraschall-Untersuchung erhärtet, zur Therapie wird der Magenpförtnermuskel operativ erweitert. Das ist ein kleiner Eingriff und die Nahrungsaufnahme normalisiert sich danach in ein bis zwei Tagen. Wie es dazu kommt ist unbekannt. Die Verengung entwickelt sich nach der Geburt und tritt in den ersten drei Monaten bei etwa 3 von 1000 Babys auf, häufiger bei Jungen.

diät (siehe Kapitel 4 im Abschnitt »Steckt eine Allergie dahinter?«), in diesem Fall für die stillende Mutter. Kuhmilchallergie vergeht meistens von selbst. Drei von vier Kindern haben sie schon mit zwei Jahren nicht mehr, beim Rest vergeht sie meistens noch vor der Einschulung.

In der klassischen Homöopathie gibt es mehrere Mittel, die hier erfahrungsgemäß gut helfen. Bei Jonas führt die Anamnese (siehe dazu den Abschnitt »Was ist Homöopathie?« im Anhang) zur Arznei Aethusa, und er bekommt sie als Einmalgabe in Hochpotenz.

Jonas braucht nur zwei weitere Osteopathietermine bis zur vollständigen Lösung seiner Blockaden. Seine Refluxkrankheit ist schon nach einer Woche besser, dank des homöopathischen Mittels. So kann er jetzt in Ruhe schlafen, und auch das trägt natürlich sehr dazu bei, dass er nicht nur ruhiger trinken kann, sondern ganz allgemein deutlich entspannter ist. Seine Mutter strahlt: »Ich habe endlich ein lächelndes Baby.« Als sie nach einem Monat vorsichtig wieder einmal Milch trinkt, kommt es zu keiner Verschlechterung bei Jonas.

Wann zum Arzt?

Ein Arztbesuch ist nötig, wenn Ihr Baby auf eine Weise erbricht, die Ihnen Sorgen macht. Zeit für ein Gespräch mit der Kinderärztin ist es bei

- schwallartigem Spucken großer Mengen nach jeder Mahlzeit.
- stetem Husten nach dem Trinken, auch Hüsteln, Räuspern, Weinen.

Nicht lange abwarten sollten Sie,
- wenn die Windeln Ihres Speibabys zunehmend trocken und sauber bleiben, und
- wenn es nicht zunimmt oder sogar Gewicht verliert – das könnte bedeuten, dass nicht genügend Milch in seinen Darm gelangt. Und erst dort wird sie schließlich zu Nahrung.

Grund für einen unverzüglichen Praxistermin ist es, wenn Ihr Kind
- ungewöhnlich viel erbricht, dabei auch Durchfall und Fieber hat.

In Behandlung: »Stiller« Reflux mit Husten

»Unsere Lena drückt immer so komisch. Das strengt sie wohl an und sie macht oft so eigenartige Geräusche dabei. Vor allem hat sie schon seit vier Wochen einen Husten, der überhaupt nicht besser wird, obwohl wir fleißig inhalieren, wie vom Kinderarzt verordnet. Damit kommen wir auch nicht weiter.«

Lena ist fast sechs Monate alt und hatte vor diesem Husten schon zweimal Bronchitis. Das ist ungewöhnlich früh, vor allem bei einem Baby, das – wie sie – keine Geschwister im Kindergartenalter hat, die diverse Krankheitserreger mit nach Hause bringen.

In der osteopathischen Untersuchung zeigt sich sofort die gemeinsame Ursache aller Beschwerden: Lena hat einen »stillen« Reflux – so nennt man es, wenn der Rückfluss nicht zum Spucken führt, also ganz unauffällig bleibt. Dabei fließt etwas Mageninhalt ohne großen Druck zurück nach oben und gelangt nicht bis in den Mund, sondern nur bis zum oberen Ende der Speiseröhre, dort löst er den Schluckreflex aus. Das ist die Ursache für das *»komische Drücken«* und das räuspernde Geräusch, das Lena so oft macht. Sie schafft es damit, die Milch reflektorisch wieder nach unten zu drücken, bevor sie ihr in den Mund kommt. Und hier findet sich auch die Erklärung für Lenas wiederholten und mittlerweile anhaltenden Husten: Ein wenig rückgeflossene Milch sickert im Rachenraum am Kehldeckel vorbei in die Atemwege hinein – das führt zum Hustenreiz. Da hilft natürlich keine Inhalation.

Osteopathisch lässt sich bei Lena der zu schwache Tonus des Speiseröhrenschließmuskels gut behandeln und bessert sich damit im Verlauf weniger Wochen. Konstitutionell hilft Lena außerdem das homöopathische Mittel Silicea: Sie ist ein zartes Kind mit wenig Appetit, Beikost lehnt sie strikt ab. Motorisch ist sie genügsam, im Kontakt zeigt sie sich zurückhaltend. Sie friert leicht. Früher hatte sie ständig verstopfte Tränenkanäle und verklebte Augen. Sie bekommt Silicea zunächst in der Potenz C 12, dreimal täglich fünf Globuli. Als Co-Faktor für den Reflux ist eine Milchunver-

träglichkeit auch hier nicht auszuschließen, würde von Silicea aber mitbehandelt.
Nach zwei Wochen ist Lenas Husten schon
eindeutig besser – das ist sehr erfreulich,
weil es die aufwendige schulmedizinische
Diagnostik erspart, die sonst nötig wäre –
und nach weiteren vier Wochen hat er ganz
aufgehört. Ich sehe Lena wieder mit acht
Monaten, da hat sie schon zwei Zähne und
isst begeistert ihre Beikost. Zur Freude ihrer Mutter hat sie »endlich« gut zugenommen und ist motorisch »flott unterwegs«.
Auch bei späteren Besuchen darf ich mich
jedes Mal über ihre gute Entwicklung
freuen.

Ärztliche Therapiemöglichkeiten bei Reflux-Krankheit

Bei therapieresistentem Husten ist zur Diagnostik eine gründliche Untersuchung in
der Kinderklinik erforderlich. Magensäure

in der Speiseröhre fällt dabei durch eine
»24-Stunden-pH-Metrie« auf: Eine milli-
meterdünne Sonde wird über die Nase in
die Speiseröhre eingeführt, um dort 24
Stunden lang die Säurekonzentration zu
messen, also den pH-Wert, der Reflux als
Hustenauslöser nachweist.

Medikamentös kann bei Refluxkrankheit
nur die Bildung von Magensäure gehemmt
werden. Doch eigentlich ist diese nicht das
Problem, sie ist im Magen ja notwendig
und stört nur außerhalb. So hat die medikamentöse Behandlung häufig Nebenwirkungen wie Bauchweh und Magen-Darm-Pro-
bleme sowie Schlafstörungen, selten treten
Kopfschmerzen und Dermatitis auf. Die
Behandlung sollte nicht länger als vier bis
acht Wochen dauern. Im ersten Lebensjahr
ist nur der Wirkstoff Omeprazol zugelassen. Wenn bei ernsthaften Beschwerden,
wie zum Beispiel wiederholten Lungenent-
zündungen, andere Behandlungen über einen längeren Zeitraum nicht geholfen haben, bleibt noch der operative
Weg. Dabei wird der obere Teil des
Magens um das untere Ende der
Speiseröhre gewickelt, um den Ma-
geneingang so weit zu verengen,
dass Rückfluss verhindert wird.

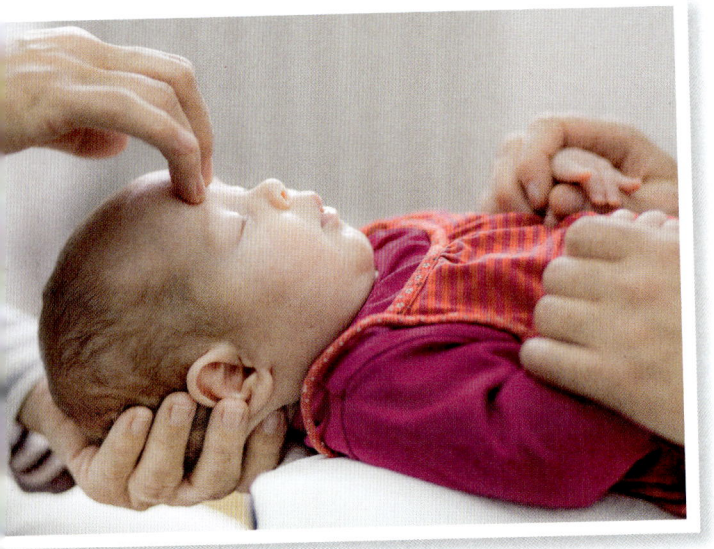

◄ Bei Schluckbeschwerden werden alle
Strukturen des Köpfchens untersucht.

Homöopathie: Meine drei wichtigsten Mittel bei Refluxkrankheit

Alles Wichtige zu den Einnahmeregeln finden Sie im Anhang.

• Aethusa C 12

Erbrechen der Milch nach dem Trinken oder später. Erbrechen heftig, schwallartig, würgend, mit Schwäche. Danach hungrig, sonst wenig Durst. Milchunverträglichkeit. Ängstlicher, schmerzlicher Gesichtsausdruck. Das Kind ist schläfrig, unruhig, unzufrieden, weinerlich. *2- bis 3-mal täglich 3 Globuli.*

• Silicea C 12

Erbrechen direkt nach dem Trinken. Saures, flüssiges Aufstoßen. Verschlucken in den Nasenrachenraum. Appetitlosigkeit, viel Durst. Milchunverträglichkeit. Mangelnde Gewichtszunahme. Erkältungsneigung, heftiger Husten schlimmer beim Hinlegen. Kühle Haut, häufig schwitziger Kopf und schwitzige Füße, vor allem nachts. Zarter Körper, feines Haar, blasses Gesicht. Das Kind ist wärmebedürftig, scheu, empfindlich, eher still, aber mit innerer Unruhe. *2- bis 3-mal täglich 3 Globuli.*

• Calcium phosphoricum C 12

Sehr häufiges, leichtes Erbrechen, saures Aufstoßen. Viele Blähungen, aber weiche Bauchdecke. Viel Hunger, dabei große Unzufriedenheit an der Brust: Das Baby dockt sich an und ab, weint, versucht zu trinken und streckt sich nach wenigen Schlucken wieder weg, drückt sich vehement von der Brust ab. Kolikartiges Bauchweh bei jedem Versuch zu trinken. Milchunverträglichkeit. Mangelnde Gewichtszunahme und Gedeihstörung. Sehr aktives, »zappeliges« und reizbares Baby. *2- bis 3-mal täglich 3 Globuli.*

Beikost ist zur Freude da!

*»Mit dem Brei haben wir auch so unsere Not, ich habe schon alles auspro-
biert, aber das Einzige, was er mir nimmt, ist Pastinake und Banane.
Unsere Tiefkühltruhe quillt schon über von all den feinen Breien, die er
nicht gemocht hat. Das Füttern zieht sich jeweils bis zu einer Stunde hin
und dann hat er kaum was gegessen. Ich hab' schon den Löffel an einen
Flieger geklebt, aber ist auch nicht der Bringer, er will nur spielen. Am
besten geht es noch, wenn ich dabei selber was esse.«*

Aufregend ist es, wenn sich beim Baby die Lust auf Essen allmählich meldet. Immerhin bedeutet es den Anfang vom Ende seiner »Säuglings«-Zeit – ein riesiger Meilenstein in seiner Entwicklung! Aufregend auf andere Art ist aber auch der Mythos, dass es wahnsinnig kompliziert sei, ein Baby richtig zu ernähren und Beikost so einzuführen, dass dem Baby nichts schadet.

Es ist nichts als Marketing, wenn die Industrie den Glauben verbreitet, mit dem Inhalt ihrer Konservengläschen seien Babys gesünder ernährt als mit dem frischen Essen ihrer Eltern. Ich finde, das ist eine Dreistigkeit! Es war noch nie so leicht und so einfach wie heute, sich und das Baby mit gesunden, köstlichen Speisen zu versorgen. Egal, ob mit Gläschen oder ohne. Dazu braucht es gar nicht viel. Insbesondere braucht es keinen »Beikost-Fahrplan«. Denn mit diesen Plänen kommt der große Stress. Schmerzhafte Konflikte und viel Geschrei statt Freude beim Essen sind damit vorprogrammiert. Weil nur jedes Baby für sich selbst weiß, was und wie viel es wann essen muss, um gut zu gedeihen und sich wohlzufühlen. Das ist bei uns Großen ja genauso – wer von uns hält sich zum Beispiel strikt an die empfohlene Ernährungspyramide der Forschungsinstitute und isst fünf Portionen Obst und Gemüse an 365 Tagen im Jahr? Ich kenne niemanden – Sie?

Ab welchem Alter ist Beikost sinnvoll?

Bis zur 17. Lebenswoche sollten Babys nur ihre Milch, Muttermilch oder gekaufte Anfangsnahrung, zu sich nehmen, für alles andere ist ihr Stoffwechsel noch nicht reif. Danach dürfen sie nach Lust und Laune jede milde, ungewürzte Speise in geeigneter Form, also weich oder püriert, probieren. Das hat keine Eile, denn sie sind mit

Milch noch lange Zeit vollwertig ernährt, insbesondere mit Muttermilch. Als Eltern dürfen wir mit einem Angebot warten, bis das Baby sechs Monate alt ist. Ab dem siebten Lebensmonat kann dem Baby dann, selbst wenn es von sich aus kein Interesse äußert, gelegentlich etwas Passendes vom eigenen Teller angeboten werden, immer unaufdringlich und zwanglos: »Schau mal, was ich esse. Möchtest du vielleicht probieren?« Es soll sich jetzt einfach grundsätzlich bei Tisch eingeladen fühlen.

Es gibt vier Zeichen für die individuelle Beikost-Reife: Ihr Baby kann mit ein wenig Unterstützung aufrecht sitzen und dabei problemlos seinen Kopf halten, es kann sich alleine etwas in den Mund stecken, es kann angebotene Nahrung eindeutig ablehnen, und sein Zungenstoßreflex, der bis dahin reflektorisch alles aus dem Mund schiebt, was nicht flüssig ist, ist verschwunden.

Bei Frühchen ist es übrigens sinnvoll, erst mit korrigiert sechs Monaten (real sieben bis neun Monaten) mit der Beikost zu beginnen. In einer Studie mussten Kinder, die bereits mit korrigierten vier Monaten mit der Beikost begonnen hatten, signifikant häufiger wegen Magen-Darm- oder Atemwegserkrankungen in die Klinik. Das erwartete raschere Wachstum folgte aus der früheren Beikost-Einführung nicht.

Der Appetit: eine prima Selbstregulation

Ich bin aus jahrelanger Beobachtung und Erfahrung überzeugt, dass ein jedes Kind genau dann mit Appetit zu essen beginnt, sobald es zusätzliche, milchergänzende Nährstoffe braucht. Wenn das Angebot da ist, bekommt es unweigerlich Lust auf genau die Speisen, die den jeweiligen Bedarf am besten abdecken. Ein wunderbarer Selbstregulationsmechanismus ist hier am Werk: der Appetit.

Er steuert, dass wir das zu uns nehmen, was wir gerade brauchen – kalte oder warme, pikant-würzige oder süße Speisen, mit entweder mehr Eiweiß oder mehr Fetten, Kohlehydraten, Vitaminen und mit den Spurenelementen, die unser Stoffwechsel im Augenblick benötigt. Es geschieht auch bei uns Erwachsenen keineswegs willkürlich, ob wir zu Suppe oder

KLEINER TIPP: HALLO, GEHT DOCH AUCH UNKOMPLIZIERT!

Wenn die große Beikost-Sorge zuschlägt, müssen wir uns nur mal kurz daran erinnern, dass bei unseren Ahnen doch die meisten Generationen ohne Kühlschrank, ohne Strom, ohne fließendes Wasser, sogar ohne jegliche Einkaufsmöglichkeiten lebten. Dann wissen wir wieder: Das mit der Beikost-Einführung geht offenbar seit Jahrmillionen auch unkompliziert ganz prima!

Salat greifen, ob wir Fischfilet oder Apfel-
strudel wählen – wenn wir unserem Appetit folgen, tun wir etwas für Gesundheit
und Wohlbefinden.

Moment – stimmt natürlich –, der Appetit
ist bei uns Erwachsenen oft schon verwirrt.
Zu oft haben wir ihn getäuscht mit Schoko-
lade statt Datteln. Beim Baby jedoch ist er
noch unverfälscht und verlässlich. Das hat
auch die Ärztin Clara Davis 1928 nachgewiesen: Babys sind schon mit sechs Monaten in der Lage, von gesunden Lebensmitteln intuitiv jeweils diejenigen zu wählen,
die sie gerade optimal nähren. Dass ihnen
dieses angeborene Gefühl erhalten bleibt,
ist für ihre lebenslange Gesundheit wesentlich wichtiger als die Frage, wie viel sie mit
beispielsweise sieben Monaten schon essen. Deshalb plädiere ich dafür, dass ein
Baby bei seiner Ernährung von Anfang an
eigene Entscheidungen treffen darf – vor
einer Auswahl an frischen, vollwertigen,
möglichst naturbelassenen Lebensmitteln.

Beikost ist nicht dasselbe wie Abstillen

Vorsicht vor hohen Erwartungen beim Beikost-Start: Die wenigsten Babys nehmen
anfangs nennenswerte Mengen zu sich,
und die allerwenigsten gleich ganze Mahlzeiten. Milch versorgt sie auch im Beikost-
Alter noch als Hauptnahrungsmittel und
gibt ihnen Zeit, ganz im Tempo der Entwicklung ihrer Stoffwechselfunktionen zur
Familienkost überzugehen.

Ähnlich wie wir bei unserem Essen oft von
»Bei-lagen« sprechen, heißt »Bei-kost« so,
weil sie eine Ergänzung zur Milch ist. Babys ungeübter Stoffwechsel lernt erst jetzt –
durch den Anreiz der Beikost – allmählich
selbst all die Verdauungsenzyme zu bilden,
welche die Muttermilch ihm bisher liefert,
weil sie in ihr enthalten sind. Diese Enzyme
helfen solange noch beim Verwerten der
ungewohnten, neuen Speisen, wenn das
Baby vor oder nach dem Essen gestillt wird.
So wird es gut satt, ist zufrieden und kann
gut schlafen.

Auch der Schutz durch die vielfältig poten-
ten Immunstoffe der Muttermilch ist für
das Baby in diesem Alter besonders hilfreich, in dem es mobil wird und fast täglich
neuen Krankheitserregern entgegenkrab-
belt. Darum reguliert die Muttermilch ihren Gehalt an Immunstoffen ebenso wie an
Nährstoffen im zweiten Lebenshalbjahr
noch mal in die Höhe. Sie ist nicht etwa
bloß ein Getränk, sondern eine vollwertige
Mahlzeit. Mit ca. 70 kcal pro 100 g ist sie
sättigender als der typische Beikost-Ge-
müse-Fleischbrei. Und sie enthält sogar die
jeweils passende Medizin.

Wenn Sie gerne abstillen möchten, Ihr
Kind aber nur sehr zögerlich Beikost zu
sich nimmt, können Sie Fläschchen mit
Pre-Nahrung anstelle des Stillens einführen. Das Abstillen ist also im Prinzip jederzeit möglich. Und es ist der Druck vom
Baby genommen, »endlich« (mehr) Beikost essen zu müssen, weil seine Mama darauf wartet.

Beikost-Know-how

Gestalten Sie den Beikost-Start mit Ihrem Kind genussvoll! Richtig Spaß macht die Beikost-Phase mit ein paar speziellen Kochbüchern, von denen es viele schöne im Buchhandel gibt (siehe Literaturteil im Anhang). Sogar als Küchen-Neuling hat man damit im Nu ein duftendes Essen für Klein und Groß auf den Tellern – und eignet sich nebenher mühelos sämtliches Beikost-Know-how an.

Ich rate davon ab, speziell für das Baby großartig aufzukochen, solange es nur ein paar Löffelchen oder Händchenvoll isst. Besser bereitet man in dieser Phase das eigene Essen so zu, dass sich immer etwas davon auch fürs Baby eignet, sodass es ihm angeboten werden kann. Denn erstens ist es furchtbar frustrierend, wenn das liebevoll extra Gekochte nicht wertgeschätzt wird – das kann einem richtig die Laune verderben –, und zweitens finden Babys Erwachsenenessen sowieso erst mal reizvoller. So bleibt bei Tisch die gute Atmosphäre erhalten, auf die es schließlich ankommt, so wie auf Liebe und Respekt.

Beikost-Beratung ist im Angebot vieler Hebammenpraxen und zwar als Leistung gesetzlicher Krankenkassen bis zum Ende der Stillzeit beziehungsweise bei nicht gestillten Kindern bis zum Ende des neunten Lebensmonats. Auch ähnliche Einrichtungen haben Beikost-Seminare im Programm – einfach mal »Beikostberatung« plus Wohnort googeln. Vorsicht, wenn ein »Brei-Ernährungsfahrplan« angeboten wird: Das klingt nach einem Schema, das geeignet ist, die Freude am Essen zu verderben. Wichtig ist individueller Spielraum.

In Behandlung:
Kleinkind mag nicht essen

»Ich würde gerne mal mit meinem 2-jährigen Sohn Elias vorbeikommen. Ich stille ihn noch nach Bedarf, und es gibt immer wieder Phasen, in denen er tagelang die Brust bevorzugt und Essen links liegen lässt. Er ist ein schmales Kind und ich befürchte, dass er zu wenig bekommt und nicht gut zunimmt. Zumindest sind so ziemlich alle seine Krabbelfreunde sehr viel schwerer. Ich bin sehr unsicher, vor allem da mir natürlich immer geraten wird, ihn ›endlich‹ abzustillen.«

KLEINER TIPP:
GEMEINSAME MAHLZEITEN

Ich empfehle, unabhängig von den weiterhin bestehen bleibenden Stillmahlzeiten, Beikost immer dann anzubieten, wenn die Eltern essen. Dabei bildet Muttermilch anfangs eine kleine Vorspeise, später den Nachtisch. Eines Tages isst das Baby sich so satt, dass es auf den Nachtisch verzichtet. So verändert sich allmählich der Rhythmus der Stillmahlzeiten, sie werden weniger.

Unsere Babys kommen in vielerlei Hinsicht unreif zur Welt – doch eines können sie von Anfang an: zeigen, wann sie Hunger haben und wann sie satt sind. Sie wissen genau, wann sie wie viel und wovon brauchen. Auf diese Kompetenz dürfen wir Eltern vertrauen. Aber das ist richtig schwer, wenn es bei einem Kind, wie zum Beispiel hier bei Elias, so lange dauert, bis sich ein durchgängig herzhafter Appetit einstellt.

Die Sorge um Elias' Gewicht steht zu Recht an erster Stelle. Die Perzentilen-Kreuzchen im gelben U-Heft zeigen die Gewichtsentwicklung auf einen Blick: Bei Elias folgen sie immer schön der Kurve, so soll es sein. Zwar ist er ein zartes Kind, aber auch beide Eltern sind zierlich. Auch schläft Elias ganz gut – mit einer kurzen nächtlichen Stillmahlzeit, die seine Mutter nicht stört – und ist im Alltag »quietschfidel«. Allerdings hat er häufig Schnupfen und Husten, seit er in die Krippe geht. Doch das ist normal, es ist Februar. Dabei hat er auch vermindert Appetit, ansonsten isst er in der Krippe scheinbar besser als zu Hause.

Wir überlegen und versuchen, es aus seiner Sicht zu betrachten. Elias isst in der Krippe zu Mittag, seine Mutter in der Kantine. Nachmittags kriegt Elias die Brust, abends wird er gefüttert, Mama hat da keinen Hunger, sie isst später mit Papa. Wenn der nach Hause kommt, ist Elias schon im Bett. Auch am Wochenende essen die Eltern zu anderen Zeiten als Elias, zudem meist Speisen, die sich nicht für ihn eignen, wie sie finden. Kurz: Familientisch findet nicht

statt. Das fällt Elias' Mutter jetzt plötzlich auf: Die Eltern essen noch wie vor seiner Geburt, und Elias isst noch wie ein Baby. Ich stimme ihr voll zu, als sie die Idee hat, von nun an mit ihm gemeinsam zu essen und schlage vor, ihn jeweils zu fragen, ob er gerade gefüttert werden oder lieber selbst zugreifen möchte.

Es ist ein Glück, dass Elias noch gestillt wird! Abstillen wäre nicht hilfreich. Zwar würde er dann zwangsläufig mehr essen, um den Kalorienverlust auszugleichen, aber wäre das von Vorteil? Nein, Studien haben gezeigt, dass Kinder dann eher schlechter gedeihen und noch langsamer zunehmen. Muttermilch ist eine optimale Nahrungsergänzung für »schlecht« essende Kleinkinder und bannt die Gefahr von Mangelversorgung.

Warum hat Elias oft so wenig Appetit? Mag sein, dass er nicht gern alleine isst, wie seine Mama jetzt vermutet. Das ist anzunehmen, denn die Laune wirkt sich stark auf den Appetit aus. Aber vielleicht sind auch seine Stoffwechselorgane noch zart entwickelt, sodass er von Muttermilch vorläufig einfach mehr hat. Ein Enzym der Bauchspeicheldrüse beispielsweise, die Pankreasamylase, wird überhaupt erst im zweiten Lebensjahr richtig aktiv. Und wer will sagen, ob das nicht beim einzelnen Kind auch mal langsamer geht? Wir sehen doch täglich unendliche Variablen in der Entwicklung, kaum etwas geht genau nach Lehrbuch.

Es gibt ein homöopathisches Mittel, das »schmale« Kinder, die, wie Elias, nur essen wie ein Spatz und oft verschnupft sind, wunderbar unterstützt: Silicea. Es wird Elias' Appetit und Abwehrkraft stärken. Ich verordne deshalb: Silicea C 12, zweimal täglich 5 Globuli.

Beim Folgetermin nach zwei Monaten hat sich viel getan. Elias und seine Mutter essen jetzt zweimal täglich gemeinsam. Sie mögen es beide gern und auch am Wochenende klappt es gut zu dritt am Tisch. Elias hat deutlich mehr Appetit und auch schon besser zugenommen. Er darf weiterhin stillen, bei Tisch wird er nicht mehr gefüttert, sondern darf selber essen, was ihm viel mehr Genuss bereitet. Es besteht kein weiterer Behandlungsbedarf.

Gedeiht das Kind?

Wenn das Essverhalten des Kindes Anlass zur Sorge gibt, reicht es ab dem zweiten Lebensjahr nicht mehr aus, auf die nächste U-Untersuchung zu warten. Für die ärztliche Beurteilung der Frage, ob ein Kind gut gedeiht, folgen im ersten Lebensjahr die U-Untersuchungen rasch genug aufeinander, doch im zweiten Lebensjahr ist es anders. Da kommt die U7 erst im 21. Monat, die U7a sogar erst im 34. Monat an die Reihe. Das sind zu große Intervalle für einen kinderärztlichen Check der Gewichtsentwicklung eines Kindes, das auffallend wenig isst.

Ich sehe zwar viele Kleinkinder, die das durch bedarfsorientiertes Stillen auch nach dem ersten Geburtstag ganz wunderbar ausgleichen, sodass sie weiterhin gut zunehmen. Aber die wenigsten Kinder werden im zweiten Lebensjahr noch gestillt. Grundsätzlich gilt: Wenn ein Kleinkind dem Anschein nach nicht gut isst und dabei nicht gut zunimmt, muss lieber früher als später ein Termin in der Kinderarztpraxis vereinbart werden, um mögliche Mangelerscheinungen auszuschließen oder rechtzeitig zu erkennen.

Ich empfehle, so viel Milch trinken zu lassen, wie das Kind möchte – wenn nicht gestillt wird, kann das nach dem ersten Geburtstag auch normale Kuh-Vollmilch sein, davor Pre- oder 1er-Nahrung (beides besteht auch aus Kuhmilch) –, begleitet von einem häufigen zwanglosen Angebot besonders hochkalorischer Speisen (aus natürlichen vollwertigen Lebensmitteln, versteht sich). Das sollten immer auch Leibspeisen sein: Hauptsache, das Kind nimmt etwas mit Freude zu sich. Gut wirkt es auch, wenn die Eltern sich bei den gemeinsamen Mahlzeiten täglich eigene Leibspeisen auftischen – das Kind wird eher neugierig, wenn die Eltern mit ehrlichem Hochgenuss essen.

Hilfe, unser Kind verweigert das Essen!

Appetitstörungen und gestörtes Essverhalten werden bei fast jedem dritten Kind von vier Jahren dokumentiert. Oft gab es schon in der Beikost-Phase Stress, weil das Baby nicht so essen wollte, wie der pauschale Ernährungsplan es vorgab. Stresshormone können zu einer Gewichtsabnahme führen, selbst dann, wenn die Kalorienzufuhr stimmt. So wird die Urangst von Eltern verstärkt, dass der eigene Nachwuchs verhungern könnte. Wer in der eigenen Kindheit beim Essen Zwang erfahren hat, wer selbst unter einer Essstörung litt oder leidet, der neigt in der Ernährung des kleinen Kindes eher zu Ängstlichkeit und Kontrolle. Druck und Zwang könnten in diesem Alter tatsächlich Grundlagen für spätere Essstörungen darstellen. Denn Zwang ist der schnellste Weg zur Essens-Verweigerung.

Deshalb sollte man schon kleine Babys ihr Essen aktiv selbst steuern lassen. Das geht nicht nur mit Fingerfood, auch beim Füttern kann der Löffel vom Baby »ferngesteuert« werden: Erst wird er gezeigt, und nur wenn das Kind zustimmend den Mund öffnet, wird er an seine Lippen geführt. Abwehrreaktionen werden sogleich respektiert und das Füttern wird unterbrochen oder eingestellt. Viele Babys mögen sich nicht füttern lassen, sie finden das unter ihrer Würde und greifen lieber selbst zu, so wie es die Großen machen. Dann ist Fingerfood ideal. Sogar ein dicker Brei lässt sich gut mit der Hand »löffeln« – das habe ich von einem Kind in meiner Sprechstunde gelernt.

In Familien mit »schwierigen« kleinen Essern helfen die folgenden erprobten Regeln, an die sich auch alle Bezugspersonen (Oma, Tagesmutter etc.) konsequent halten.

»Essensregeln«

- **Regelmäßige Mahlzeiten** – mindestens fünf am Tag – zwischendurch nichts, außer kalorienfreie Getränke.

- **Nur kleine Portionen anbieten** – Nachschlag gerne, aber nur auf ausdrücklichen Wunsch. Zu Trinken gibt es erst nach der Mahlzeit.

- **Entspannte Atmosphäre beim Essen,** keine kontrollierende Beobachtung des Kindes, keine Kommentare, auch wenn es nichts isst.

- **Nach einer festgesetzten Zeit,** beispielsweise dreißig Minuten, wird die Mahlzeit beendet und abgeräumt, auch wenn das Kind nichts gegessen hat. Die nächste Mahlzeit kommt bestimmt.

- **Saubergemacht wird erst nach der Mahlzeit,** nicht zwischendurch.

Letzter Therapieweg wäre ein video-gestütztes, schrittweises Esstraining (nach diesen bewährten Regeln) bei stationärem Klinikaufenthalt. Währenddessen werden alle Sorgen der Eltern um das Gedeihen des Kindes an die Kinderärztin delegiert, die die Therapie begleitet. Das klappt in der Regel sehr gut und ich rate betroffenen Familien gerne, ihre Scheu abzulegen und diese Hilfe lieber früher als später in Anspruch zu nehmen, wenn sie wirklich nötig ist.

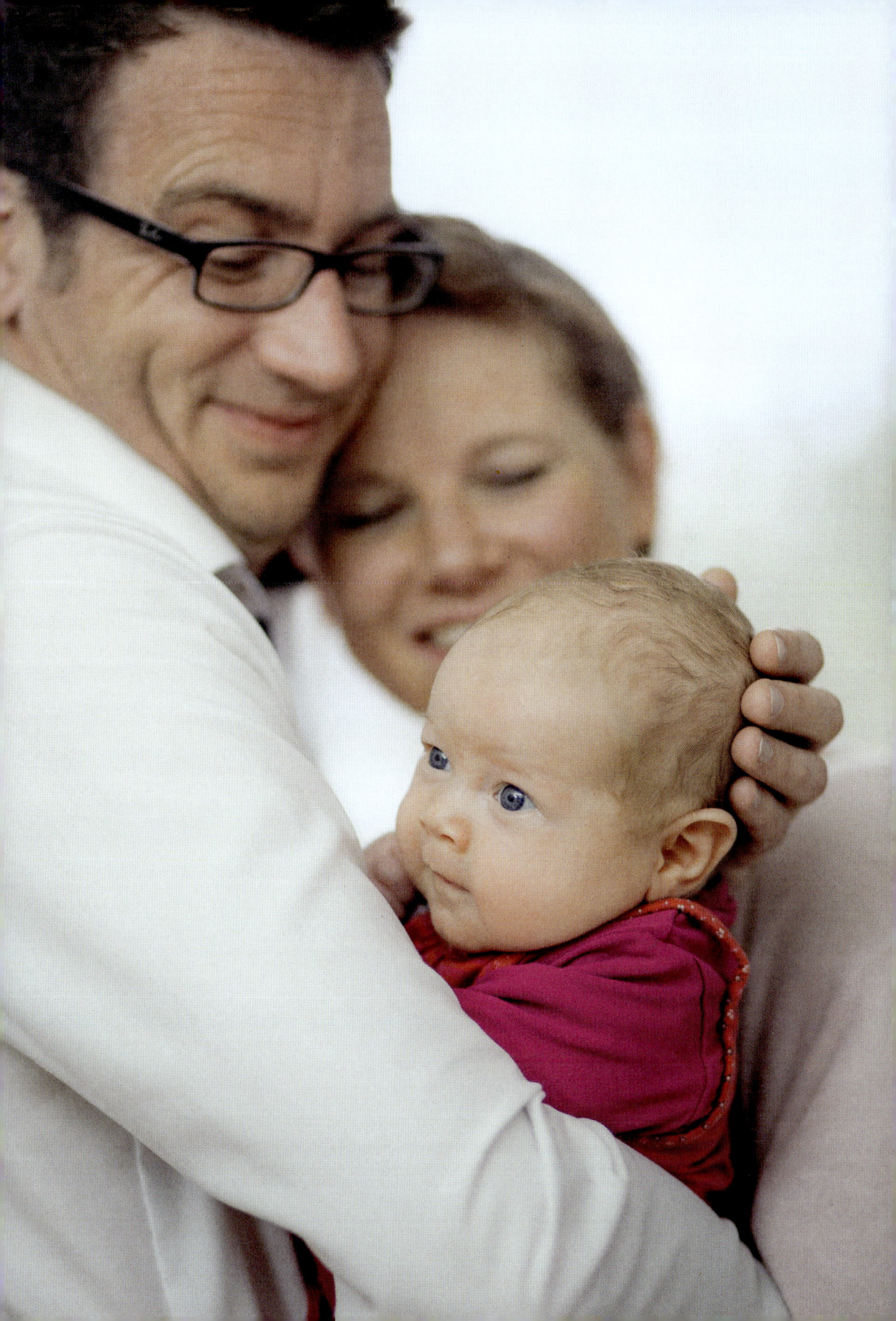

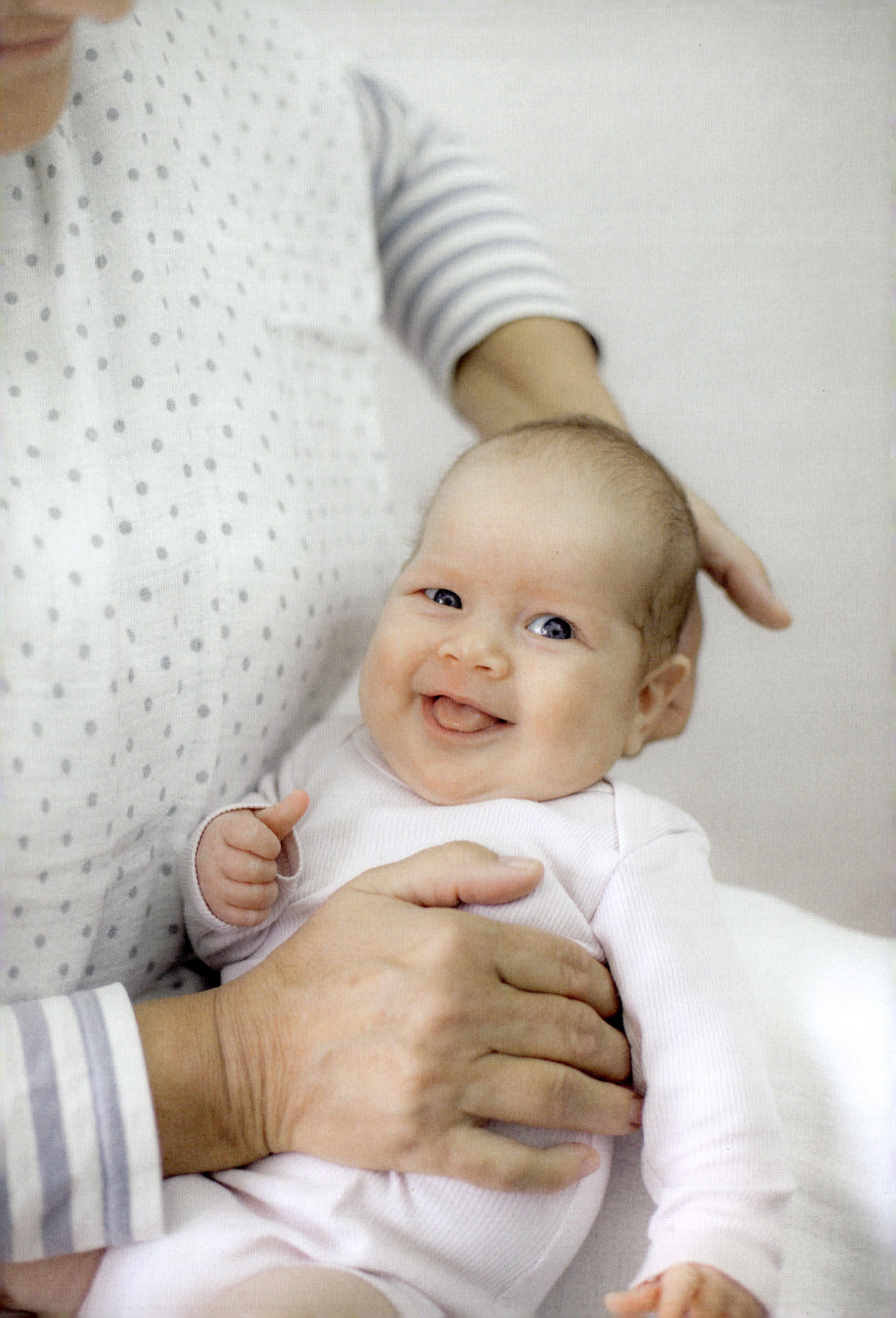

KAPITEL 4

Oh je, Bauchweh!

Dieses Kapitel hilft Ihnen zu erkennen,
ob Ihr Baby wegen Koliken – ja, es gibt sie! –
weint und ob eine Allergie hinter seinem Bauchweh
oder Durchfall steckt. Sie lernen die besten
natürlichen Mittel kennen, die dabei helfen.
Und was sich gegen Verstopfung tun lässt.

Dreimonatskoliken

»Mein Sohn Oskar kam vor acht Wochen auf die Welt und bereitet uns Sorgen mit seinen Bauchkrämpfen, begleitet von schrecklichen Schreiattacken. Er war eine Glockengeburt, pupst ganz viel, drückt ständig, überstreckt sich. Zwei Besuche bei Kinderärzten und die Hebamme konnten uns bisher nicht weiterhelfen. Die letzte Nacht war wieder schlimm, wir haben kaum geschlafen. Er bekam bisher Nux vomica und Kümmelzäpfchen.«

»Vor fünf Wochen ist unsere Tochter Philippa per Kaiserschnitt auf die Welt gekommen. Ich bin sehr froh, dass ich sie von Anfang an voll stillen kann. Seit einer Woche wird sie nach jedem Trinken unruhig, weint und zieht ihre Beine an. Man merkt, dass ihr Bauch hart wird und sie mit kolikartigen Blähungen kämpft. Wir haben schon so viel ausprobiert: Wärme, Massage, Blähungstropfen … es ändert nichts.«

Die ersten drei Monate sind eine einmalige Zeit im Leben. Ganz passend nennt man sie auch »das vierte Drittel der Schwangerschaft«, was ausdrückt, dass Vieles im Organismus des Babys sozusagen noch im Prozess ist, auf die Welt zu kommen. Sicher haben Sie die Aussage schon einmal gehört, dass wir Menschen eigentlich drei Monate zu früh geboren werden.

Nie wieder im Leben müssen sich Herz und Kreislauf, Nerven- und Hormonsystem und nicht zuletzt auch der Verdauungstrakt in dieser komplexen Weise an völlig neue Bedingungen anpassen. Am Ende des dritten Monats ist es normalerweise geschafft – mit einem oft deutlich zu bemerkenden Ent-wicklungsschub, von dem Säuglingsforscher sagen, dass ein Baby erst danach wirklich reif ist für die Welt.

Diese physiologische Unreife drückt sich individuell verschieden aus, aber am meisten dort, wo das Nerven- und Hormonsystem eine große Rolle spielen. So wie im Bauch. Dort regiert sogar ein fast eigenständiges Nervensystem.

Das »Gehirn« im Bauch

Die Wissenschaft nennt es unser zweites Gehirn: das enterische Nervensystem, ENS. Umfangreiche Nervengeflechte, die teils in die Darmwand eingebettet sind, teils unter-

und innerhalb der Darmschleimhaut liegen, bilden dieses »Bauchhirn«. Es beeinflusst die Verfassung des Babys mehr, als man meint.

Generell spüren wir Wohlbefinden und Unbehagen, Angst und Leid stark im Bauch. Dass sich unsere Darmgesundheit ebenso auf unsere Stimmungslage auswirkt wie umgekehrt, ist mittlerweile auch molekular bestätigt. Neben Hormonen wie Dopamin und Endorphinen werden im Verdauungstrakt immerhin 95 Prozent des Botenstoffs Serotonin gebildet, der für gute Stimmung sorgt. Ein Mangel daran führt zu innerer Unruhe und Nervosität. Natürlich stehen Kopf- und Bauchhirn, ZNS und ENS, in permanenter Verbindung, aber das Nervenzentrum im Bauch schickt wesentlich mehr Informationen an den Kopf als umgekehrt. Unser Kopf hört also ganz gut auf den Bauch.

Die Aufgabe des Bauchhirns besteht in erster Linie darin, die komplexen Verdauungsvorgänge sowie die Darmmotorik zu steuern. Seine Nervenzellen können eigenständig die Verdauungsmuskulatur aktivieren oder hemmen. Sie können wahrnehmen, aufnehmen und sogar Erinnerungen speichern. Die 100 Millionen Nervenzellen des ENS werden durch spezielle Fettsäuren genährt, welche die gesunden Darmbakterien aus vielfältigen Zuckerstoffen – die Muttermilch enthält davon etwa 200 verschiedene – bilden. Das ist eine der wichtigen Aufgaben einer guten Bakterienflora im Darm.

Die Darmflora

Die Entwicklung der Darmflora beginnt ab dem Moment, in dem sich die Fruchtblase öffnet. Schon während der Geburt breitet sich im Verdauungstrakt des Babys eine bunte Bakteriengesellschaft aus. Die ersten Keime nutzen ihren Vorsprung, besetzen ihr Territorium und lassen später kommenden Mikroorganismen möglichst wenig Raum. Das ist von der Natur so vorgesehen, weil es bei einer normalen Geburt die vertrauten Keime seiner Mutter sind, denen das Neugeborene als Erstes begegnet. Diese vertrauten Keime erschweren sofort fremden, potenziell eher gefährlichen Mikroben den Zutritt. Idealerweise kommt das Baby mit mütterlichen Bakterien übersät auf die Welt.

Zum Beispiel all die guten Milchsäurebakterien, die bei der normalen Geburt auf das Baby übergehen, während es durch den sogenannten Geburtskanal, Mamas Vagina, schlüpft. Sie sind so wichtig für die gesunde Darmflora und somit auch für das Immunsystem – immerhin sind siebzig Prozent unserer Immunabwehr im Darm angesiedelt –, dass man heute bei Kaiserschnittgeburten damit experimentiert, diese guten Bakterien dem Baby in den ersten Sekunden seines Lebens mit einem Tampon nahezubringen, den Mama vorher getragen hat. Das soll gegen die bekannte höhere Anfälligkeit von Kaiserschnittkindern für Allergien, Asthma, Diabetes etc. helfen.

So zuträglich sind Mamas Milchsäurebakterien für Babys Gesundheit und Wohlbefinden, dass es sie sogar noch über die Muttermilch geliefert bekommt. Durch diese vielen Lactobacillen und Bifidobakterien besitzen gestillte Babys eine andere Darmflora als nicht gestillte, welche darum schon in den ersten Monaten leider viel häufiger Magen-Darm- und Atemwegs-Infektionen bekommen. Auch andere wohltuende Bakterien gelangen aus Mamas Darm über ihre Lymphbahnen in ihre Brustdrüse, von dort in die Milch und damit in Babys Darm. Hier schützen sie es vor Durchfallerregern, entschärfen Giftstoffe und regulieren seine verschiedenen Immunfunktionen.

Die Muttermilch liefert den Darmbakterien als Nahrung zahlreiche, bisher unnachahmliche Zuckerstoffe, »Humane Milch-Oligosaccharide«. Die Bakterien stärken sich nicht nur daran, sie machen daraus auch gesunde Fettsäuren, von denen das vielschichtige Nervensystem des Darms profitiert. Die Fülle an Oligosacchariden in der Muttermilch ist einzigartig. Kuhmilch und somit auch Säuglingsmilchpulver, das ja aus Kuhmilch hergestellt wird, enthält davon nur Spuren. Deshalb setzen Hersteller dem Milchpulver diverse Präbiotika und Probiotika zu, ebenso wie Fettsäuren, sogenannte LC-PUFAs, um die Milch im Fläschchen so gut wie nur möglich zu machen, obwohl Forscher davor warnen: Die Wirkungen seien noch nicht erwiesen und könnten auch negativ sein. Eltern, die auf das Fläschchen angewiesen sind, sollten lieber Milchpulver ohne solche Zusätze wählen.

Heilsame Bakterien

Eine gesunde Symbiose der Mikroorganismen im Darm ist Voraussetzung für unser Wohlbefinden, ganz besonders beim Baby. Doch wenn ein Baby nicht vaginal zur Welt kommen konnte, beziehungsweise wenn es nicht gestillt werden kann, entwickelt sich seine Darmflora zunächst nicht auf einer optimalen Basis. Hier liegt häufig das Problem bei Dreimonatskoliken.

Außerdem darf man davon ausgehen, dass das mikrobielle Gleichgewicht gestört ist, wenn bereits Antibiotikagaben erforderlich waren, oder wenn Mama während der Schwangerschaft mit einer mikrobiellen Dysbiose zu kämpfen hatte, beispielsweise Scheidenpilzbeschwerden (Vaginalmykose), oder sie Antibiotika einnehmen musste, sodass ihr Mikrobiom während der Geburt und danach selbst nicht im Gleichgewicht ist.

In solchen und ähnlichen Fällen ist bei Dreimonatskoliken eine mikrobiologische Therapie sinnvoll, bei der das Baby Probiotika als Nahrungsergänzungsmittel erhält. Die meisten dieser Mittel – so wie SymbioLact oder LactoBiogen-Kinder – werden für die Einnahme in einem Glas Wasser aufgelöst und eignen sich dadurch nicht für ein Neugeborenes, sind aber für größere Kinder und Erwachsene nach einer Antibiotika-Einnahme hilfreich. Unter den geeigneten Produkten wird die Kinderärztin das passende verordnen, zum Beispiel:

Antibiotika sind bei bedrohlichen Infektionen ein Segen. Dass sie neben den krankmachenden Bakterien auch nützliche abtöten, ist dann ein notwendiges Übel. Beim ersten Mal regeneriert sich die Darmflora innerhalb von ca. vier Wochen, nach zeitnah wiederholter Antibiose kann es aber schon mehr als sechs Monate dauern. In dieser Zeit ist das Immunsystem geschwächt. Vermutlich bedingen wiederholte Antibiosen in den ersten Lebensjahren auch Immunstörungen wie Allergien oder Asthma.

Probiotika sind – wie der Name sagt – das Gegenteil von Antibiotika. Es sind zum Beispiel Lebensmittel mit lebenden, aktiven Milchsäurebakterien. Diese gehören traditionell zur Alltagskost in jeder Kultur als milchsauer vergorene Speisen – in unserer Tradition beispielsweise Sauerkraut und Joghurt, in Fernost Kimchi und Miso. Allerdings sind Milchsäurebakterien nicht hitzeresistent und überstehen keine Pasteurisierung. Es gibt sie auch als Nahrungsergänzungsmittel, die unter anderem nach einer Antibiose hilfreich sein können.

Präbiotika sind Bestandteile unserer Nahrung, die den gesunden Darmbakterien helfen, zu wachsen oder sich zu regenerieren. Das sind vor allem Saccharide wie Inulin und andere Zuckerarten, wie sie zum Beispiel vermehrt in Ballaststoffen enthalten sind. Darum sind diese so gut für unsere Darmgesundheit – außer im ersten Lebensjahr, in dem manche Ballaststoffe, wie diejenigen aus Vollkornprodukten, den Darm noch überfordern und die Aufnahme mancher Spurenelemente behindern würden.

- BiGaia – enthält das lebende Milchsäurebakterium *Lactobacillus reuteri* DSM 17 938, in gebrauchsfertiger Tropfenform *(www. paedia.de)*.

- Symbioflor®2 – enthält ein Bakterienkonzentrat mit Escherichia coli in gebrauchsfertiger Tropfenform *(www.Symbiopharm.de)*.

So äußern sich Koliken

Ein Baby mit Dreimonatskoliken wird während der Verdauung von Schreiattacken geplagt. Weil das Baby in Abständen rund um die Uhr Mahlzeiten hat, kommen auch Koliken in Abständen rund um die Uhr, immer eine gewisse Zeit nach der Mahlzeit. Koliken sind Krämpfe der Darmmuskulatur. Ich vermute, dass Babys oft schon bei einer starken Darm-Peristaltik schreien, weil sie dieses packende Gefühl im Bauch noch nicht kennen und es sie ängstigt.

Peristaltik nennt man die rhythmischen Kontraktionswellen der glatten Muskulatur von Hohlorganen – kommt Ihnen bekannt vor? Ja natürlich, Sie kennen das von der Gebärmuttermuskulatur! Deren rhythmische Kontraktionswellen nennt man Wehen. Schon in der Schwangerschaft wurde der Bauch immer wieder einmal ganz hart, weil die Gebärmutter kontrahierte. Genau dasselbe! Nur ist die Muskulatur der Gebärmutter nicht so fein wie die des Darms, zudem war die Gebärmutter bei der Geburt der größte Muskel im Körper – es war also eine ganz andere Intensität.

Aber die Eigenschaften sind dieselben: Eine Kontraktion baut sich relativ rasch auf, hält eine kleine Weile an, und vergeht dann genauso rasch wie sie gekommen ist. Das Baby schreit deshalb bei Koliken ziemlich unvermittelt ganz heftig los, es schreit in den höchsten Tönen weiter und hört ziemlich unvermittelt plötzlich wieder auf. Der Schmerz in seinem Bauch hat also einen plötzlichen Beginn, eine heftige Mitte, ein plötzliches Ende und eine vollkommen schmerzfreie Pause danach. In dieser ist es, als ob nichts gewesen wäre, bis die nächste Welle kommt. Oder das Baby weint in einem etwas anderen Ton noch weiter, weil es erschrocken ist und Angst hat. Genauso wie seine Mama, als sie noch nicht wusste, dass das, was sich da so stark macht in ih-

rem Bauch, gute Wehen sind. Und natürlich ist diese Darmaktivität meistens mit Blähungen verbunden und damit, dass das Baby heftig mit den Beinchen strampelt.

»Keine Angst, es ist nur die Verdauung«

Das heftige Schreien muss nicht heißen, dass das Baby irrsinnige Schmerzen hat – sie werden nur dadurch verstärkt empfunden, dass sie noch so fremd und unheimlich sind. Darmbewegungen in dieser Intensität hat das Baby vorher nie gehabt. Und das mitten im Körper! Der Bauch ist der größte Teil von Babys Körper. Wenn der auf einmal immer wieder so heftig rumort, macht das Angst!

Umso hilfreicher ist es, wenn die Eltern keine Angst haben, sondern verstehen, was los ist: Verdauung, nichts weiter. Genau wie bei der Geburt also ein »gesunder Schmerz«. Ohne die Peristaltik ginge im Darm nichts voran. Sagen Sie das Ihrem Baby! Sagen Sie ihm: »Hab keine Angst, mein Kleines. Schau, wir nennen das Verdauung, das gehört zum Leben auf Erden dazu. Es tut dir nichts. Ich bin ja bei dir.« Damit schenken Sie ihm Halt und Zuversicht.

Wohltaten bei Blähungen

Neben Dreimonatskoliken gibt es natürlich auch Blähungen und Koliken, die nicht wochenlang, sondern zum Beispiel nur an

Von Dreimonatskoliken wird oft gesagt, es gäbe sie gar nicht, sie hießen nur so: »Dein Baby schreit nicht, weil es Koliken hat, sondern es hat Koliken, weil es schreit«. Ja, Babys können auch Luft schlucken, wenn sie stark schreien, dann bekommen sie auch davon Bauchweh.

Als Eltern können Sie es ganz einfach beobachten: Wenn Koliken erst vom Schreien kommen, plagen sie das Baby natürlich nicht von Anfang an, sondern erst, nachdem es schon eine ganze Weile ohne Blähungen geschrien hat. Dann steckt eine andere der verschiedenen Ursachen dahinter, die im ersten Kapitel beschrieben sind. Dort lesen Sie (im Abschnitt »Regulationsstörungen: Das Schreibaby-Syndrom«) auch, wie es einem »Schreibaby« geht, das von Regulationsstörungen geplagt wird, und sehen den Unterschied zu Dreimonatskoliken. Diese Begriffe werden meistens in einen Topf geworfen, als sei beim Schreien alles dasselbe. Ist es aber nicht. Ein Baby hat immer einen ganz bestimmten Grund, wenn es schreit. Wenn es möglich ist, ihn zu erkennen, wird man eher die richtige Hilfe geben konnen.

hektischen Tagen oder nach einer Abkühlung ein Thema sind. Folgendes tut grundsätzlich gut:

• Gute Bäuerchen. Sorgen Sie dafür, dass das Baby in Ruhe trinken kann und legen Sie es sich anschließend für etwa zwanzig Minuten auf die Schulter, damit es gründlich Bäuerchen macht. Gehen Sie dabei hin und her oder setzen Sie sich auf einen Pezziball. Die leichte Auf- und Ab-Bewegung ist bei vollem Magen besonders angenehm fürs Baby. Übrigens auch während Schreiattacken. Nachts erübrigen sich Bäuerchen oft: Wenn das Baby entspannt weiterschläft, braucht es nicht aufzustoßen.

• Direkte Wärme. Wirkt immer krampflösend. Legen Sie schon zu Beginn der Mahlzeiten ein warmes Kirschkernkissen auf Babys Bauch. Wickeln und baden Sie es nur unter dem Wärmestrahler: Abkühlung führt in den ersten Monaten zu Koliken, weil sie die Oberflächenspannung verstärkt. Zu Hause wie unterwegs geht das Aufwärmen ganz rasch mit Gel-Wärmepads (üblich beim Wintersport) auf dem Bäuchlein, am besten im bauchwärmenden Fliegergriff: Das Kind liegt bäuchlings auf Ihrem Unterarm, das Köpfchen in Ihrer Ellbogenbeuge.

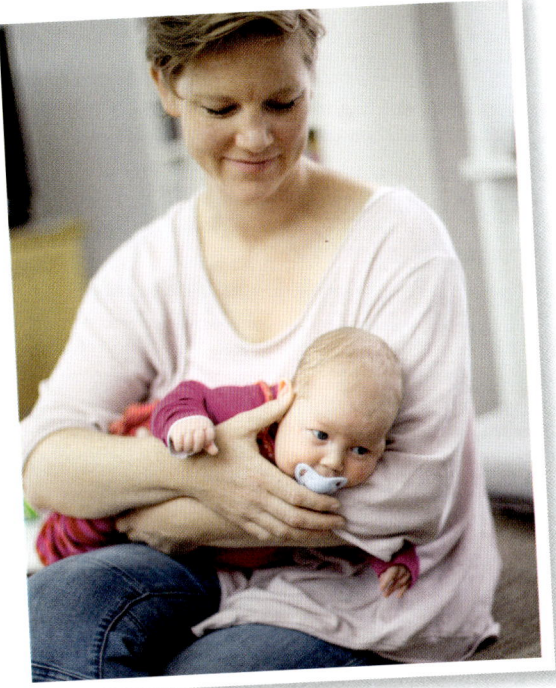

◀ Im Fliegergriff entspannt sich Babys Bäuchlein durch die Wärme Ihrer Hand.

wenig zerdrücken, damit ihre wirksamen Öle aufgeschlossen werden, und sofort danach in ¼ l Wasser einmal kurz aufkochen. Bedeckt 10 Min. ziehen lassen, abseihen.

● **Sanfte Bauchmassage** unter der Wärmelampe: Streicheln Sie beim Wickeln in ruhigen, kreisenden Bewegungen etwas Bäuchlein-Öl oder **Melissen-Öl** (Wala) im Uhrzeigersinn um den Bauchnabel. Melissenduft soll sogar die Serotoninbildung steigern. Auch reines **Johanniskraut-Öl** wirkt durchwärmend. Ziehen Sie die Kreise zuerst größer, dann wieder kleiner, am Ende legen Sie Ihre warme Hand einige Sekunden auf die Bauchmitte. Gut geeignet auch bei Kleinkindern, die auf alles Mögliche mit Bauchweh reagieren.

● **Vitamin D-Öl.** Viele Babys leiden nur unter Blähungen, solange sie Vitamin D in Tablettenform bekommen.

● **Carum-carvi-Zäpfchen** (Carum carvi ist der botanische Name von Kümmel): täglich ein- bis zweimal ein halbes Zäpfchen, die den Darm entspannende Wirkung entfaltet sich im Laufe der Woche.

● **Fenchel-Anis-Tee.** Kann bei der Fläschchen-Zubereitung anstelle von Wasser hergenommen werden, Stillbabys bekommen nach jeder Mahlzeit zwei Teelöffelchen davon und Mama trinkt täglich 3 bis 4 Tassen. Die beste Zubereitung: ½ TL der Samen ein

● **Pups-Yoga**: Drücken Sie die angewinkelten Beinchen Ihres Babys mit der flachen Hand nacheinander weich an seinen Bauch – ganz genau so, wie Sie es auf dem folgenden Foto sehen. Legen Sie dann eine Hand mittig auf seine beiden Beinchen und die andere unter seinen Po. So kreisen Sie nun Babys Becken langsam und achtsam ganz leicht im Uhrzeigersinn – das treibt die »Winde« aus, wie Sie vielleicht gleich hören werden. Wichtig: Keine Kraft anwenden. Diese Yogaübung ist für das Baby sehr angenehm.

Sab simplex und Lefax haben bei Koliken keine Wirkung, können aber bei Blähungen nach dem Fläschchen helfen. Diese Entschäumungsmittel lösen kleine Luftbläschen auf, die zum Beispiel beim Anschütteln von Milchpulver entstehen. Neben chemischen Wirkstoffen stecken sie voller künstlicher Aromen, ungesunder Citronensäure und verschiedener Süßstoffe.

Ihr Baby beruhigt sich aber immer so rasch durch ein paar Tropfen Sab auf dem Schnuller? Das kommt vom enthaltenen Süßstoff und würde ohne die ganze Chemie mit etwas aufgelöstem Traubenzucker genauso gut klappen.

● Osteopathie kann sehr guttun und ist vor allem dann angezeigt, wenn Koliken mit Begleitsymptomen einhergehen – wenn ein Baby zum Beispiel viel spuckt, sein Köpfchen immer zur selben Seite dreht (siehe im Kapitel 2 den Abschnitt »Das Baby schläft nur auf der Lieblingsseite«) oder sich dauernd seltsam überstreckt. Manchmal finden die professionellen Hände eine Blockade, beispielsweise im unteren Rückenbereich, die für die Verdauungsprobleme verantwortlich ist und sich lösen lässt. Zu Hause kann die Osteopathische Selbsthilfe zur Leberstärkung angewendet werden – siehe den Abschnitt »Neugeborenen-Gelbsucht« in Kapitel 5 – ebenso wie die Osteopathische Selbsthilfe zur Entspannung, die im Abschnitt »Tagsüber gut schlafen« in Kapitel 2 beschrieben ist.

Wann zum Arzt?

Wenn bei akuten Bauchschmerzen folgende Symptome auftreten, sind das Alarmzeichen, bei denen sofort die Kinderarztpraxis zu kontaktieren oder der Notarzt zu rufen ist: Schweißausbrüche und Blässe bei anhaltend schrillem Schreien oder Wimmern, Nahrungsverweigerung, Krümmen, Erbrechen, aufgeblähte und berührungsempfindliche Bauchdecke, Blähungs- und Stuhlverhalt.

▶ Pups-Yoga vertreibt Blähungen.

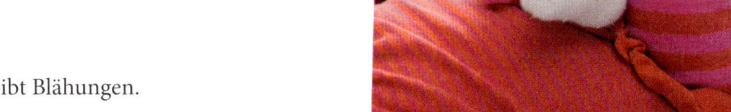

Homöopathie: Meine drei wichtigsten Mittel bei Blähungskoliken

Alles Wichtige zu den Einnahmeregeln finden Sie im Anhang.

● Lycopodium C 12

Das Baby muss ganz oft pupsen und fühlt sich danach immer nur kurz besser. Mama stellt fest, dass es schlimmer ist, wenn sie Kuhmilch, Hülsenfrüchte oder Kohlgemüse genossen hat (obwohl Forscher sagen, das sei unmöglich). Starkes Bauchweh vor, während und nach dem Stuhlgang. Neigung zu anhaltender Verstopfung. Heißhunger, aber schnell satt. Oft blasses Gesicht mit Augenringen. Alle Beschwerden verschlimmern sich zwischen ca. 16 und 20 Uhr – doch Vorsicht: Das allein verführt oft zur Wahl dieses Mittels, das dann genauso oft nicht hilft, weil Babys in den ersten Monaten entwicklungstypisch zu dieser Tageszeit unruhiger sind als sonst. Lesen Sie mehr zur Mittelwahl unter »Was ist Homöopathie?« im Anhang. *2- bis 3-mal täglich 3 Globuli.*

● Nux vomica D 12

Blähungskoliken, die nach Reizüberflutung auftreten oder wenn die kleine Leber des Babys, das Entgiftungsorgan, mit vielen Medikamenten fertig werden muss, die rund um die Geburt notwendig waren oder immer noch nötig sind. Ganz häufig drückt das Baby, als hätte es Stuhlgang, aber dann ist doch wieder nichts in der Windel. Es wirkt ruhelos und reagiert nervös und zappelig auf neue Sinneseindrücke, schreit laut und leicht wütend. *2- bis 3-mal täglich 3 Globuli vor dem Schlafen.*

● Belladonna/Chamomilla (Wala)

Krampfartige, plötzliche Bauchschmerzen. Heftige, starke und häufige Blähungen. Das Baby schreit laut und wirkt zornig, verletzt, empört. Nur Herumtragen hilft etwas und wird lautstark eingefordert. Große Unruhe. Neigung zu Durchfall. Tritt all dies nach traumatischer Geburt oder bei seelischer Belastung auf, wirkt eher Chamomilla Cupro culta Radix (Weleda).

3-mal täglich 3 bis 5 Tropfen vor dem Stillen.

Was und wie viel ist heute in der Windel?

Hat das Baby an der Brust genug getrunken, nimmt es überhaupt genug zu sich und behält es genug bei sich, wenn es zum Beispiel sehr viel spuckt – die Antwort auf solche Fragen lässt sich als erstes in seinen Windeln finden: Was unten rauskommt, ist oben reingegangen. Babys Ausscheidungen, Urin und Stuhl, lassen täglich erkennen, ob es genügend Muttermilch getrunken hat.

Wie oft sind die Windeln nass ...

Dass Ihr Baby genug Milch trinkt, zeigt sein Pipi. Es ist dann geruchlos und farblos, allenfalls hat es die Farbe von hellem Weißwein, und macht innerhalb von 24 Stunden fünf bis sechs Wegwerfwindeln ordentlich nass beziehungsweise schwer, oder sechs bis acht Stoffwindeln, da diese weniger Flüssigkeit speichern und deshalb öfter zu wechseln sind. Die jeweilige Urinmenge pro Windel entspricht ca. 6 EL beziehungsweise 50 bis 75 ml Wasser. Nur während der Kolostrum-Phase in den ersten Lebenstagen produziert ein ausreichend trinkendes Baby weniger Urin. Am ersten und zweiten Lebenstag machen Babys meistens nur je ein bis zwei Windeln nass. Das nimmt bis zum Milcheinschuss und danach rasch zu.

... und voll?

Mekonium, der erste Stuhl des Neugeborenen, ist noch kein Verdauungsprodukt, sondern hat sich vor der Geburt im Darm angesammelt, als dort noch keine Bakterien waren. Deshalb ist Mekonium geruchlos. Wegen seiner schwarz-grünlichen Farbe und zähklebrigen Konsistenz heißt es auch »Kindspech«. Es zeigt, dass das Baby genug Kolostrum bekommt, wenn das Mekonium innerhalb von 48 Stunden ausgeschieden ist, bei Frühchen kann es ein wenig länger dauern. Nach und nach zeigt sich dabei der Muttermilch-Stuhl.

In den ersten vier bis sechs Wochen haben gestillte Babys in jeder nassen Windel auch Stuhl, oder fast in jeder. Ein ausreichend trinkendes Baby hat in diesem Alter mindestens vier Stuhlgänge am Tag, von der Menge her mindestens jeweils einen Klecks in der Größe einer Zwei-Euro-Münze. Mehr Stuhl ist kein Problem, aber bei weniger stellt sich die Frage, ob das Kind genug getrunken hat.

Nach etwa sechs Wochen stellt sich der

Darm um, und die Häufigkeit der Stuhlgänge nimmt meistens ab. Oft fällt zunächst eine große Unregelmäßigkeit auf –
von 3-mal täglich bis 1-mal vierzehntägig –,
bevor sich die Stuhlfrequenz auf zwischen
2-mal täglich bis 2-mal pro Woche einpen-
delt, wie sie auch für größere Kinder und
Erwachsene normal ist. Bei gestillten Babys
gilt dann alles als normal zwischen 5-mal
täglich bis 1-mal pro Woche.

Muttermilch-Stuhl

Er ist musig bis flüssig, oft ein wenig schleimig, goldgelb oder senfgelb, mit hellen
Krümeln locker durchsetzt. Vorübergehend kann er auch einmal leicht grünlich
gefärbt sein. Überhaupt kann die Farbe va-
riieren, je nachdem, was Mama gegessen
hat, oder ob sie Eisentabletten einnimmt.
Der Geruch von Muttermilch-Stuhl ist angenehm, eine Mischung aus mildsäuerlich-
fruchtig-süß.

Stuhl bei Fläschchen-Ernährung

Bei Kindern, die Formula-Nahrung bekommen, sind die Bakterienstämme im
Darm etwas anders als bei gestillten Kindern, daher unterscheidet sich auch der
Windelinhalt. Die Konsistenz des Stuhls ist
die einer Creme oder Paste, er ist gelb bis
ocker oder bei HA-Nahrung auch grün gefärbt. Der Geruch ist schon eher stuhlartig.
Die Stuhlfrequenz beträgt anfangs 2- bis
3-mal täglich, nach dem zweiten Monat seltener.

Stuhl ab der Beikostphase

Je mehr feste Nahrung ein Baby zu sich
nimmt, desto mehr gleicht sich sein Stuhl
dem der Erwachsenen an. Er wird breiig bis
weich-geformt, bekommt eine braune Farbe und einen strengeren Geruch. Er enthält
anfangs oft noch Stückchen und Spuren
von dem, was das Baby zu sich genommen
hat.

Durchfall

Ein dünnflüssiger, oft auch schleimiger Stuhlgang, mehrmals täglich, gehört bei einem Baby, das noch ausschließlich Milch trinkt, in den Normalbereich. Die Konsistenz kann veränderlich sein. Es ist auch kein Alarmzeichen, wenn der Windelinhalt einmal eine hellere oder dunklere Farbe hat als sonst.

Das wichtigste Merkmal einer Durchfallerkrankung ist daher in dieser Phase der Geruch: Steckt eine infektiöse Durchfallerkrankung dahinter, riecht der Stuhl extrem unangenehm. Er riecht dann nicht nur ein wenig anders, mehr säuerlich oder süßlich als sonst – er riecht so, dass man sich die Nase zuhalten will. Und das Baby wirkt krank. Es quengelt sehr viel bis andauernd und will nur noch auf dem Arm sein – es fühlt sich nicht wohl. Wenn Sie meinen, seine Stirn sei wärmer als sonst, messen Sie ruhig mal Fieber (siehe Kapitel 5 unter »Die Heilkraft des Fiebers«).

In den ersten Lebensjahren stecken hinter akutem Durchfall nur selten verdorbene Lebensmittel oder Bakterien, normalerweise sind Viren die Auslöser. Bei größeren Kindern kommt natürlich auch seelischer Stress oder Aufregung in Frage. Doch bei eher anhaltendem Durchfall ist an eine Allergie oder Nahrungsmittelunverträglichkeit zu denken. Der häufigste Grund für

Durchfall im ersten Lebensjahr ist allerdings ein positiver: Ein neues Zähnchen kommt!

Hat sich das Kind etwas eingefangen?

Eine infektiöse Durchfallerkrankung wird meistens von Viren ausgelöst, selten von Bakterien. Das Norovirus hat von November bis März Saison, die Infektion dauert wenige Tage, beginnt plötzlich mit starkem Unwohlsein, der Durchfall wird oft von Erbrechen begleitet. Rotavirus-Infektionen sind am häufigsten zwischen Februar und April, dauern bis zu einer Woche, beginnen mit schlimmer werdendem Durchfall, zum Bauchweh kommen meist Übelkeit und Erbrechen, auch Husten und Fieber hinzu. Bakterielle Infektionen, wie Salmonellen, treten meist im Sommer auf, die Ansteckung geschieht über verunreinigte Speisen.

Wann zum Arzt?

Bringen Sie Ihr durchfallkrankes Kind umgehend in die Kinderarztpraxis oder auch in die Notfallambulanz einer Kinderklinik, wenn …

● … Ihr Kind jünger als sieben Monate ist

Setzen Sie 2 EL getrocknete Heidelbeeren mit ½ l kaltem Wasser auf den Herd und lassen Sie das 10 Minuten köcheln. Abseihen, abkühlen und 4 TL Traubenzucker und ½ TL Salz darin auflösen. Dies entspricht dem Zucker- und Salzgehalt einer Elektrolytlösung und kann für ein Baby vor der Beikost-Phase ohne Heidelbeeren zubereitet werden, also nur 4 EL Traubenzucker und ½ TL Salz in ½ l warmem Wasser auflösen.

oder weniger als 8 kg wiegt (besonders Frühgeborene).

• … Ihr Kind in 24 Stunden mehr als acht- bis zehnmal sehr viel wässrigen Durchfall hat.

• … Ihr Kind auch an unstillbarem Erbrechen leidet.

• … Ihr Kind auch hohes Fieber über 39,5 °C hat.

• … Ihr Kind sich auffällig verhält – apathisch, gereizt ist, schrill schreit, nichts trinkt und auch die Elektrolytlösung (siehe nächster Abschnitt) verweigert.

• … sich der Zustand Ihres Kindes trotz Gabe dieser Trinklösung verschlechtert.

• … Ihr Kind an blutigen Durchfällen leidet (mehr als einzelne Blutfäden).

• … Ihr Kind eine chronische Krankheit

hat, besonders wenn dabei Darm, Nieren oder Stoffwechsel betroffen sind.

• … wenn Sie sich überfordert fühlen oder unsicher sind.

Wohltaten bei akutem Durchfall

Die meisten Durchfallerkrankungen sind harmlos und vergehen innerhalb kurzer Zeit von selbst. Allerdings verliert das Kind viel Flüssigkeit – vor allem, wenn es auch erbricht. Je kleiner es noch ist, desto rascher muss die verlorene Menge an Wasser und Blutsalzen mit einer Trinklösung aus Natrium (Salz) und Glukose (Zucker), der sogenannten Elektrolytlösung, ersetzt werden – am besten sofort beginnen, nicht abwarten. Es gibt sie trinkfertig im richtigen Mischungsverhältnis in der Apotheke, im Notfall hat man die Zutaten aber auch im Haus (siehe Kasten »Durchfalltee«). Die Trinklösung kann gekühlt oder bei Zimmertemperatur gegeben werden. Faustregel bei bereits leichter Austrocknung, also sehr trockenem Mund, Durst und Unruhe: In den ersten drei bis vier Stunden braucht das Kind pro Kilogramm seines Körpergewichts 40 bis 50 ml Elektrolytlösung. Danach:

• **Geben Sie Ihrem Stillbaby** die Brust so häufig wie möglich, und zusätzlich nach jedem wässrigen Stuhl oder Erbrechen etwas Elektrolytlösung. Vorsichtig löffelchenweise damit beginnen und, wenn es kein Erbrechen auslöst, auf 50 bis 100 ml steigern.

• **Füttern Sie mit Fläschchen**, geben Sie die gewohnte Milch in normaler Konzentration. Die Deutsche Gesellschaft für Kinder- und Jugendmedizin e.V. (DGKJ) rät davon ab, die Milch zu verdünnen, wie es anderswo oft empfohlen wird. Zusätzlich nach jedem wässrigen Stuhl oder Erbrechen geben Sie etwas Elektrolytlösung. Vorsichtig löffelchenweise damit beginnen und – wenn es kein Erbrechen auslöst – auf 50 bis 100 ml steigern.

• **Auch dem Beikost-Baby und dem Kleinkind** geben Sie Elektrolytlösung oder lauwarmen Durchfalltee (siehe Kasten). Geben Sie zu Beginn alle zwei Minuten einen Teelöffel oder eine Pipette voll. Sobald ein größeres Kind damit 100 bis 200 ml genommen und bei sich behalten hat, kann es größere Mengen aus dem Becher oder der Flasche trinken, zum Beispiel 30 bis 50 ml alle 15 Minuten. Bei Appetit bieten Sie die gewohnte Ernährung an, aber schränken Sie stark zuckerhaltige Speisen oder Getränke ein. Günstig sind stärkehaltige kleine Mahlzeiten mit Reis, Kartoffeln, Brot oder Zwieback, gerne mit Fett, denn der Darm braucht Energie für seine Heilung. Cola-Getränke, Salzstangen und eine fettarme Ernährung über mehrere Tage werden von der Deutschen Gesellschaft für Kinder- und Jugendmedizin nicht empfohlen.

• **Ein infektiöser Durchfall dauert** meist noch zwei oder drei Tage an, in denen Ihr Kind reichlich Flüssigkeit braucht. Bei wässrigem Stuhl geben Sie auch weiterhin die Elektrolytlösung.

Hygiene, Hygiene!

Nützlich ist häufiges, gründliches Händewaschen mit Seife. Flächendesinfektion zu Hause macht nur Sinn mit einem viruswirksamen (!) Desinfektionsmittel. Nehmen Sie den Heißwaschgang in der Spül- und in der Waschmaschine.

KLEINER TIPP: DAS STÄRKT BABYS ABWEHRKRAFT

Warum wollen kranke Babys am liebsten nur noch ganz häufig an die Brust? Klar, Kuscheln tut so gut. Aber es gibt noch einen anderen Grund: Muttermilch verändert sich in Reaktion auf eine Erkrankung des Babys, sie enthält dann mehr Immunfaktoren. Damit reagiert Mamas Körper auf Mikroorganismen in Babys Speichel, die der Brust entsprechende Signale vermittelt haben.

Mütter fragen mich oft, ob sie weiterstillen dürfen, wenn sie selbst akut krank sind. Eindeutig ja, das ist äußerst sinnvoll! In der Muttermilch sind dann viel mehr von bestimmten Immunzellen enthalten, die das Baby davor schützen, ebenfalls krank zu werden.

Homöopathie: Meine vier wichtigsten Mittel
zur Begleitbehandlung bei akutem Durchfall

Alles Wichtige zu den Einnahmeregeln finden Sie im Anhang.

• **Aethusa C 12**

Heftig herausschießender, wässriger, auch grünlicher Stuhl. Heftiges Erbrechen. Schwäche und Erschöpfung. Geblähter, berührungsempfindlicher Bauch, verkrampfte Fäustchen, rotes Gesicht. Kein Durst. Unruhe, leidender Gesichtsausdruck, ruheloser Schlaf. *2-mal täglich 3 Globuli.*

• **Arsenicum album C 12**

Durchfall und Erbrechen aufgrund verdorbener oder nicht vertragener Speisen. Stuhl oft grünlich. Nachts wird der Durchfall häufig schlimmer. Das Kind ist blass, unruhig, schreit und möchte auf keinen Fall alleine sein. *2-mal täglich 3 Globuli.*

• **Veratrum album C 12**

Brechdurchfall mit Bauchkrämpfen, dem Kind ist sehr kalt, es ist sehr unruhig. *2-mal täglich 3 Globuli.*

• **Podophyllum C 12**

Der Durchfall ist sehr übelriechend, dünn und kommt mit Druck heraus, das Baby leidet unter Bauchkrämpfen. *2-mal täglich 3 Globuli.*

Steckt eine Allergie dahinter?

Verträgt das Baby die Milch etwa nicht? Oder den Getreidebrei? Lebensmittelallergien und -intoleranzen können Kinder von ganz klein auf plagen. Sie verursachen öfter Durchfall als Verstopfung, sind oft ein Grund für Bauchweh und können auch die Ursache von Hautausschlägen und weiteren Gesundheitsproblemen sein.

Wie weiß man, ob es sich um eine Allergie oder um eine Intoleranz handelt? Die Erfahrung ist hier wie da, dass etwas nicht vertragen wird. Bei der Allergie aber befinden sich Antikörper im Blut, bei der Intoleranz nicht. Sie wird deshalb auch Pseudoallergie genannt.

Laktoseintoleranz

Laktoseintoleranz bedeutet, dass Milchzucker nicht gut verdaut wird. Die Ursache ist ein Mangel des körpereigenen Enzyms Laktase, das im Dünndarm dafür zuständig ist, den Milchzucker, die Laktose, aufzuspalten. In der Säuglingszeit ist Laktoseunverträglichkeit unwahrscheinlich, denn dieses Enzym bildet der Körper gerade am Lebensanfang, wo Milch das Hauptnahrungsmittel ist, besonders reichlich. Eher tritt diese Intoleranz bei größeren Kindern und Erwachsenen auf, weil die Laktasebildung mit zunehmendem Alter abnimmt.

Durch den Mangel an Laktase gelangt der Milchzucker, die Laktose, ungenügend aufgespalten in den Dickdarm. Dort führt seine Verdauung zu den typischen Symptomen extremer Gasbildung: Völlegefühl und Koliken. Doch diese Symptome entstehen bei Babys auch aufgrund der noch unausgereiften Darmflora. Besteht zusätzlich anhaltender Durchfall bis hin zur Gedeihstörung, hat man Grund, eine Laktoseintoleranz auszutesten.

Eine stillende Mutter würde sich dafür zunächst selbst laktosefrei ernähren, siehe Eliminationsdiät (beschrieben drei Abschnitte weiter). Ansonsten könnte in Absprache mit der Kinderärztin ein Laktasepräparat aus der Apotheke der abgepumpten Muttermilch hinzugefügt werden. Diese ist auch in diesem Fall mit Sicherheit sehr viel gesünder als eine gekaufte Spezialnahrung.

Wird aber nicht gestillt, wäre für die Ernährung mit dem Fläschchen in Absprache mit der Kinderärztin eine laktosefreie Nahrung zu wählen. Die Ärztin kann bei verschiedenen Herstellerfirmen zunächst jeweils ein kostenfreies Diagnostikset anfordern.

Gut zu wissen: Laktoseintoleranz führt nicht zu Beschwerden der Haut oder der

Atemwege. Ihre Symptome beschränken sich auf den Darm und treten immer eine gewisse Zeit nach dem Trinken auf. Joghurt und Käse sowie laktosearme Milchprodukte werden bei Laktoseintoleranz normalerweise vertragen.

Milchallergie

Milchallergie ist eine immunologische Abwehrreaktion auf das Eiweiß in der Milch. Sie tritt am häufigsten bei Babys im ersten Lebensjahr auf, weil Kuhmilcheiweiß bei einer Ernährung mit dem Fläschchen das erste Lebensmittelallergen ist, mit dem Babys in Kontakt kommen. Das kann auch beim gestillten Baby schon durch ein einziges Fläschchen passieren, zum Beispiel durch nicht abgesprochene, routinemäßige Zufütterung im Kinderzimmer der Entbindungsklinik. Jedes normale Säuglingsmilchpulver wird auf Kuhmilchbasis hergestellt, und schon die kleinste Menge davon kann ein Baby auf Kuhmilcheiweiß sensibilisieren, vor allem bei familiär erhöhtem Allergierisiko. Die Sensibilisierung selbst fällt normalerweise nicht auf, es bilden sich dabei aber die Antikörper im Blut, durch die später irgendwann die allergische Reaktion auftritt.

Da Muttermilch kaum Fremdeiweiß enthält, kommt eine Kuhmilchallergie bei ausschließlich gestillten Babys, die nie etwas anderes bekommen haben, sehr selten vor. Es ist dann das Kuhmilcheiweiß aus der Ernährung der Mutter, das beim Kind zu Symptomen führt. Hier wird am besten mit einer Eliminationsdiät (siehe den übernächsten Abschnitt) ausgetestet, ob das Streichen aller Milchprodukte von Mamas Speiseplan für deutliche Linderung sorgt.

Bei der Ernährung mit dem Fläschchen ist selbst die normale HA-Nahrung für Babys mit Milchallergie nicht bekömmlich. Für sie muss entweder das Eiweiß in der Milch in noch kleinere Bestandteile zerlegt sein, oder sie brauchen kuhmilchfreie Säuglingsnahrung. Auch hier ist die einzige Möglichkeit, eine Allergie festzustellen, die Eliminationsdiät. Dafür kann die Kinderärztin unter den geeigneten Spezialnahrungen eine auswählen und von der Herstellerfirma ein kostenfreies Diagnostikset anfordern.

Gut zu wissen: Die Symptome der Milchallergie treten sowohl unmittelbar nach dem Trinken auf als auch später. Im ersten Jahr sind vor allem die Verdauungsorgane und die Haut davon betroffen. Im Magen-Darm-Trakt verursacht Milchallergie zum Beispiel schwere Koliken, anhaltenden Durchfall mit Gedeihstörung oder die Refluxkrankheit (siehe in Kapitel 3 den Abschnitt »Mein Baby spuckt so viel – Spucken, Erbrechen, Reflux«). Auf der Haut verursacht sie Ausschlag bis hin zu Neurodermitis, in den Atemwegen kann sie der Grund für allergischen Schnupfen etc. bis hin zu Asthma sein. Zu ihren Allgemeinsymptomen zählen anhaltende Unruhe bis hin zu Schreiattacken.

Gluten-Intoleranz

Gluten ist ein Getreideeiweiß-Bestandteil, der bei immer mehr Menschen eine Pseudoallergie hervorruft. Die Zahl der Kinder mit der genetisch bedingten Variante, der Autoimmunkrankheit Zöliakie, ist in den vergangenen fünfzig Jahren um 400 Prozent gestiegen! Dabei spielen offenbar spezielle, gentechnisch manipulierte Getreidezüchtungen eine Rolle, die heute vierzig Prozent mehr Eiweiß enthalten als noch vor fünfzig Jahren. Gluten kommt in den meisten gängigen Getreidesorten vor und steckt somit in allen herkömmlichen Backwaren, Nudeln, Pizzas sowie vielen Fertigprodukten.

Bei jeder Form von Gluten-Unverträglichkeit leidet die Schleimhaut des Dünndarms, die typischen Symptome zeigen sich schon bei Babys als Bauchschmerzen, Durchfall, Erbrechen und – infolge der mangelnden Nährstoffverwertung – als schlechtes Gedeihen. Doch schon bei Kleinkindern gibt es auch verschleierte Symptome, ähnlich des Reizdarm-Syndroms mit Kopfschmerzen, Appetitmangel, häufigen Infekten etc.

Sobald Gluten-Intoleranz als Ursache der Symptome feststeht, lassen sie sich durch eine strikt glutenfreie Ernährung zuverlässig vermeiden. Glutenfrei sind Reis, Hirse, Buchweizen, Amarant, Quinoa, Mais und Soja; glutenarm ist Hafer. In zahlreichen industriell hergestellten Produkten versteckt sich Gluten, es muss aber immer auf der Packung deklariert sein.

Die sicherste Möglichkeit, eine Gluten-Intoleranz festzustellen oder auszuschließen, ist die Eliminationsdiät in Form einer strikt glutenfreien Ernährung für die Dauer von einem Monat.

Gut zu wissen bei der Beikost-Einführung: Studien haben Hinweise darauf ergeben, dass die Einführung von kleinen Mengen glutenhaltiger Beikost unter dem Schutz des Stillens das Erkrankungsrisiko verringern kann. Insbesondere zur Verhütung von Zöliakie wird dies seither empfohlen. Allerdings hat nun eine neue Studie bei Zöliakie-Hochrisiko-Kindern keinerlei vorbeugende Wirkung dieser Einführungspraxis festgestellt.

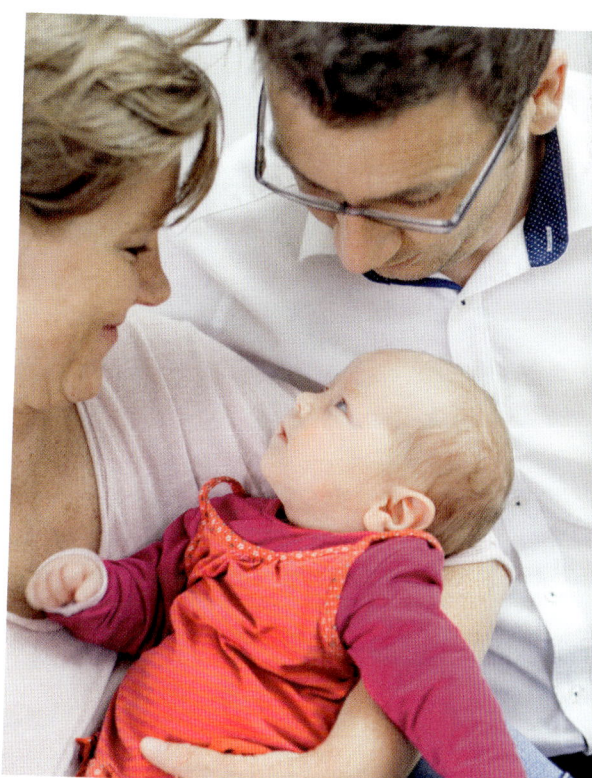

Die Eliminationsdiät

Die Eliminationsdiät ist nach derzeitigem wissenschaftlichen Stand die einzige Möglichkeit, zuverlässig herauszufinden, ob den Symptomen eine Nahrungsmittelunverträglichkeit – Allergie oder Pseudoallergie – zu Grunde liegt. Sowohl Haut- als auch Bluttests – letztere werden bei Säuglingen eher durchgeführt – sind dagegen nur bedingt aussagekräftig, sie geben immer nur einen Hinweis auf einen möglichen Auslöser und rechtfertigen alleine keine langfristige Diät. Bei einer Eliminationsdiät werden die verdächtigten Lebensmittel für den Zeitraum von mindestens zwei Wochen strikt aus der Ernährung gestrichen. Tritt durch den Verzicht keine Besserung auf, ist der Verdacht ausgeräumt und weiterer Verzicht unnötig. Verbessern sich die Symptome allerdings, besteht nun ein berechtigter Verdacht.

Weil kleine Babys sich so rasant entwickeln und im Zeitraum von zwei Wochen oft viel geschieht, was ebenfalls eine Ursache für die Veränderung sein könnte, empfehle ich im Falle einer Besserung, das verdächtigte Lebensmittel wieder zu essen. Stellen sich dann rasch wieder Symptome ein und vergehen diese beim erneuten Verzicht wiederum, halte ich die Auskunft für zuverlässig: Das Lebensmittel ist aus der Ernährung zu streichen.

Für wie lange – das ist die Frage. Man könnte alle drei bis sechs oder mehr Monate wieder testen, ob die Unverträglichkeit noch besteht. Muss Mama Kuhmilch und -produkte komplett aus ihrer Ernährung streichen, empfehle ich für die Deckung des Kalzium-Bedarfs täglich ein paar Esslöffel Sesammus (Tahin) zu essen.

DIE LEBENSMITTELKENNZEICHNUNG FÜR ALLERGIKER

Zurzeit sind 14 Hauptallergene identifiziert und müssen EU-weit auch bei unverpackten oder in der Gastronomie angebotenen Lebensmitteln immer gekennzeichnet werden: Eier, Erdnüsse, Fisch, glutenhaltiges Getreide, Krebstiere, Lupinen, Milch, Nüsse (Schalenfrüchte), Sellerie, Senf, Sesamsamen, Soja, Schwefeldioxid/Sulfite und Weichtiere. Auch Lebensmittelzusatzstoffe müssen aufgeführt sein, sie verbergen sich hinter den E-Nummern: Farb- und Konservierungsstoffe, Antioxidanzien, Stabilisatoren, Emulgatoren. Anders als bei Lebensmitteln müssen allergene Inhaltsstoffe bei Kosmetikprodukten bisher nicht gekennzeichnet werden.

Oft gefragt zu Allergien

• *Hat unser Kind ein erhöhtes Risiko?*
Ein erhöhtes Allergierisiko besteht, wenn in der Familie geraucht wird, wenn bereits Eltern und/oder Geschwister eine Allergie haben und – unabhängig davon – auch bei erhöhten IgE- (Immunglobulin E-)Werten im Nabelschnurblut.

• *Kann man da etwas machen?*
Das Risiko vermindert sich natürlich in einer rauchfreien Umgebung. Außerdem ist es bei erhöhtem Risiko besonders gut, wenn ein Kind in den ersten mindestens vier bis sechs Monaten ausschließlich Muttermilch bekommt. Für Babys mit erhöhtem Risiko, die nicht gestillt werden, ist als Muttermilchersatz eine HA-Pre-Nahrung in den ersten vier Monaten etwas besser als normale Anfangsnahrung im Fläschchen.

• *Und wie ist es mit Beikost?*
Bei der Beikost kann im ersten Jahr auf Kuhmilch und -produkte verzichtet werden. Und auch Mama könnte sie während der Stillzeit weglassen, der Kalzium-Bedarf lässt sich sehr gut durch Sesammus (Tahin) decken. Es lässt sich leicht erkennen, ob das Baby ein Lebensmittel gut verträgt, wenn innerhalb einer Woche jeweils nur ein neues dazu kommt. Sollten Symptome auftreten, lassen sie sich, sofern sie mit dem Essen zu tun haben, auf dieses Lebensmittel zurückführen. Es wird dann sofort wieder abgesetzt und frühestens nach einem Monat wieder ausprobiert. Ansonsten gibt es übrigens bei der Einführung von Lebensmitteln in der Baby-Ernährung keine bestimmte Reihenfolge einzuhalten.

Verstopfung

Der ganz normale Stuhl kann beim Baby von einer extrem unterschiedlichen Konsistenz und Farbe und so unregelmäßig in der Windel sein, dass es Eltern in Sorge versetzt (siehe Kapitel »Was und wie viel ist heute in der Windel«). Die normale Frequenz bei gestillten Babys reicht von fünfmal täglich bis zu einmal in der Woche. Solange das Baby sich wohlfühlt und keine Beschwerden hat, ist praktisch nichts als »zu selten« anzusehen. Bei Fläschchen-Ernährung ist der Stuhl gleichmäßiger.

Nicht nur seltener Stuhlgang, auch zu harter Stuhl, dessen Ausscheidung anstrengend und schmerzhaft ist, gehört zu einer Definition von Verstopfung. Babys strengen sich oft beim Stuhlgang furchtbar an, bekommen einen roten Kopf und stöhnen laut – und dabei kommt dann ein ganz weicher Stuhl zum Vorschein. Was bedeutet das? Sie haben keine Verstopfung, sondern strengen sich so an, weil aufgrund unreifer Reflexe ihr Afterschließmuskel nicht richtig lockerlassen kann, während sich der Bauch anspannt. Eltern erzählen mir oft, dass ihr Baby sich da leichter tut, wenn sie es in einer sitzenden Haltung über die geöffnete Windel heben – »abhalten« nennen es Eltern, die die Windelfrei-Methode praktizieren. Das ist die ideale Körperhaltung für den Stuhlgang.

Ganz natürliche Gründe für seltenen Stuhlgang

Wenn ein gestilltes Baby regelmäßig nur alle zehn bis 14 Tage oder noch später Stuhlgang hat, dann wird oft gesagt, dass Muttermilch eben vollkommen verwertet werden könne und dass es bei einem gestillten Baby deshalb gar keine Verstopfung gebe. Ich verstehe allerdings die Verunsicherung gut, mit der manche Eltern daraufhin in meine Sprechstunde kommen, denn man muss sich ja fragen, warum denn der Körper die Muttermilch vollkommen verwerten würde. Er tut das ja nur, wenn er muss – und deshalb wirft ein so seltener Stuhl die berechtigte Frage auf, ob das Baby in diesem Fall überhaupt genug Milch trinkt. Dieser Frage gehe ich dann zusammen mit den Eltern nach. Das ist für alle Eltern in dieser Situation empfehlenswert: Besprechen Sie die Stillpraxis mit einer Fachfrau, wenn Ihr gestilltes Baby tatsächlich so wenig Stuhl produziert.

Etwas ganz anderes ist es aber – und das ist die weitaus häufigste Variante –, wenn ein Baby zwar selten Stuhlgang hat, dann aber jedes Mal eine riesige Portion in die Windel drückt. Die große Menge zeigt dann, dass eine ausreichende Menge Muttermilch ganz normal verdaut und auch entsprechend Stuhl gebildet wurde. Nur bleibt dieser lange im Enddarm, weil der Ausscheidereflex erst einsetzt, sobald eine riesige Menge auf den Reflexpunkt drückt. Auch hier hilft oft das Öffnen der Windel, weil die Luft am Anus den Reflex anregen kann. Ansonsten kann man den Schließmuskel von außen mit der nassen Kleinfingerkuppe sanft streicheln, oft löst das den Ausscheidereflex aus.

Tut sich ein Baby mit Fläschchen-Ernährung schwer mit dem Stuhl, hilft es oft, die Milchmarke zu wechseln.

Echte Verstopfung bei Einführung der Beikost

Echte Verstopfung tritt meistens zum ersten Mal bei der Beikost-Einführung auf, als Reaktion auf ein neues Nahrungsangebot. Wird da der Stuhl sehr fest und plagt sich das Baby mit der Ausscheidung, halte ich das für ein Zeichen, dass sein Magen-Darm-System von der Umstellung auf festere Kost noch überfordert ist. Ich rate dann nicht zu Milchzucker oder Klistieren und Zäpfchen, sondern dazu, den Milchanteil in Babys Ernährung noch einmal so weit zu erhöhen, dass sich sein Stuhl wieder normalisiert. Gemüse und Früchte können in der flüssigeren Form von Cremesuppen und Smoothies angeboten werden, wenn das Baby darauf Appetit hat.

Verstopfung im Kleinkindalter

Im Kleinkindalter jedoch leiden manche Kinder unter Verstopfung, bei der eine Ernährungsumstellung allein oft nicht hilft. Es können Änderungen im normalen Alltag sein, die eine Verstopfung auslösen: eine Reise mit ungewohntem Essen, eine Krankheit, eine psychische Belastung, ein Umzug, die Geburt eines Geschwisterchens etc. In diesem Alter härtet der Stuhl leicht ein, wenn er etwas länger im Darm bleibt, er formt dann Ballen, die schmerzhafte feine Einrisse in der Afterhaut verursachen. Dann entwickelt das Kind Angst vor dem Stuhlgang und hält den Stuhl zurück. Stuhl lässt sich durch Anspannen des Schließmuskels und der Beckenbodenmuskeln »verkneifen«, sodass der Stuhldrang nach wenigen Minuten wieder verschwindet, weil der Darm seinen Inhalt daraufhin ein Stück zurücktransportiert.

Hier sorgen Eltern am besten ganz schnell dafür, dass der Stuhl weich bleibt und sich eine schmerzhafte Ausscheidung möglichst nicht wiederholt. Dabei helfen Birnenmus oder Pflaumensaft, auch Sauerkraut(-saft). Auch liebevolle Bauchdeckenmassagen im Uhrzeigersinn können hilfreich sein. Ist das nicht ausreichend, kann die Kinderärztin Medikamente zum Weichhalten des Stuhls oder glycerolhaltige Zäpfchen verordnen. Dies beseitigt natürlich nicht die Ursache. Und wenn die sich nicht von selbst erledigt, würde ich zu einer homöopathischen Behandlung raten, bevor die Verstopfungsneigung anfängt, chronisch zu werden.

Übrigens: Bei einer Verstopfung kann es nicht zu einer Art »inneren Vergiftung« kommen, sie ist in diesem Sinne ungefährlich. Wichtig ist es, keinerlei Sauberkeitstraining zu versuchen, während die Verstopfung anhält.

In Behandlung:
»Schüchterner Stuhl«

So wie viele Kinder in ihrem Alter, hatte Anna Probleme mit ihrem »großen Geschäft«. Als ich sie kennenlernte, war sie drei Jahre alt, aber die Probleme waren nicht neu.

»Seit etwas über einem Jahr ist der Stuhl oft recht fest und manchmal sind es richtige Kügelchen. Aber auch wenn er weich ist, hat es Anna schwer damit. Sie braucht immer sehr lang. Und es geht nur daheim. Sie braucht dafür Ruhe und Zeit, es dauert. Und sie braucht dafür eine Windel, die wir extra zu diesem Zweck anlegen. Ohne Windel kommt nichts, so sehr sie es auch versucht.«

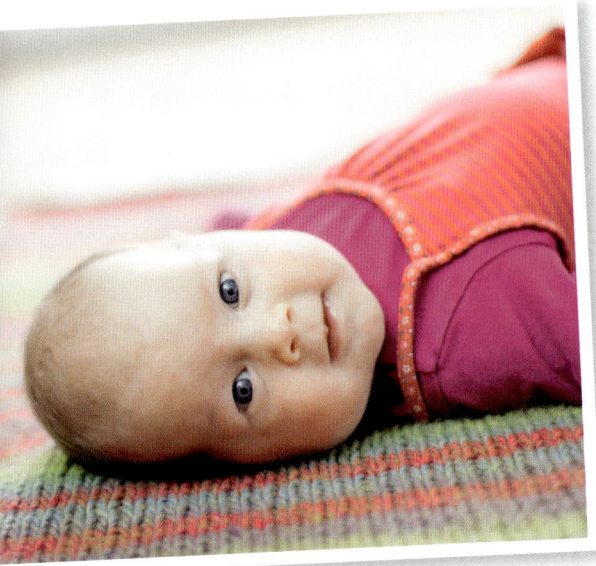

Solange Anna noch Windeln trug, hatte sie tagsüber in der Kinderkrippe Stuhlgang. Später bekam sie nur noch nachts eine Windel, in die machte sie morgens gemächlich ihren Stuhlgang. Seit acht Monaten geht sie in den Kindergarten und muss morgens früher aus dem Haus. Weil sie ihr nun jeden Morgen eine saubere und trockene Windel auszog, merkte ihre Mutter, dass Anna gar keine Windel mehr brauchte. Also hörten sie damit auf.

Jetzt, da Anna morgens keinen Stuhlgang mehr hat, fällt auf, dass sie das tagsüber im Kindergarten nicht nachholen kann. Sie sagt, sie habe dort auf dem Klo nicht genug Ruhe. Das ist aber kein Problem für sie, ihr Bedürfnis meldet sich erst, wenn sie wieder zu Hause ist, am Nachmittag oder am Abend. Dann verlangt Anna nach einer Windel, zieht sich zurück und darf nicht gestört werden. Manchmal versteckt sie sich hinter einer Gardine. Außer ihr und ihrer Mutter darf niemand im Haus sein, sonst hat sie nicht genug Ruhe. Selbst Papas Anwesenheit an den Wochenenden war problematisch, bis er gelernt hatte, so hinter seiner Zeitung zu verschwinden, dass er nichts anderes mehr wahrnimmt.

Das ist die Situation, unverändert seit mehr als einem halben Jahr. Wie wird es Anna gehen, fragen sich die Eltern, wenn sie den geplanten Wochenendausflug mit ihrer

Kindergruppe mitmacht? Ziemlich sicher hat sie dann zwei bis drei Tage lang keinen Stuhlgang – wird das ein Problem für sie, wird sie unter Bauchweh leiden? Daher nun die Frage: Könnte man Anna naturheilkundlich helfen?

Tatsächlich gibt es in der homöopathischen Materia medica ein Mittel namens Ambra, an das ich sofort denken muss, während ich Annas Mutter zuhöre. Es hilft bei dieser speziellen »Schüchternheit des Stuhls«, der nur zum Vorschein kommt, wenn niemand in der Nähe ist. Ich habe es in ähnlichen Fällen schon öfter mit Erfolg verordnet. Ob es auch Anna helfen könnte?

In der ausführlichen homöopathischen Anamnese stellt sich heraus, dass mehrere Symptome des Mittels Annas Symptomen ähnlich sind, und es auch auf ihre Konstitution passt. Anna ist nicht nur körperlich größer als viele ihrer Altersgenossinnen, sie ist auch geistig schon sehr weit und aktiv. Zu Hause eine kleine Plaudertasche, ist sie in der Außenwelt schüchtern und zurückhaltend. Auch bei mir brauchte sie lange, um aufzutauen.

Anna bekam Ambra in der Potenz C 200, eine einzelne Gabe.

Drei Tage danach hat sie das erste Mal ihren Stuhlgang ins Töpfchen gemacht – ohne Windel – und weitere drei Tage später ins Klo. Rasch und mühelos, bald sogar bei offener Toilettentür. Und dabei blieb es. Der Kindergartenausflug war gerettet!

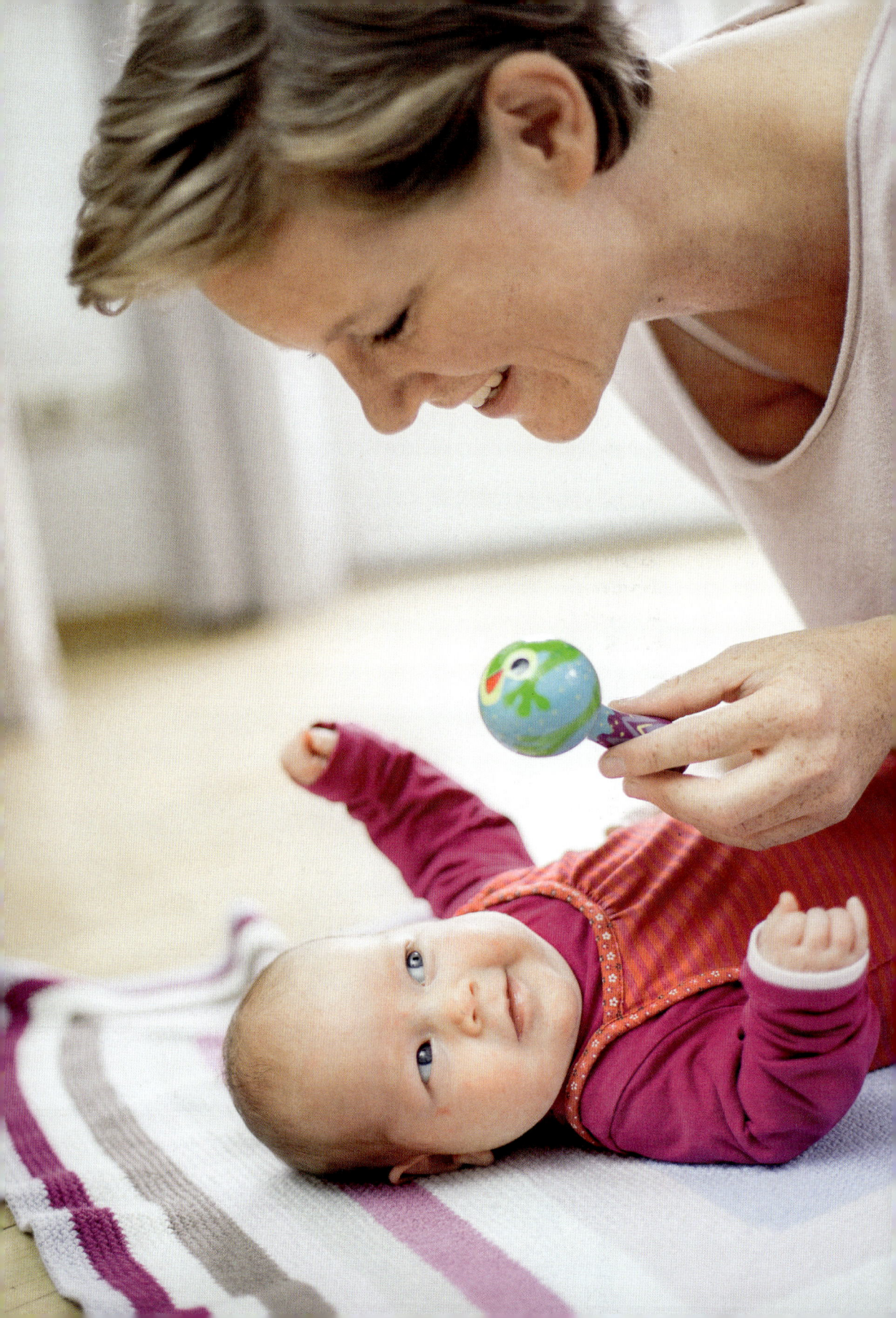

KAPITEL 5

Das kranke Baby

Hier erfahren Sie, wie Sie Ihr Kind entspannt und kompetent beim Zahnen und bei ersten Erkrankungen begleiten – und ihm dabei mit sanft wirksamen Mitteln der Naturheilkunde zuverlässig helfen. Damit sein Immunsystem jedes Mal ein wenig stärker wird! So fördern Sie seine Gesundheit.

Die Haut

Wo entsteht eigentlich dieser entzückende Babyduft? Babys Haut ist so rosig und seidig, dabei sind Babys sprichwörtlich dünnhäutig. Weder ist der schützende Fettfilm schon fertig, noch der natürliche Säureschutzmantel. Und das anfangs so zarte Unterhautfettgewebe bewahrt noch nicht vor Kälte. Auch die UV-Strahlen der Sonne würden Babys nackte Haut überfordern, weil braune Farbpigmente vorerst noch kaum gebildet werden. Für die Pflege bedeutet das »weniger ist mehr«: Zum Waschen und Baden – natürlich unter dem Wärmestrahler – genügt warmes Wasser, danach werden die vielen süßen Hautfalten besonders achtsam getrocknet und zum Schluss wird rundherum eine Minimenge Öl eingestreichelt – schon fertig. Der Windelbereich macht allerdings manchmal Sorgen, ebenso wie die vielen Flecken und Pusteln, welche sich anfangs auf der Haut entwickeln. Auf den folgenden Seiten lesen Sie, wie Sie ein Ekzem erkennen und richtig damit umgehen. Die Haut ist nun einmal von Anfang an ein wichtiges Stoffwechselorgan des Körpers. Das zeigt sich auch daran, dass sie gleich in der ersten Woche manchmal sehr gelb wird.

Neugeborenen-Gelbsucht

Bei etwa zwei von drei Neugeborenen kommt es während der ersten Lebenstage zu einer leichten Gelbfärbung von Haut und Augen. Schuld daran ist ein erhöhter Bilirubinspiegel im Blut (Serumbilirubin), der infolge der Anpassungsvorgänge nach der Geburt entsteht. Weil das Kind jetzt eigenständig atmet, werden viele Millionen roter Blutkörperchen überflüssig und ihr Abbau setzt den Farbstoff Bilirubin frei. Damit der mit dem Stuhl ausgeschieden werden kann, muss ihn die Leber zuerst umwandeln. Wenn das ein bisschen länger dauert, zeigt sich diese Neugeborenen-Gelbsucht, die normalerweise harmlos ist und keine Behandlung erfordert. Sie erreicht meist am fünften Lebenstag ihren Höhepunkt und ist nach zehn bis 14 Tagen überwunden, oder ein paar Wochen später. Der Bilirubin-Spiegel wird dabei mit Blutuntersuchungen beobachtet, weil sich heute sehr effizient vermeiden lässt, dass ein übermäßiger Anstieg dem zentralen Nervensystem schadet. Warum ein höherer Anstieg manchmal vorkommt, ist bis heute nicht geklärt, auch wenn begünstigende Faktoren bekannt sind. Dazu zählen unter anderem Frühgeburt, Blutgruppenunverträglichkeit, großer nachgeburtlicher Gewichtsverlust, verzögerte Mekonium-Ausscheidung (Neugeborenen-Stuhl). Generell verstärkt es häufig den Bilirubin-Anstieg, wenn ein Neugeborenes nicht gut und oft genug an der Brust trinkt, insbesondere nach einer Kaiserschnittgeburt.

Erste Maßnahmen

Sorgen Sie vor allem dafür, dass Ihr Neugeborenes von Anfang an viel Milch bekommt – noch bevor es gelb wird. Was außerdem von Anfang an hilft: Viel Tageslicht, das Baby ans helle Fenster legen, jedoch nicht an die pralle Sonne. Durch gleichmäßige Wärme die Leberfunktion unterstützen: nur unter einem Wärmestrahler wickeln, nicht baden. Alle unnötigen Reize (Besucherstress!) vermeiden.

Mehr Milch hilft noch mehr

Bilirubin-Werte (kurz: Bili-Werte) lassen sich effektiv senken, wenn Babys zusätzlich zum häufigen Stillen tagsüber alle paar Stunden ein Teelöffelchen Kolostrum erhalten, das mit der Milchfluss-Massage (beschrieben in Kapitel 3 im Abschnitt »Ein guter Start in die Stillzeit«) gewonnen wurde. Denn für die Überwindung der Gelbsucht ist es entscheidend, dass das Baby genug fett- und eiweißreiche Nahrung aufnimmt, womit das Bilirubin gebunden und so schnell wie möglich mit dem Mekonium ausgeschieden wird. Aus diesem Grund helfen Gaben von Tee, Glukose oder Wasser dabei nicht. Auch HA-Pre-Nahrung hilft, trägt jedoch das Risiko einer Allergie-Sensibilisierung (siehe Kapitel »Steckt eine Allergie dahinter?«). Bei einem schläfrigen oder trinkschwachen Baby ist die Zufüttermenge entsprechend zu erhöhen. Die Stillbeziehung wird durch das Zufüttern mit dem Löffelchen in dieser Situation nachweislich gefördert, vor allem, wenn die Fototherapie dadurch vermieden werden kann.

Blaulicht-Fototherapie

Eltern fragen mich oft, ab welchem Grenzwert die Lichttherapie notwendig ist. Diese fördert eine raschere Ausscheidung, wenn die Bili-Werte nicht im Rahmen bleiben. Und doch möchte man sie lieber vermeiden. Nicht nur wegen der möglichen Nebenwirkungen, sondern vor allem, weil die Inkubatorpflege den anfänglichen Kontakt zum Baby stört und dies umso mehr, wenn es ohne Mama in eine Kinderklinik verlegt werden muss.

Meine Antwort: Bitte vertrauen Sie in dieser Frage den behandelnden Ärzten. Es gibt keine für alle Babys gültige Zahl, aber bei reif geborenen Babys fängt man ab Bili-Werten von 18 bis 20 mg/dl im Alter von 72 Stunden mit Fototherapie an, und je früher das Baby geboren wurde, desto niedriger ist dieser Grenzwert. Man rechnet dann die aktuelle Schwangerschaftswoche minus 20 – bei Geburt in SSW 36 ergibt das 16 mg/dl. Besteht aber schon vor dem Alter von 72 Stunden ein hoher Wert, zieht man zusätzlich 2 mg / dl pro 24 h ab, um der Anstiegsdynamik zu begegnen. Wer selbst gut Bescheid wissen will, findet unter diesem Link die aktuelle Leitlinie: *www.awmf.org/ uploads/tx_szleitlinien* (Suchbegriff: »Bilirubin«).

In Behandlung: Hyperbilirubinämie

»Unsere kleine Leni kam vor vier Tagen in der SSW 34+6 per Kaiserschnitt zur Welt, weil ich Rhesus-negativ bin. Ihr Geburtsgewicht von 2950 g ging auf 2710 g runter. Ihr Bili-Wert war gestern 13,8, lag heute früh bei 12,7 und ist momentan bei 14,5! Sie bekommt seit gestern die komplette Fototherapie, mit zwei Lampen, Blanket, Alufolie. Bis heute früh hat sie mein Kolostrum bekommen, dann kam mein Milcheinschuss, aber weil das Bili wieder gestiegen ist, soll sie jetzt mit HA-Pre gefüttert werden. Wir haben aber in Ihrem Buch gelesen, dass gerade für Frühchen die Muttermilch so wertvoll ist! Können Sie uns helfen?«

Bei Leni kommen mehrere Faktoren zusammen, die einen Bilirubin-Anstieg begünstigen, da war die Fototherapie wohl unvermeidlich. Es stimmt, dass gerade Frühchen besonders von Muttermilch und insbesondere von Kolostrum profitieren. Letzteres wirkt auch abführend, das fördert die rasche Mekonium-Ausscheidung. Aber: In der Klinik verlässt man sich gern zur Sicherheit auf die Zufütterung von HA-Pre-Nahrung – und zwar aufgrund einer Statistik, die bei gestillten Babys leider höhere Bilirubin-Werte zeigt als bei Babys, die HA-Pre-Nahrung bekommen.

Wie kommt es wohl dazu? Ich vermute, dass es oft niemandem auffällt, wie wenig gestillte Babys manchmal in den allerersten Tagen an der Brust trinken. Kolostrum kann nur dann bei der raschen Mekonium-Ausscheidung helfen, wenn ausreichend davon getrunken wird.

In Lenis Situation halte ich es für das Beste, die Muttermilch fleißig abzupumpen und alles einzufrieren, was Leni gerade nicht gegeben werden kann. Meiner Erfahrung nach ist das Klinikpersonal meist sehr verständnisvoll und ermöglicht eine Muttermilchernährung so früh wie möglich.

Nachdem wir diese Zusammenhänge besprochen haben, zeige ich Lenis Eltern, wie sie Lenis Leberfunktion mit Osteopathie stärken können (siehe Kasten dazu im Folgenden). Außerdem bieten sich die homöopathischen Mittel Aconitum und Chelidonium für Leni an. Schon am nächsten Abend bekomme ich wunderbare Nachrichten von Lenis Mutter: »Sie hatte gerade ordentlich die Windel voll«. Und – dank der gebündelten Maßnahmen – einen deutlich gesunkenen Bili-Wert! Und so genießen die beiden schon wieder das ausgiebige Kuscheln und Stillen.

Homöopathie: Meine vier wichtigsten Mittel bei Neugeborenen-Gelbsucht

Alles Wichtige zu den Einnahmeregeln finden Sie im Anhang.

• Aconitum C 30

Der Bilirubin-Wert steigt rasch und stark an. Aconitum hilft bei der Überwindung von Schreck (Kaiserschnittgeburt!) und begleitet auch die konventionelle Behandlung bei Rh- oder ABO-Blutgruppenunverträglichkeit vorteilhaft. *1-mal täglich 3 Globuli.*

• Chelidonium D 12

Mangelnde Reife der Leber, beispielsweise bei Frühgeburt. Das Baby fühlt sich nach dem Trinken deutlich wohler, es liegt gerne auf der linken Seite. Die Zunge ist gelb belegt. *2-mal täglich 3 Globuli.*

• Carduus marianus D 12

Die Mariendistel ist häufig bei Leber- und Gallenleiden hilfreich, sie unterstützt die Leberfunktion. Das Baby liegt nicht gern auf der linken Seite. Oft ist seine Zunge in der Mitte weiß belegt. *2-mal täglich 3 Globuli.*

• Natrium sulfuricum C 6

Hilfreich bei raschem, starkem Bilirubin-Anstieg, oder wenn die Werte sehr lange erhöht bleiben, obwohl das Baby gut trinkt und sich insgesamt wohlfühlt. Das Baby liegt nicht gern auf der linken Seite, es hat viele Blähungen und fühlt sich jedes Mal deutlich besser, nachdem es in die Windel gemacht hat. *2- bis 3-mal täglich 3 Globuli.*

Wunder Po und Windelausschlag

Bei Windelausschlag ist Babys Po intensiv und anhaltend wund. Die Haut ist großflächig rot, sie kann nässen und abschilfern, oft um rote Pickelchen herum. Feuchtigkeit weicht die natürliche Hautbarriere auf und ist die Hauptursache neben einer Veränderung des Darmklimas, beispielsweise während Erkältungen oder in Zahnungsphasen. Manchmal ist es auch etwas Säurehaltiges, das das Baby gegessen hat – das lässt sich beobachten und einstellen. In seltenen Fällen, wenn der Ausschlag hartnäckig bestehen bleibt, kann eine Pilzinfektion im Spiel sein.

Die richtige Pflege hilft:

• Die Windeln sofort nach jeder Ausscheidung wechseln. Verhindern, dass sich Stuhl mit Urin vermischt. Die Haut mit handwarmem Wasser ohne Seife ab-

möopathisch ist Zink mit starker innerer Unruhe assoziiert.

• Heilwolle oder Windeleinlagen aus Bouretteseide einlegen.

• Zur Vorbeugung: In gesunden Phasen ganz auf Creme und Öl verzichten. Eventuell eine andere Windelmarke oder bei Stoffwindeln ein anderes Waschmittel verwenden. Vielleicht doch die Windelfrei-Methode in Betracht ziehen? Empfehle ich sehr gerne, weil ich sehe, wie gut es dem Baby und den Eltern tut, die sich dafür entschieden haben. Es fördert nicht nur die Hautgesundheit am Po, sondern vor allen Dingen eine innige Kommunikation, insbesondere in den ersten Lebensmonaten.

waschen. Oder bei besonders wunder Haut mit normalem Pflanzenöl auf einem Wattepad säubern. An der Luft gründlich trocknen lassen. Keine Windel auf feuchte Haut!

• Dem Pobereich häufige Luftbäder gönnen, beim kleinen Baby unter der Wärmelampe.

• Eintupfen von Muttermilch wirkt antibakteriell und hautnährend. Schwarztee ebenso wie Eichenrinde-Lösung wirken in Kompressen wie in Sitzbädern entzündungshemmend und juckreizmildernd.

• Cremen mit heilender Calendula-Babycreme (Weleda). Alternativ: Quercus-Salbe (Wala), Silicea-Schüßlersalz-Salbe Nr. 11. Von Zinksalben rate ich ab. Minimale Spuren dieses Schwermetalls können über die angegriffene Haut eindringen. Ho-

Ist es Soor?

Der gesamte Magen-Darm-Trakt, vom Mund bis zum Po, ist von unzähligen Mikroorganismen in einem gesunden Gleichgewicht besiedelt, zu denen auch Pilze gehören. Soor entsteht, wenn dieses Gleichgewicht entgleist und der Pilz Candida albicans mitsamt seinen Stoffwechselprodukten überhandnimmt. Dann bilden sich am Po unzählige brennende, juckende kleine Bläschen und Pusteln auf geröteter Haut, die sich vom Rand der Po- oder Leistenfalte her gern im ganzen Windelbereich ausbreiten.

Homöopathie: Meine zwei wichtigsten Mittel bei Windeldermatitis

Alles Wichtige zu den Einnahmeregeln finden Sie im Anhang.

- **Graphites C 12**

Wenn die wunde, nässende Haut ein honiggelbes, zähes und verkrustendes Sekret absondert. Diese Art von Sekretabsonderung ist immer ein Hinweis darauf, dass Graphites helfen kann – auch am Kopf oder hinter den Ohren. *2-mal täglich 3 Globuli.*

- **Silicea D 12**

Liegen weiter keine Symptome vor, kann potenzierte Kieselsäure als Schüßler-Salz Nr. 11, Silicea, gegeben werden zur Kräftigung von Haut, Haaren und Nägeln. Es stabilisiert Bindegewebe, stärkt den Knochenbau und unterstützt die Heilung in diesen Geweben. Kinder, denen Silicea hilft, sind eher zart gebaut. Sie sind allgemein kälte- und Zugluft-empfindlich und neigen zu wiederholten Erkältungen. *2-mal täglich 3 Globuli.*

Die richtige Pflege bei Verdacht auf Soor: Lassen Sie das Baby so oft wie möglich »unten ohne« und gönnen Sie der Haut an Babys Po somit viele trockene Luftbäder, denn Pilze lieben feuchte Haut. Auch ein saures Milieu mögen Pilze nicht, das können Sie mit frischer Molke herstellen, mit der Sie die Haut benetzen. Bei größeren Stellen können Sie Umschläge damit machen, ebenso wie mit dem lindernden Ringelblumentee.

Soor ist ansteckend, es kommt also auf sorgfältige Hygiene an, um eine Wiederansteckung zu vermeiden: Nehmen Sie Einmal-Windeln oder Wegwerf-Einlagen in Stoffwindeln. Alles, was mit den pilzbefallenen Stellen in Berührung kommt, wie zum Beispiel Waschlappen, wird nach einmaliger Verwendung heiß (mindestens bei 60 Grad) gewaschen. Waschen Sie Ihre Hände nach jedem Wickeln sorgfältig mit Seife.

Wann zum Arzt

Soor gehört in ärztliche Hände, wenn die Pflege nicht rasch etwas gegen die Symptome ausrichtet oder wenn sie wiederkehren. Ein medikamentöses Behandlungskonzept kann die körpereigenen Pilzkulturen wieder in eine gesunde Balance bringen und vermeiden, dass sich der Pilz im Verdauungstrakt noch mehr ausbreitet und dort dem Immunsystem zusetzt.

Neurodermitis

Neurodermitis kommt von »Neuron« für Nerv und »Dermatitis« für Hautentzündung: Botenstoffe des Nervensystems spielen eine große Rolle dabei. Ein anderer Name ist »atopisches Ekzem« oder »atopische Dermatitis« (nach griechisch *atopía* = Ortlosigkeit). Zusammen mit Heuschnupfen und Asthma bildet die Neurodermitis den »Atopischen Formenkreis«, eine gemeinsame Veranlagung.

Es beginnt oft mit ein paar kleinen, trockenen Hautstellen, die fast nicht auffallen, nur den streichelnden Fingern entgehen sie nicht. So bleibt es vielleicht eine lange Zeit. Vielleicht verschwindet es auch wieder. Oder eines Morgens ist so eine Stelle plötzlich gerötet und schuppig. Auch das kann dann wieder lange so bleiben oder auch vergehen. Oder die Stelle verwandelt sich unversehens in ein nässendes Ekzem – rote feuchte Risse vielleicht oder eine helle, schuppige Kruste auf der geröteten Haut. Milchschorf im Haarbereich kann ein erstes Anzeichen sein, oder die Stellen zeigen sich auf Augenbrauen, Stirn, Wangen und Schläfen. Genauso oft aber sehen Eltern sie anfangs am Rumpf oder an Armen und Beinen, wobei keineswegs nur die Beugeseiten, sondern auch die Streckseiten betroffen sind. Es ist ein juckender Ausschlag, der irgendwann nässt, die Haut aber gleichzeitig austrocknen lässt. Wo er auftritt, ist für die Diagnose unerheblich. Neurodermitis tritt in unregelmäßigen Schüben auf, das heißt, die Haut ist mal ruhiger, mal unruhiger. Die akuten Schübe gehen – oft schon im Vorfeld – mit starkem Juckreiz einher. Dieser ist im Alltag das Hauptproblem, denn er ist nachts meist stärker, er macht das Baby unruhig, stört es im Schlaf, es muss viel weinen. Das Jucken führt zum Aufkratzen, das verursacht nässende, verkrustete Hautverletzungen mit der Gefahr, dass sich die Stelle bakteriell infiziert.

Es juckt nicht?

Dem Milchschorf ähnlich ist das Seborrhoische Ekzem, der harmlose Kopfgneis: Gelblich-braune, fettige, fest haftende Schuppen im Haarbereich, manchmal bis in die Augenbrauen. Unterscheidungshilfe: Der Kopfgneis juckt nur selten, er beginnt *vor* dem dritten Lebensmonat und vergeht meist bald danach.

Der typische Verlauf

Neurodermitis beginnt bei vielen Kindern im ersten Lebensjahr, nicht selten schon im dritten oder vierten Monat. Bei jedem zweiten Baby heilt sie noch vor dem zweiten Geburtstag von selbst wieder aus und wenn nicht, verschwindet sie häufig vor dem Erwachsenenalter. Abgesehen davon gilt Neurodermitis als unheilbar. Soll heißen: Solange sie nicht von selbst vergeht, lässt sie sich allenfalls mildern, aber nicht gezielt heilen.

Aus Hafer gewinnen Sie ein bewährtes Hautpflegemittel gegen jeden Juckreiz, hilfreich bei Ausschlag ebenso wie bei Windpocken. Es hilft dem Baby genauso wie den Großen. So geht es: Zwei große Tassen Bio-Vollkorn-Haferflocken im Mixer fein mahlen und mit einem Liter kaltem Wasser auffüllen. Zwanzig Minuten stehen lassen. Alternativ weichen Sie die ganzen Haferflocken einfach über Nacht im Wasser ein. Durch ein Tuch seihen und ausdrücken. Dieses milchige Wasser können Sie aufsprühen und in Waschungen, Sitzbädern oder Umschlägen anwenden. Für ein juckreizmilderndes Pflegebad füllen Sie die Haferflocken, ganz oder gemahlen, in eine Socke, die Sie so an den Wasserhahn binden, dass das Badewasser durch den Hafer in die Wanne fließt. Dabei werden die beruhigenden, entzündungshemmenden Inhaltsstoffe dem Badewasser zugeführt und lindern Haut-Irritationen auf sanfte und verträgliche Weise.

In meiner Sprechstunde habe ich die Erfahrung gemacht, dass eine frühzeitige homöopathische Konstitutionsbehandlung die Chancen stark erhöht, dass diese Krankheit in einer leichten Form verläuft und früh vergeht.

Reagiert man schon auf die ersten Anzeichen mit dieser tiefgreifenden Therapie, treten richtig schwere Schübe meist gar nicht erst auf. Sind hingegen zu Behandlungsbeginn bereits seit längerer Zeit schon ziemlich quälende Ekzeme vorhanden, sieht es anders aus. Denn bei Neurodermitis ist der Hautzustand in schwankenden Intervallen von sich aus mal besser und beim nächsten akuten Schub wieder schlechter.

So lässt sich erst nach einer längeren Phase beurteilen, ob man dem Behandlungsziel näherkommt, die ruhigen Intervalle zu verlängern und die akuten Symptome zu mildern. Das macht es für Eltern echt schwierig. Vor allem, wenn nach einer langen ruhigen Phase (doch wieder!) ein akuter Schub kommt. Sie müssen wissen, dass das zu dieser Krankheit gehört und kein Versagen in der Pflege oder Behandlung darstellt. Kognitiv kann man das leicht verstehen, aber emotional ist es schwer zu begreifen. Schulmedizinisch wird empfohlen, zur Vermeidung von aktiven Schüben rechtzeitig mit Cortisonsalbe zu cremen. Weil aber die Nebenwirkungen bei Säuglingen schneller eintreten, halte ich die Vorsicht vieler Eltern hier für sehr angebracht und stimme zu, wenn Cortison dem äußersten Notfall vorbehalten bleibt.

Basispflege der betroffenen Haut

An den trockenen Hautstellen muss die fehlende Fettproduktion ausgeglichen werden. Nehmen Sie je nach Hautzustand und Wetter Produkte mit mehr Fett oder mehr Feuchtigkeit, nach dem Motto: »fett auf trocken – feucht auf feucht«. Pflegen Sie damit die trockenen oder nässenden Stellen zwei- bis viermal täglich, lieber öfter, aber immer sparsam.

• **Fettsalben** dichten die Hautfeuchtigkeit am meisten ab und sind angenehm bei extrem trockener Haut und kaltem Wetter. Nicht in akuten Entzündungsphasen verwenden! **Cremes** sind weniger fett und bewahren die Hautfeuchtigkeit weniger. Ihre Zeit kommt im Sommer und immer, wenn die Haut gerade nicht extrem trocken ist. **Lotionen** und **Gels** eignen sich für nässende, entzündete Hautpartien. Durch ihren hohen Wassergehalt wirken sie kurzfristig angenehm befeuchtend, aber langfristig eher austrocknend.

• Jede Haut ist anders. **Zu folgenden Produkten bekam ich viele positive Rückmeldungen:** Die Mittagsblume-Serie (Wala), Rosatum-Heilsalbe (Wala), Cystus-Biosalbe (Pandalis), Ekzevowen-Derma (Weber-Weber), Halicar-Salbe (DHU), Hypericum-Öl (Wala, Weleda). Darin enthaltene Pflanzenzusätze sind wissenschaftlich als hilfreich anerkannt. Hilfreich sind auch Kamille und Propolis, sofern sie individuell keine allergische Reaktion auslösen. Vorsicht: Harnsäurehaltige Produkte (Urea) brennen oft. Bei Woll-Empfindlichkeit keine Salben auf Wollwachs-Basis (Linola, Lanea, Lanolin).

• **Juckreizlindernd** wirkt das Betupfen beziehungsweise **Umschläge mit kühlem Schwarztee oder Zinnrauttee.** In akuten Phasen sind fett-feuchte Umschläge wohltuend.

• **Scratch-Sleeves – Kratzhandschuhe** mit durchgehenden Ärmeln – schützen auch bei kräftigem Kratzen. Dienen auch als feuchte Verbände, zur Kühlung und Juckreizlinderung, zum Beispiel in kühlem Tee- oder Salzwasser getränkt. Allgemein lindernd ist spezielle Neurodermitis-(Nacht-)Kleidung, aus Gewebe mit hautberuhigenden, antibakteriellen Silberfäden.

• Wasser trocknet an sich zwar aus, aber Hygiene muss nun mal sein und **Ölbäder** – nicht länger als 10 bis 15 Minuten bei 33 Grad Celsius – fetten dabei gleich großflächig nach, denn sie hinterlassen einen Ölfilm auf der Haut, der vor dem Austrocknen schützt. Sie tun besonders gut, wenn größere Hautpartien betroffen sind. Dann auch täglich. Danach sanft trockentupfen und gleich einölen oder -cremen, solange die Haut noch etwas feucht ist.

• **Omega-3-Fettsäuren** unterstützen die Rückfettung und wirken entzündungs-

WUSSTEN SIE SCHON, DASS ...

- ... Neurodermitis normalerweise keine Allergie ist? Bei einer Allergie führen ganz bestimmte Substanzen (Allergene) zu einer Antikörper-Überreaktion im Immunsystem, doch Neurodermitis hat nur in wenigen Fällen einen genau definierten Auslöser.

- ... Neurodermitis auch erblich bedingt sein kann? Eine Veranlagung dafür soll nach neuesten Erkenntnissen halb umweltbedingt sein – Klima, Ernährung, Stress, Hygiene, Allergien – und halb genetisch, also familiär gehäuft.

- ... Neurodermitis einen starken Juckreiz hervorruft? Dieser ist nachts besonders schlimm, wenn der Cortisonspiegel sinkt, welcher ihn tagsüber besser in Schach hält.

- ... Neurodermitis nicht ansteckend ist? Eine Übertragung per Hautkontakt ist absolut unmöglich.

hemmend: reichlich enthalten in Nachtkerzenöl, Fischöl, Leinöl, Borretschöl und Schwarzkümmelöl – einfach die Kapseln öffnen und das Öl auf noch feuchter Haut verteilen.

In Behandlung: Juckender Hautausschlag

»Meine Tochter Klara ist neuneinhalb Monate alt und hat, seit sie ca. drei oder vier Monate alt ist, roten trockenen Hautausschlag, der sie juckt (mit zunehmender Tendenz). Verschiedene Salben habe ich schon probiert – ohne Erfolg, sodass jetzt nur noch Cortison bleibt, was ich gerne begrenzen beziehungsweise ganz vermeiden möchte. Ich selbst hatte vor Jahren Neurodermitis, bei mir hat eine homöopathische Behandlung geholfen. Von einer mir bekannten Mutter wurden Sie sehr empfohlen, es wäre schön, wenn Sie für uns einen Termin hätten!«

Neurodermitis liegt in der Familie – Klaras Mutter hatte das Ekzem bis zum Abitur, Klaras großer Bruder litt vom achten Monat bis zum vierten Lebensjahr darunter. Bei ihm wurde dann eine Kuhmilch- und Hühnerei-Allergie festgestellt. Seit er auf diese Lebensmittel verzichtet, geht es ihm gut. Doch Klara hilft das nicht. Als ich sie kennenlerne, hat sie den Ausschlag seit sechs Monaten, es sind dieselben Stellen wie damals auch beim Bruder. Das Ekzem verteilt sich über ihren ganzen Kopf, besonders reichlich im Gesicht. Auch auf Brust und Rücken, Armen und Beinen finden sich sehr zahlreiche rote, trockene Stellen. Der starke Juckreiz steht im Vordergrund, er ist schlimmer, wenn sie müde ist oder schläft, nachts und immer dann, wenn ein neues Zähnchen kommt.

Klaras Geburt wurde in Schwangerschaftswoche 41+3 eingeleitet, zweieinhalb Tage später kam sie durch Kaiserschnitt gesund zur Welt. Klara wird noch gestillt, isst aber seit Monaten auch am Familientisch gerne alles mit. Tabu, weil Juckreiz-verstärkend, sind Kuhmilch und -produkte, Ei, Soja und Weizen.

Meine homöopathische Repertorisation ihres Symptombilds führt zur Verordnung von Viola tricolor in der Potenz D 12, zweimal täglich fünf Globuli.

Viola tricolor, das wilde Stiefmütterchen, bewährt sich in der Pflanzenheilkunde (Phytotherapie) seit Jahrhunderten bei Hauterkrankungen. Ebenso in der Homöopathie – sofern die Symptome übereinstimmen: Der Ausschlag tritt im Gesicht und am Kopf auf, mit Brennen und Jucken, schlimmer nachts.

Zwei Monate später sehen wir uns zur Folgeanamnese, per E-Mail hatte ich bereits von einer »dramatischen Besserung« erfahren. Klara schläft bei der Ankunft und ich sehe gleich, dass kein Ausschlag mehr in ihrem Gesichtchen ist. Hier der Bericht: Innerhalb von zehn Tagen nach Beginn der Mitteleinnahme wurde der Ausschlag zuerst viel stärker, besonders im Gesicht. Nach einer weiteren Woche war eine deutliche Besserung der gesamten Haut zu sehen. Danach ging es eine Weile auf und ab mit besser werdender Tendenz.

Mittlerweile sind der Kopfbereich und auch die Beine kaum noch betroffen, alle anderen Stellen haben sich in der Fläche deutlich reduziert und röten sich nur noch selten. Oft gibt es dafür einen Auslöser, denn Klara darf wieder viel vom Essenstisch probieren. In diesen Phasen pflegt Klaras Mutter diese Hautstellen ganz intensiv, abwechselnd mit fetter Rosatum-Creme und leichter Mittagsblumen-Lotion. Damit wird es immer schon nach ein, zwei Tagen wieder gut. Zuletzt hatte Klara vor zehn Tagen eine ganz leichte Rötung an Rücken und Armen, dann brachen zwei Zähne durch und seitdem wirkt ihre Haut »abgeheilt«.

Klaras Mutter hat zum ersten Mal das glückliche Gefühl, »die Sache in den Griff zu kriegen«. Sie erzählt, wie fröhlich Klara jetzt ist und dass sie gerade ihre ersten

Schritte übt. Vorher »musste sie immerzu schubbern und kratzen« und war davon »im Alltag sehr behindert«, musste auch wegen der Haut immer so viel weinen. Jetzt sei sie meist entspannt und fröhlich, plauderte vorhin in der U-Bahn mit den Leuten.

Zum Ende unseres Gesprächs wacht Klara auf und schenkt mir gleich ihr bezauberndstes Lächeln! Sie bleibt auch entspannt, als wir ihr das T-Shirt abnehmen – »sie kratzt sich nicht mehr sofort beim Ausziehen«, bestätigt ihre Mutter. Bei der körperlichen Untersuchung finde ich noch deutliche Stellen am Rücken. »Verschwunden«, wie Klaras Mutter sagt, ist der Ausschlag meines Erachtens nicht. Aber »dramatisch verbessert« lasse ich gelten, und »endlich mal auf Brust und Hals ganz abgeheilt.« Ja, das Mittel stimmt für Klara, sie kann es weiterhin nehmen.

Beim nächsten Termin ist der Befund noch eindeutiger positiv, Klaras Haut blieb durchgängig ruhig. Wir freuen uns sehr, dass Klaras anfangs doch ziemlich schweres Ekzem innerhalb dieser wenigen Monate schon mit dem ersten verordneten Mittel so gut zur Abheilung gekommen ist.

ERNÄHRUNG

• **Stillen ist effektive Vorbeugung gegen Neurodermitis** – je länger desto besser. Die bisher größte randomisierte kontrollierte Studie zum Thema hat gezeigt, dass nicht gestillte Kinder im Teenageralter mehr als doppelt so oft an Neurodermitis leiden. Ist Stillen nicht möglich, hat HA-Pre-Nahrung bis zum fünften Monat gewisse Vorteile gegenüber Pre-Nahrung gezeigt, allerdings nur bei Kindern mit erhöhtem Allergierisiko (siehe den Abschnitt »Oft gefragt zu Allergien« in Kapitel 4).

• Neurodermitis hat unter anderem mit einem Mangel an Gamma-Linolensäure zu tun. Sie können versuchen, diesen durch **Nahrungsergänzung** – ab der Beikost-Phase direkt, davor indirekt durch Sie als Stillmama beziehungsweise schon in der Schwangerschaft – **mit Leinöl, Nachtkerzenöl, Borretschöl und Schwarzkümmelöl** auszugleichen. An der Münchner Dermatologischen Klinik wurde bei mehr als zwei Dritteln der Neurodermitis-Patienten durch die Anwendung von Nachtkerzenöl eine Linderung erzielt: Manche Ekzeme verschwanden sogar ganz, und bei jedem Dritten wurde eine Stabilisierung erreicht.

Ein Aua im Mund

Die gute Mundschleimhaut hat in der Babyzeit so Einiges wegzustecken. Es ist wirklich toll, wie mühelos sie das in der Regel schafft. Natürlich hilft dabei der wunderbar kräftige Speichelfluss, der unliebsame Eindringlinge fernhält oder umgehend wieder hinausspült. Er bildet eine natürliche Schutzbarriere, die umso wichtiger ist, wenn eines Tages die ersten Zähnchen das Zahnfleisch von innen her reizen.

Hurra, ein Zähnchen!

Bis das erste Zähnchen einmal da ist, hat es schon einen langen Reifungsweg hinter sich: In der sechsten Schwangerschaftswoche begann seine Entwicklung, in der zwölften bildete sich bereits seine »Zahnknospe« aus. Bei der Geburt sitzen dann in Miniform alle 52 späteren Zähne in den Kiefern – die 32 bleibenden Zähne ebenso wie die zwanzig Milchzähnchen. Diese dienen später als Platzhalter, bis die Bleibenden im Kiefer ausgewachsen sind, weil Zähne nur vor dem Durchbruch wachsen. Dieser wird durch den Wachstumsdruck ausgelöst, deshalb ist der Zeitpunkt sehr individuell. Bei der Reihenfolge geht es geordneter zu, zumindest kommen doch meistens die vorderen Schneidezähne zuerst.

Fünf Anzeichen dafür, dass ein Zähnchen kommt

Oft ist es vielen Eltern erst rückblickend klar: Die seltsamen Beschwerden und die Unruhe der letzten Wochen waren Zeichen dafür, dass ein Zähnchen kommt. Jetzt, da es durch ist, geht es dem Baby sofort deutlich besser.

Wenn Sie aber schon im Vorfeld wissen möchten, wann ein Zähnchen kommt, achten Sie auf folgende fünf Umstände. Wenn Sie mindestens drei davon bei Ihrem Baby seit einiger Zeit beobachten, dürfen Sie damit rechnen, dass es bald soweit ist:

• **Vermehrtes Speicheln.** Auch wenn viele Babys ab dem vierten Monaten generell viel speicheln, nimmt das beim Zahnen meistens noch um Einiges zu. Ist ja auch sinnvoll: Vermehrter Speichelfluss kühlt und beruhigt das empfindliche Zahnfleisch und schützt den Mund noch mehr als sonst vor eindringenden Erregern – diese müssten gegen den Sabberstrom schwimmen.

• **Große Beißlust.** Ein zahnendes Baby hat wirklich andauernd seine Fingerchen im Mund, es greift auch gerne alles, was es in den Mund stecken kann, um darauf herumzukauen – bevor ein Zahn durchbricht, sieht man oft eine richtige Beißlust dabei.

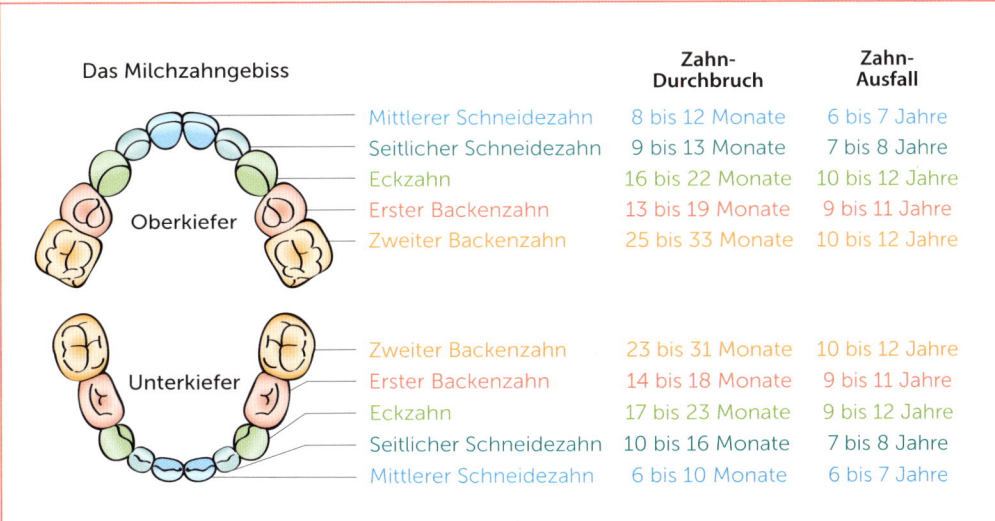

Das Milchzahngebiss	Zahn-Durchbruch	Zahn-Ausfall
Mittlerer Schneidezahn	8 bis 12 Monate	6 bis 7 Jahre
Seitlicher Schneidezahn	9 bis 13 Monate	7 bis 8 Jahre
Eckzahn	16 bis 22 Monate	10 bis 12 Jahre
Erster Backenzahn	13 bis 19 Monate	9 bis 11 Jahre
Zweiter Backenzahn	25 bis 33 Monate	10 bis 12 Jahre
Zweiter Backenzahn	23 bis 31 Monate	10 bis 12 Jahre
Erster Backenzahn	14 bis 18 Monate	9 bis 11 Jahre
Eckzahn	17 bis 23 Monate	9 bis 12 Jahre
Seitlicher Schneidezahn	10 bis 16 Monate	7 bis 8 Jahre
Mittlerer Schneidezahn	6 bis 10 Monate	6 bis 7 Jahre

● **Empfindliches Zahnfleisch.** Das Zahnfleisch wird vom durchdrückenden Zähnchen von innen her gereizt, ist an einer Stelle besonders rot und leicht geschwollen. Kurz bevor dort das Zähnchen durchbricht, wird die Stelle hell, hart und berührungsempfindlich. Manchmal hat ein Baby davon sogar Schmerzen beim Stillen und weint dann statt zu trinken.

● **Unleidig am Tag, unruhig in der Nacht.** Anhänglich, quengelig, schlecht gelaunt – das ganze Kind ist tagsüber immer wieder sehr unleidig, wenn es zahnt. Die Nächte sind anstrengend, das Baby schläft unruhiger, wacht öfter auf, weint mehr, braucht viel Trost.

● **Wund, verschnupft, ein wenig krank.** Bei vielen Babys, die sonst nie einen wunden Po haben, wird dieser jetzt rot und empfindlich. Der Stuhl verändert sich, die meisten Babys neigen beim Zahnen zu Durchfall, einige eher zu Verstopfung. Ein leichter Schnupfen kann auftreten, alle Symptome einer Atemwegsinfektion, auch die Temperatur steigt ein wenig an, oft sind beide Backen auffallend rot, manchmal nur eine.

Wann zum Arzt?

Als Eltern dürfen wir nicht alles, was das Baby plagt, ungeprüft auf das Zahnen schieben. Vor allem, wenn richtiges Fieber hinzukommt oder schrilles Schreien für starke, akute Schmerzen spricht, steckt vielleicht etwas anderes dahinter. Sehr schmerzhaft ist beispielsweise auch eine Mittelohrentzündung oder eine Entzün-

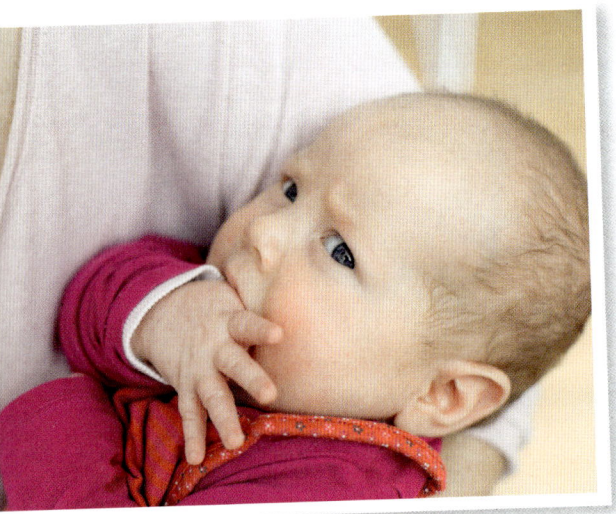

▲ Das Baby beißt auf seinen Händchen herum: Wahrscheinlich ist ein Zahn im Anmarsch.

dung der Harnwege. Im Zweifel lassen Sie das in der Kinderarztpraxis abklären. Zahnungsphasen, die dem Baby schwer zu schaffen machen, sind meist kurz, und dann ist das Zähnchen auch schon da.

Das tut dem Baby beim Zahnen gut

Mit diesen drei einfachen Maßnahmen erleichtern Sie Ihrem Baby das Zahnen.

• **Ganz einfach**: Tupfen Sie entzündungslindernden Kamillentee oder eine leichte Kamillosanlösung mit Ihrer Fingerkuppe auf Babys Zahnfleisch. Vorbehalten für den Moment, in dem das Baby vor Schmerz

nicht trinkt und sonst nichts hilft, ist zuckerfreies Zahngel mit dem chemischen Wirkstoff Lidocain (wie Dynexan). Von Osa-Zahngel rate ich ab, da es Pfefferminzöl enthält. Lindernd wirkt auch Zahnöl, von außen auf die Wange massiert – mit Johanniskraut, Nachtkerze, Kamille, Lavendel und Nelke (Stadelmann).

• **Ganz cool**: Ein Plastik-Beißring ist – leicht gekühlt – bei gereiztem Zahnfleisch angenehm. Wichtig: Zur Kühlung nur in den Kühlschrank legen, niemals ins Eisfach. In Deutschland ist für die Herstellung ungiftiges Plastikmaterial vorgeschrieben, das auch frei von Weichmachern ist. Achten Sie beim Kauf darauf, ebenso wie auf aktuelle Öko-Testergebnisse. Oder Sie wringen ein kleines Frotteetuch in Kamillentee aus, in das Sie vorher einen Knoten gemacht haben – darauf lässt sich wunderbar kauen.

• **Ganz natürlich**: Eine traditionelle Zahnungshilfe ist die Veilchenwurzel (Rhizoma Iridis). Während das Baby darauf herumkaut, wird die Wurzel weicher und sondert Substanzen ab, die beruhigend und schmerzlindernd auf gereiztes Zahnfleisch wirken. Es ist übrigens nicht die Wurzel eines Veilchens, sondern einer gelben Iris, die aber nach Veilchen duftet. Es gibt sie im Babyfachhandel in praktischer Größe, das Baby kann sie an einem Band um den Hals tragen. Zur Reinigung gelegentlich kurz in kochendes Wasser tunken.

Homöopathie: Meine fünf wichtigsten Mittel beim Zahnen

Alles Wichtige zu den Einnahmeregeln finden Sie im Anhang.

● **Calcium carbonicum C 12**
Zahnung spät und langsam. Zahnschmerz durch Luftzug, Heißes oder Kaltes. *Typ:* Bedächtig. Eher kräftiger Körperbau, nimmt gut zu. Friert leicht, kalte Hände und Füße. Großer Kopf. Gesicht blass. Schwitzt im Schlaf stark im Nacken. Oft Kopfekzem (Gneis, Milchschorf). Verschlimmerung durch nasskaltes Wetter, neigt zu Erkältung während der Zahnung. *2-mal täglich 3 Globuli.*

● **Calcium phosphoricum C 12**
Zahnung beschwerlich, spät und langsam. Mit Neigung zu Durchfall – Stuhl grün, schleimig, sehr heiß, spritzend, unverdaut – und sehr stinkenden Pupsen. *Typ:* Langsam in der motorischen Entwicklung. Oft unzufrieden, will immer woanders sein (rauf auf den Schoß, runter vom Schoß …). Ist schnell gelangweilt und gern unterwegs. Hat kalte Hände und Füße. Verschlimmerung durch Kälte. *2-mal täglich 3 Globuli.*

● **Chamomilla C 12**
Zahnung schmerzhaft, schlimmer durch warme Getränke. Mit Neigung zu Fieber, wundem Po und Durchfall: Stuhl sehr schleimig, grasgrün mit weißen Stückchen, wie Spinat mit gehacktem Ei. *Typ:* Schmerz macht das Kind zornig, es ist extrem unleidig. Sein lautes Schreien ist kaum zu beruhigen, nur Herumtragen tröstet etwas. Gesicht heiß, Neigung zu Stirnschweiß. Oft ist eine Wange rot, die andere blass (nicht nur beim Zahnen). Das Kind ist warm und wird leicht heiß, es streckt nachts gern seine heißen Füße aus dem Bett. *2- bis 3-mal täglich 3 Globuli.*

● **Magnesium phosphoricum C 12**
Zahnung beschwerlich und schmerzhaft, begleitet von vielen Blähungen oder Bauchkrämpfen. *Typ:* Reizbar, klagend, ängstlich, empfindlich. Besserung durch viel Wärme und Druck. *2-mal täglich 3 Globuli.*

● **Silicea C 12**
Zahnung beschwerlich, spät und langsam. Zahnfleisch empfindlich gegen Kälte. Besserung durch Wärme, durch Einhüllen. *Typ:* Eher zierlicher Körperbau. Nervös, empfindlich, scheu. Kalte, schweißige Füße. Reichlich Kopfschweiß. Oft Kopfekzem (Gneis, Milchschorf). Appetitmangel, viel Durst. Neigung zu Verstopfung. Oft Verschlimmerung nach Impfungen. *2-mal täglich 3 Globuli.*

Für Ruhe in der Nacht: Gute Zäpfchen

Zahnungsbeschwerden verschlimmern sich in der Nacht, wenn Kind und Eltern Ruhe brauchen. Ein Zäpfchen kann – am späten Abend oder um Mitternacht gegeben – die Aussicht auf ein paar Stunden Schlaf für die ganze Familie erhöhen. Doch welche Zäpfchen sind gut? Zurückhaltung ist bei Paracetamol- oder Nurofen-Zäpfchen sinnvoll, denn sie werden mit erhöhtem Asthma-Risiko in Verbindung gebracht. Bei Kindern, die in ihren ersten Lebensjahren häufiger solche Zäpfchen oder den entsprechenden Saft bekamen, war das Risiko für allergische Erkrankungen wie Asthma bronchiale im Schulalter doppelt bis dreifach so hoch. Mit pflanzlich-homöopathischen Zäpfchen steht uns eine wirkungsvolle Alternative zur Verfügung:

● **Fieber- und Zahnungszäpfchen (Weleda)**
Wirkt entzündungshemmend und schmerzlindernd, auch bei fieberhaften Erkrankungen.

● **Viburcol N (Heel)**
Wirkt beruhigend, entzündungshemmend und schmerzlindernd.

● **Passiflora-Kinderzäpfchen (Wala)**
Lindert nervöse Unruhe, hilft beim Ein- und Durchschlafen. Die beruhigenden Inhaltsstoffe dieses Zäpfchens – nämlich Passionsblume, Hafer, Hopfen und Baldrian – gibt es auch in Form von Globuli zum Einnehmen (nach Packungsanleitung) mit dem Namen **Calmedoron (Weleda)**.

Zahngesundheit: Ab wann ist Putzen angesagt?

Für die ersten Zähnchen genügt es, sie mit einem kleinen nassen Läppchen oder einem in Wasser befeuchteten Wattestäbchen abzuwischen. Sobald es selbst auf einem Schemel am Waschbecken stehen kann, ist es Zeit für ein nettes Zahnputzritual, bei dem das Kind zusammen mit Papa oder Mama die eigene weiche Säuglings-Zahnbürste und Wasser benutzt. Da kommt es natürlich darauf an, dass das Kind abends nicht schon zu müde dafür ist!
Ab wann ist Zahnpasta sinnvoll? Da sie nicht für den »regelmäßigen Verzehr« geeignet ist, gehört sie erst in den Mund, so-

KLEINER TIPP: ZÄPFCHEN HALBIEREN

Falls Ihnen so ein Zäpfchen zu dick und zu groß für Ihr kleines Baby zu sein scheint, halbieren Sie es doch einfach: Schneiden Sie es mit einem Messer, das Sie – um es zu erhitzen – in heißes Wasser getunkt haben, der Länge nach durch. Vor dem Einführen ölen Sie Ihren Finger gut ein.

bald ein Kind sie zuverlässig ausspuckt. Das können die meisten Kinder mit drei Jahren. Abgeraten wird von Zahnpasten mit Frucht- oder Bonbongeschmack, weil der zum ungesunden Herunterschlucken reizt. Der Fluoridzusatz wird kontrovers diskutiert und ich erinnere gern daran, dass es ernährungsbewussten Eltern freisteht, bei der Kariesprophylaxe auf ihre gesunde Ernährungs- und Lebensweise zu vertrauen. Beim Kauf der Baby-Zahnbürste achten Sie neben dem unbedenklichen Material vielleicht auch auf ein Design, das es verhindert, sie aus Versehen zu tief in den Mund zu stecken.

Etwa ab dem dreißigsten Lebensmonat sollten Kinder in regelmäßigen Abständen ihren Kinderzahnarzt besuchen.

Stillen und Karies?

Nicht selten bekommen stillende Mütter zu hören, ihr Kleinkind hätte Karies, weil sie es noch stillen. Das ist falsch. Wenn gestillte Kinder Karies bekommen, dann nicht wegen, sondern trotz des Stillens! Muttermilch enthält sogar Substanzen, die vor Karies-Bakterien schützen, wie zum Beispiel vor Streptococcus mutans. Wie man aus archäologischen Funden weiß, war Karies bei Kleinkindern in der Vergangenheit sehr selten – und dabei war Stillen früher die einzige Möglichkeit, Babys zu ernähren. Wie könnte es der Grund dafür sein, dass Kinder heute so häufig Karies entwickeln? Muttermilch fließt weit hinten im Mund aus der Brust, sie umspült die Zähne nicht. Das ist beim Trinken aus einer Flasche anders. Hier kommt die Flüssigkeit weiter vorne im Mund aus dem Sauger, und so ist das Zähneputzen nach dem Trinken insbesondere vor der Nacht wichtiger.

Aber das ist der wirklich ausschlaggebende Punkt: dass das Kind nicht »dauernuckelt«, sondern hinunterschluckt, was immer es trinkt, ganz besonders zuletzt vor dem Schlafengehen – damit die Zähne von Speichel umgeben sind.

Speichel schützt vor Karies

Beim Essen und Trinken lösen sich Mineralstoffe aus dem Zahnschmelz, die danach vom Speichel wieder eingebaut werden. Zwischen den Mahlzeiten wird der Zahnschmelz vom Speichel remineralisiert und wieder stark gemacht. Nichts schützt also den Zahnschmelz so sehr wie der Speichel. Alles, was den Speichel verdünnt, weil es über längere Stunden im Mund bleibt, schadet daher auf Dauer dem Zahnschmelz. Und das gilt sogar für Wasser.

Entzündungen im Mund

Zwei Virus-Infektionen, die mit kleinen, entzündlichen Bläschen im Mund einhergehen, sind im Kleinkindalter sehr häufig: Die Mundfäule (Stomatitis aphtosa) und die Hand-Fuß-Mund-Krankheit. Beides keine gefährlichen, sondern nur sehr lästige Krankheiten.

Zahnstellungs- und Kieferprobleme können durch frühzeitige osteopathische Behandlungen vermieden werden. Die Kiefer und ihre Gelenke stehen in enger Kommunikation mit allen anderen Knochen des Schädels wie Jochbein, Schläfenbein, Keilbein, Pflugscharbein, ebenso mit der feinen Muskulatur, dem weichen Gewebe und den bindegewebigen Häuten im Schädel. So hat die frühe Behandlung von Verspannungen und die Korrektur von Fehlstellungen in jedem Bereich des Kopfes, des Gesichts, des Nackens, auch Auswirkungen auf die Kiefer und einen Einfluss auf spätere Bissstellungen. Natürlich ist es nie zu spät: Auch wenn beispielsweise irgendwann in der Kindheit eine Spange eingesetzt werden muss, ist eine osteopathische Begleitung dabei vorteilhaft und angenehm.

Die Mundfäule

Während der Mundfäule, die ungefähr eine Woche dauert, ist die Entzündung der Mundschleimhaut extrem schmerzhaft. Das Kind will vielleicht gar nichts zu sich nehmen, weil die winzigen Geschwüre bei jedem Kontakt so schrecklich brennen. Es hat außerdem tagelang hohes Fieber und geschwollene Lymphknoten. Das ist die Erstinfektion mit Herpes-Viren Typ1, die in der Bläschenphase extrem ansteckend für alle ist, die noch nie Herpes hatten. (Laut Robert Koch-Institut sind etwa 85 Prozent der Erwachsenen in Deutschland mit dem Virus infiziert.) Nach dem Abklingen der Mundfäule bleiben die Viren latent im Körper und erzeugen von Zeit zu Zeit die bekannten, normalen Herpesbläschen.

Die Hand-Fuß-Mund-Krankheit

Die Hand-Fuß-Mund-Krankheit, die ein bis zwei Wochen dauert, wird durch Coxsackie-Viren ausgelöst, die zu den Entero-Viren zählen. Es beginnt wie eine milde Sommergrippe mit leichtem Fieber. Rote, nicht juckende Pünktchen um den Mund herum fallen dann meist als Erstes auf, kurz darauf bilden sich auch im Mund, an den Handinnenflächen und an den Fußsohlen rote Bläschen, daher der Name. Die Bläschen im Mund sind hier weniger unangenehm als bei der Herpesinfektion, aber sie können ziemlich weit hinten sitzen und das Schlucken schmerzhaft machen. Wenige Bläschen treten manchmal auch anderswo am Körper auf, aber wenn der Rumpf davon stark betroffen ist, handelt es sich vielleicht eher um Windpocken.

Wann zum Arzt?

Wie bei allen Virus-Erkrankungen besteht die Behandlung vor allem darin, dem Kind Ruhe zu verordnen, weil es jetzt allein auf die Kraft seines guten Immunsystems ankommt. Eine schulmedizinische Therapie gibt es nicht, aber Rat und Beobachtung von ärztlicher Seite darf und sollte man bei jeder heftigen Erkrankung in Anspruch nehmen.

Kann das Kind in die Kita?

Sobald das Fieber und die anschließende Erholungsphase vorbei sind, spricht nichts dagegen, dass das Kind wieder in die Betreuungseinrichtung geht. Die Hand-Fuß-Mund-Krankheit ist etliche Tage bevor Symptome zum Vorschein kommen am meisten ansteckend. Das Immunsystem erwirbt sich damit eine sehr lang anhaltende Immunität. Am häufigsten entsteht diese Immunität bereits während der anfänglichen leichten Grippe, ohne dass die typische Erkrankung dann überhaupt noch in Erscheinung tritt. Das heißt in der Medizin »Stille Feiung«. Deshalb sind so viele ältere Kinder und Erwachsene immun, ohne es zu wissen. Andererseits gibt es verschiedene Stämme der Coxsackie-Viren, und immun ist man immer nur gegen den einen Stamm, mit dem man Kontakt hatte.

LIPPENHERPES

Nach der Erstinfektion kommt der Herpes oft erst nach Jahren wieder als Lippenbläschen zum Vorschein. Hier hilft die virushemmende Kraft der Melisse, am besten in Form der LomaHerpan-Salbe. Sie erwies sich in Studien als ebenso stark wie chemische Antivirusmittel, ohne deren Risiken zu tragen.

Wohltuend: Kamille, Melisse, Ringelblume

Essen und trinken darf Ihr Kind alles, was es trotz Schmerzen im Mund zu sich nimmt. Am besten geht oft etwas, das kalt ist und nicht brennt. Ganz wichtig ist es, trotz der Abneigung dafür zu sorgen, dass das Kind täglich genügend trinkt. Vielleicht geht das zumindest mit einem Strohhalm, sozusagen an den Bläschen im Mund vorbei.

Brühen Sie einen starken Tee aus Kamille, Melisse und Ringelblumen (von dieser Mischung 1 gehäuften Teelöffel mit ¼ l sprudelnd kochendem Wasser überbrühen und bedeckt 10 Min. ziehen lassen), deren heilsame Wirkstoffe die entzündete Mundschleimhaut besänftigen, sobald das Kind einen Schluck davon nimmt oder zumindest den Mund kurz damit spült. Es lassen sich auch Eiswürfel zum Lutschen daraus zubereiten. Zusätzlich können Sie auch einige Tropfen Calendula-Essenz (Calendula ist der botanische Name der Ringelblume) in den Tee geben, um die Wirkung noch zu verstärken.

Vielleicht nehmen Sie überhaupt anstelle von Tee lieber Fertigessenzen. Dann empfehlen sich »Kamillosan«, auch Salbeitropfen oder Myrrhentinktur DAB. Geben Sie zur Eiswürfelbereitung oder als Mundspülung 20 Tropfen in 100 ml Wasser. Das reinigt, desinfiziert und hemmt die Entzündung. Einen anderen Kamille-Extrakt, die »Kamillan«-Lösung, die neben der Kamille auch Schafgarbe enthält, empfehle ich gerne für Kinder, bei denen die Hand-Fuß-Mund-Krankheit von unspezifischen Bauchschmerzen begleitet ist. Wenn einmal sonst nichts hilft und das Kind weder isst noch trinkt wegen der Schmerzen, kann ein zuckerfreies Zahngel mit dem Schmerzbetäubungsmittel Lidocain gerechtfertigt sein.

Homöopathie: Meine zwei wichtigsten Mittel bei Mundentzündungen

Alles Wichtige zu den Einnahmeregeln finden Sie im Anhang.

- **Borax D 6**

Das spezifische Mittel in der homöopathischen Materia medica bei diesen kleinen, offenen Bläschen auf der Mundschleimhaut, den sogenannten Aphten. Es passt besonders für Kinder, die eine nervöse Unruhe an den Tag legen, auffallend geräuschempfindlich sind und leicht erschrecken. *3-mal täglich 3 Globuli.*

- **Acidum sulfuricum D 12**

Ist eher für kräftigere, umtriebige Kinder mit Mundentzündung angezeigt, die willensstark und impulsiv sind. *2-mal täglich 3 Globuli.*

Augen und Ohren

Gut zu wissen bei der Babypflege: Nicht nur die Augen, sondern auch die Ohren sind »selbstreinigend« – wo ein Läppchen nicht hinreicht, säubert sich das Baby selbst. Wattestäbchen sind tabu, in der Ohrmuschel drücken sie Sekret eher nach innen, statt es herauszubefördern, und könnten leicht dem zarten Trommelfell schaden. Für die Lider und Lidwinkel sind sie ebenfalls nicht geeignet, weil Watte flust – für die Augen- und Gesichtspflege brauchen Sie kleine, flusenfreie Läppchen.

Verklebte Augenlider

Fritzi hält gerade ein Mittagsschläfchen, als ihre Eltern zur Stillberatung mit ihr in meine Sprechstunde kommen. Was für ein süßes Baby – aber ach, ihre Wimpern sind verklebt mit dicken, gelben Krusten. Das sprechen ihre Eltern auch gleich an: »*Seit zwei Tagen hat sie das, immer wenn sie schläft. Wir waren noch nicht beim Arzt, wollten Sie zuerst mal fragen. Was ist das? Es geht ihr gut, sie ist nicht krank. Sie ist den ganzen Tag fröhlich und schläft auch prima.*«

So schlimm es auch aussieht, es ist tatsächlich nichts Ernstes. Fritzis Tränenkanälchen sind noch verklebt, was übrigens auch einseitig sein kann. Diese beiden dünnen Ge-

fäße öffnen sich erst nach der Geburt, und führen die Tränenflüssigkeit von den inneren Lidwinkeln aus in die Nase hinein, wo sie sich mit dem Nasensekret mischt. Die Verkrustung entsteht, weil im Schlaf die Lidbewegung fehlt, die sonst wie eine Pumpe wirkt. Und wegen der Enge staut sich das Tränenwasser dann bis in die Wimpern hinein und verdunstet dort. Tränen enthalten aber zur Pflege der Hornhaut recht viel Eiweiß, und während das Tränenwasser verdunstet, bleibt das Eiweiß zurück und bildet in den Wimpern dieses gelbgrüne, klebrige Sekret, das die Lider verkrustet. Es ist also keine Erkrankung und tut dem Baby auch nicht weh. Auch wenn es manchmal vier bis sechs Monate dauert, löst sich diese Verklebung des Tränenkanals normalerweise von selbst. Dann ist Schluss mit diesen Krusten.

Das können Sie tun:

• Wischen Sie das Sekret und die Krusten von außen nach innen mit einem weichen, nicht flusenden Läppchen, das Sie mit handwarmem Leitungswasser oder besser mit Kochsalzlösung befeuchtet haben. Dafür lösen Sie 1 gestrichenen Teelöffel (4,5 g) pures, zusatzfreies Salz in 500 ml Wasser auf. Diese Lösung hat einen Salzgehalt von 0,9 Prozent, genau wie Tränenflüssigkeit.

• Oder benetzen Sie das Läppchen mit **pflanzlichen Augentropfen** (siehe unten), die zusätzlich pflegen und vor einer Entzündung schützen, die sich in gestautem Sekret leichter bildet als sonst.

Osteopathische Selbsthilfe

Rollen Sie mehrmals täglich die Kuppe Ihres kleinen Fingers eine Minute lang zwischen dem inneren Augenwinkel und dem Nasenrücken – dem Gebiet des Tränenkanals – hin und her und streichen dabei zur Nasenspitze hin aus. Damit lösen sich die Verklebungen schneller.

Pflanzliche Augentropfen: Euphrasia und Calendula

Das kleine Pflänzchen Augentrost hat den botanischen Namen Euphrasia, davon gibt es die wunderbar pflegenden Euphrasia-Augentropfen (Wala), die vor allem guttun, wenn leicht gerötete Lidränder zeigen, dass die Augen gereizt sind. Oder wenn das Kind sich viel die Augen reiben will, denn damit zeigt es, dass diese sich komisch anfühlen, brennen oder jucken.

Reizlindernd wirkt auch Calendula, die Ringelblume, und hilft hier in Form von Calendula-D4-Augentropfen (Weleda), die erfahrungsgemäß etwas mehr entzündungshemmend wirken als Euphrasia-Augentropfen. Geben Sie die Tropfen in die Lidwinkel und befeuchten Sie auch immer wieder ein weiches Läppchen damit, um das eitrige Sekret aus den Wimpern zu wischen. Beide wohltuenden Augentropfen helfen auch später immer dann, wenn die Augen einmal angestrengt oder gereizt sind. Und sie bilden auch bei einer eitrigen Bindehautentzündung eine wirksame Ergänzung zur ärztlichen Behandlung.

Wann zum Arzt?

Die Augenärztin kann die Tränenkanälchen durchspülen, falls sie nach dem ersten halben Lebensjahr immer noch verklebt sein sollten. Sind aber nicht nur die Wimpern verklebt, sondern ist das Augeninnere gerötet, das sonst weiß ist, und sind dabei die Lidränder geschwollen und rot, besteht Verdacht auf Bindehautentzündung, die sich auf alle Fälle der Kinderarzt ansehen sollte.

Gerstenkorn – ein Hubbel am Lidrand

»Liebe Frau Weigert, es ist zwei Wochen her, dass Sie Konstantin das Silicea C 200 gegeben haben. Das Gerstenkorn hat sehr positiv darauf reagiert, es ist in einer Woche nach Ihrer Behandlung deutlich zurückgegangen, und jetzt ist es ganz weg.«

Eltern entdecken bei ihrem Baby manchmal ein kleines rundes Hubbelchen am Augenlid, um das sich eine Rötung ausbreitet, bis vielleicht das halbe Lid geschwollen und entzündet wirkt. Bei diesem soge-

Alles Wichtige zu den Einnahmeregeln finden Sie im Anhang.

• Staphisagria C 30

Das Hauptmittel bei Gerstenkorn. Oft besteht auch eine Neigung zu trockener Haut und Warzen. *Einmalig 3 Globuli.*

• Silicea C 12

Das Hauptmittel bei verstopftem Tränenkanal von Neugeborenen. *2-mal täglich 3 Globuli.*

• Aconitum C 30

Das Hauptmittel bei Augenreizung oder -verletzung durch einen Fremdkörper, der ins Auge geraten ist. *Einmalig 3 Globuli.*

---

nannten Gerstenkorn handelt es sich meist um die bakterielle Entzündung einer Liddrüse, die in der Regel harmlos, aber unangenehm ist. Ein Gerstenkorn kann ziemlich fest sein, eher wie ein winziges Hirsekorn, aber es kann auch zu einem Eiterpickelchen werden. Bitte nie versuchen, es selbst aufzudrücken. Dabei besteht die Gefahr, dass sich die Infektion ausbreitet. Lassen Sie zur Sicherheit lieber mal die Kinderärztin einen Blick darauf werfen.

Im Ohr tut's weh

Ohrentzündungen sind sehr plötzlich sehr schmerzhaft, und das vor allem in der Nacht. Diese Eigenschaft haben sie mit Zahnungsschmerzen gemeinsam. Aber bei Zahnungsschmerzen wäre Ihnen wahrscheinlich schon aufgefallen, dass Ihr Baby den ganzen Tag stark vermehrt speichelt.

An Ohrenschmerzen können Sie denken, wenn Ihr Kind seit Tagen eine verstopfte Schnupfennase hat.

Erste Hilfe in der Nacht: Zwiebelwickel

Eine kleine rohe Zwiebel wird feingehackt in eine dünne Baumwollsocke gefüllt. Dieses Päckchen kommt auf und hinter das schmerzende Ohr, von einer dünnen Mütze oder einem schräg über den Kopf geführten Schal festgehalten. Das Kind darf sich damit auf eine Wärmflasche legen; durch die Wärme dringen die aufsteigenden Zwiebeldämpfe intensiver ins Ohr ein. Einwirkzeit: eine halbe Stunde oder länger. Zwiebeldämpfe wirken Schleim verflüssigend. Der intensive Schmerz im Ohr entsteht nämlich durch den Druck des angestauten Sekrets im Ohrgang. Während sich dieses verflüssigt und abläuft, verschwindet der Druck und damit der Schmerz. Das wirkt frappierend schnell und zuverlässig.

Heilende Ohrentropfen

Im Anschluss an den Zwiebelwickel helfen Aconit-Ohrentropfen (Wala), drei Tropfen in jedes Ohr. Alternativ kann auch leicht angewärmtes Sonnenblumen- oder Olivenöl verwendet werden. Geben Sie in den nächsten Tagen weiterhin täglich dreimal drei Tropfen in jedes Ohr. Unmittelbar vor der Untersuchung des Ohres durch den Kinderarzt sollten keine Ohrentropfen angewendet werden, da sie die Sicht auf das Trommelfell verschlechtern.

Die Nase freihalten

Freie Atmung durch die Nase ist notwendig für die Belüftung des Mittelohrs. Bei größeren Kindern helfen regelmäßige Nasenspülungen mit Kochsalzlösung (1 EL pures, zusatzfreies Salz in 1 Liter Wasser auflösen), kleinere Kinder bekommen sie als Nasentropfen, so oft wie nötig. Die Lösung kann auch inhaliert werden.

Das Trommelfell schützen

Gegenanzeige zu Ohrentropfen: Wenn Flüssigkeit austritt, dürfen Sie nichts ins Ohr geben. Das bedeutet nämlich, dass sich unter dem starken Druck des angestauten Sekrets ein kleiner Riss im Trommelfell gebildet hat, über den das Sekret nun abfließt. Auch damit lässt der Schmerz sofort nach. Schützen Sie dieses Ohr nun sorgfältig vor eindringender Flüssigkeit und vor Zugluft. Das Trommelfell ist ein dünnes Häutchen, das sich meist innerhalb einer Woche wieder schließt.

Wann zum Arzt?

Ohrentzündungen klingen mit und ohne Behandlung normalerweise innerhalb weniger Tage ab. Zwei von drei Kindern sind innerhalb von 24 Stunden schmerzfrei. Wenn abschwellende Nasentropfen (Kochsalzlösung), Wärme und Zwiebelsäckchen nicht deutlich helfen, wenn die Ohrenschmerzen nicht zurückgehen oder wenn Sekret austritt, ist es Zeit für den Termin in der Arztpraxis! Achten Sie nach einer schweren Mittelohrentzündung darauf, ob Ihr Kind gut hört und gehen Sie im Zweifel zum Hals-Nasen-Ohren-Arzt.

KLEINER TIPP: SO ERKENNEN SIE, DASS IHREM KIND DAS OHR WEH TUT

Berühren Sie die Ohrmuschel oder zupfen Sie ganz leicht am Ohrläppchen – das tut bei Ohrentzündung sofort weh. Vielleicht fasst sich Ihr Kind auch selbst ans Ohr, während es weint.

Homöopathie: Meine fünf wichtigsten Mittel bei Ohrentzündung

Alles Wichtige zu den Einnahmeregeln finden Sie im Anhang.

● **Aconitum C 30**
Das Erstmittel im akuten Schmerzanfall, der meist mitten in der Nacht erschreckend heftig auftritt, und das Kind sehr unruhig und ängstlich macht. Aconitum passt auch immer dann, wenn ein Kind nachmittags sehr kalten, trockenen Wind abbekommen hat, bevor es abends oder nachts plötzlich akut krank wird. *Einmalig 5 Globuli.*

● **Apis C 30**
Wenn eine halbe Stunde nach der Gabe von Aconitum C 30 keine Ruhe eingekehrt ist. Apis wirkt stark abschwellend. *Einmalig 5 Globuli.*

● **Silicea compositum** (Wala) im Wechsel mit **Apis/Levisticum II** (Wala) und **Ferrum phosphoricum D 6**
Drei Mittel, die im stündlichen Wechsel am nächsten Tag verabreicht werden, jeweils 5 Globuli, zusätzlich zu den Aconitum-Ohrentropfen (Wala). Diese Medikation habe ich von meinem eigenen ehemaligen Kinderarzt Dr. Michael Stellmann, Autor des Standardwerkes »Kinderkrankheiten natürlich behandeln« übernommen, weil sie mich immer wieder überzeugt hat.

● **Homöopathische Konstitutions-behandlung**
Bei wiederkehrender Mittelohrentzündung (Otitis media) oder chronischem Paukenröhrenerguss empfehle ich Ihnen eine klassisch homöopathische Konstitutionsbehandlung für Ihr Kind. Das individuelle Mittel kann hier wirklich Wunder bewirken, erfordert aber eine gründliche Erstanamnese bei der Homöopathin Ihres Vertrauens.

Helfen Antibiotika?

Fast jede zweite Mittelohrentzündung wird durch Viren hervorgerufen. Da Antibiotika nur Bakterien abtöten, können sie hier nichts ausrichten. Eine große Studie hat gezeigt, dass die Ohrenschmerzen der Kinder mit Antibiotikagabe innerhalb von 24 Stunden nicht schneller abklangen als ohne. Mit einer Ausnahme: Wenn bei Kindern unter zwei Jahren beide Ohren entzündet sind, haben Antibiotika die Heilung meist ein wenig beschleunigt. Und sie sind auch sinnvoll, wenn Flüssigkeit aus den Ohren austritt. Dann ist nämlich das Trommelfell beschädigt, sodass Bakterien eindringen könnten.

Vorbeugen

Wenn Nasensekret wegen verstopfter Schnupfennase länger nicht abfließt, wird es leicht zum Nährboden für Bakterien, die auf den kurzen inneren Wegen leicht von der Nase auf das Ohr übergreifen. Die wichtigste Vorbeugung ist es also, für freie Nasenatmung zu sorgen, wie im Abschnitt »Die Nase freihalten« weiter oben beschrieben. Gestillte Kinder fallen in der Statistik durch weniger Mittelohrentzündungen auf, aber das wissen Sie sicher schon. Laut der Ärztezeitung erkranken Kinder, die passiv Zigarettenrauch ausgesetzt sind, dreimal häufiger an einer Mittelohrentzündung.

Nase und Atemwege

Das kleine Näschen wird schon während und unmittelbar nach der Geburt an seinen Innenwänden von zahlreichen Mikroben bedeckt, die von da aus das Atemsystem besiedeln – die Luftwege bilden ein spezielles Refugium für Babys schnell wachsendes Mikrobiom. Die nützlichsten, schützenden Bakterien nimmt das Baby dabei von der Haut seiner Eltern auf, und das ist ein gewichtiges Argument dafür, dass es möglichst als Erstes an ihnen schnuppern sollte.

Die unvermeidlichen Erkältungen

Die akuten grippalen Infekte in der nasskalten Jahreszeit werden bei Babys und Kleinkindern in neun von zehn Fällen von einem Virus ausgelöst. Mehr als 200 Virustypen kommen als mögliche Verursacher in Betracht. Neben Schnupfen und Halsweh klagt das Kind über Müdigkeit, Frösteln, Gliederschmerzen; das Baby ist schlapper als sonst und zeigt kein Interesse an Dingen, die ihm normalerweise Freude machen.

Für die Entwicklung eines starkes Immunsystems sind diese sogenannten »banalen« Infekte ein wichtiges Übungsfeld beim kleinen Kind, wie man heute weiß; deshalb ist es das Beste, wenn chemische Keulen dem Ausnahmefall vorbehalten bleiben. Unterstützt und begleitet von klassischen Naturheilverfahren, erwirbt sich das Kind mit jeder aus eigener Kraft überstandenen Erkältung vielfältige Abwehrkräfte, die es ein Leben lang schützen (siehe nächsten Kasten »Wussten Sie schon, dass …«) und die insbesondere ein Allergierisiko verringern – sogar bei jüngeren Geschwisterkindern.

Bei Kindern im Kindergartenalter (drei bis sechs Jahre) finden Kinderärzte zehn bis zwölf solcher Infekte zwischen Herbst und Frühling normal, mit einer jeweiligen Dauer von ein bis zwei Wochen. Da wird das Immunsystem hochgradig trainiert – wenn man es nur nicht bei jedem Schnupfen oder Ohrenweh als Erstes und womöglich ohne Keimbestimmung gleich mit Antibiotika traktiert.

Bewährt als Immunstimulanzien sind hier homöopathische Arzneimittel. Eltern können sie auch ohne Gefahr mit Mitteln kombinieren, die der Kinderarzt verordnet, und senken dadurch sogar die Rezidivrate. Kinder werden dann schneller gesund und erleiden seltener einen Rückfall.

Nicht sinnvoll ...

● **... sind Antibiotika bei Virusinfektionen** – sie richten in diesen Fällen nichts aus und schaden sogar. Denn unnötige Antibiotikagaben schwächen das Immunsystem, stören die Entwicklung der gesunden Darmflora und führen zu resistenten Bakterien. Die Verordnung von Antibiotika sollte auf die Behandlung von ernsthaft bedrohlichen bakteriellen Infektionen beschränkt sein, meint auch die Deutsche Gesellschaft für Pädiatrische Infektiologie *(www.dgpi.de)*.

● **... sind chemisch-synthetische Erkältungsmittel,** die zum rezeptfreien Kauf in der Apotheke beworben werden. Einer Studie der US-Bundesbehörde des amerikanischen Gesundheitsministeriums, den Centers for Disease Control and Prevention, zufolge sind solche Mittel für Kinder ein »Humbug« mit schädlichen Nebenwirkungen *(www.cdc.gov)*.

Sehr hilfreich ...

● **... sind Wickel, Tees und Globuli** – die klassischen Naturheilverfahren, wie in diesem Buch beschrieben.

● **... ist die Befolgung des Grundsatzes** »Warm bleiben, nicht frieren!«. Das Kind darf nicht abkühlen – die beteiligten Viren mögen es kühl. Also kalte Füße und Hände verhindern, den kratzenden Hals in ein Seidentuch hüllen.

● **... ist viel Ruhe.** Bei Fieber Bettruhe, bei erhöhter Temperatur Hausruhe, also keine außerhäuslichen Aktivitäten und zu Hause nur ruhige Spiele.

● **... ist die gute Belüftung der Räume** und das **Achten auf gute Luftfeuchtigkeit** – sie soll normalerweise 45 Prozent betragen, bei Schnupfen und Husten 60 Prozent.

● **... ist eine gute Hygiene.** Es wirkt effektiv, die Hände häufig mit Seife zu waschen, besonders gründlich beim Nachhausekommen. Unterwegs schützen Handschuhe vor Kontaktinfektionen (Türgriffe etc.). Umfassende Infos dazu finden Sie hier: *www.infektionsschutz.de*.

Schnupfen

Schnupfen ist lästig, keine Frage. Aber auf den zweiten Blick zeigt sich in ihm eine tolle Abwehrreaktion: Kaum wollen sich Erreger oder Reizstoffe auf der Schleimhaut festsetzen, kurbelt die Nase ihre Durchblutung voll an, die Nasenschleimhaut quillt auf und sondert ganz viel wässriges Sekret ab – und sämtliche Eindringlinge werden gleich wieder ausgespült. Solange die Nase also gut läuft, können sich Krankheitskeime nur schwer darin breitmachen.

Anders, wenn das Sekret stockt. Dann greift der körpereigene Plan B in Form von Leukozyten, den Immunzellen zur direkten Erregerbekämpfung. Ihre erfolgreiche

WUSSTEN SIE SCHON, DASS ...

- ... Kinder ein umso geringeres Risiko haben, an Asthma zu erkranken, je mehr banale Atemwegsinfekte sie in den ersten beiden Lebensjahren durchgemacht haben? Das hat die Studie einer Münchner Forschungsgruppe nachgewiesen (www.asthma-allergy.de).

- ... der menschliche Körper etwa zehnmal so viele Mikrobenzellen besitzt wie Körperzellen? Billionen hilfreicher Mikroorganismen leben in unserem Magen-Darm-Trakt, in unseren Atemwegen, auf unseren Schleimhäuten und unserer Haut. Diese Gemeinschaft aus Bakterien, Pilzen und Viren, kurz Mikrobiom genannt, ist in der Zusammensetzung so persönlich und einzigartig wie der Fingerabdruck – und von noch unschätzbarer Bedeutung für unsere Gesundheit. Alles was das Mikrobiom stört, wie Antibiotika und andere chemisch-synthetische Medikamente, stört anscheinend gleichzeitig das Immunsystem (www.spektrum. de/news/wie-mikroben-uns-praegen/ 1427646).

- ... sich in der Vorgeschichte von Krebspatienten auffallend wenig klassische Kinderkrankheiten wie Masern, Mumps, Röteln, Windpocken und fieberhafte Infektionskrankheiten finden? Das haben Untersuchungen am Deutschen Krebsforschungszentrum Heidelberg gezeigt (www.dkfz.de).

Arbeit zeigt sich alsbald am Ergebnis: Aus der Nase kommt nun ein dickliches Sekret von gelbgrüner Farbe, die durch die abgetöteten Erreger entstanden ist.

Wenn sich aber der Nasenschleim nach innen staut, in Nebenhöhlen oder Ohrgänge hinein, drohen Schmerzen und Entzündung, eine Sinusitis oder Otitis. Gute Pflege heißt beim Schnupfen also: raus mit dem Sekret, die Nase am Laufen halten. Normalen Schnupfennasen tut frische Luft gut, das Kind soll also gerne ins Freie, nur darf es dabei weder nasse Füße oder Hände bekommen noch kalt werden.

Homöopathie: Meine vier wichtigsten Mittel bei grippaler Erkältung

Alles Wichtige zu den Einnahmeregeln finden Sie im Anhang.

• Eupatorium perfoliatum C 12

Sein Schlüsselsymptom macht Eupatorium zu einem Klasssiker bei Grippe: Glieder- und Knochenschmerzen »wie zerschlagen«. Ein Baby kann das zwar nicht sagen, aber man sieht es ihm an. Wenn das Kind davor nasskaltem Wetter ausgesetzt war, wenn es nicht nur über Schnupfen, Husten, Heiserkeit klagt, sondern mitunter auch erbrechen muss, spricht das ebenfalls für Eupatorium. Viel Durst, Fieber und Schüttelfrost, vor allem morgens. *2- bis 3-mal täglich 3 bis 5 Globuli (dem Baby 3, dem Kind 5).*

• Sticta pulmonaria C 12

Wenn ein Kleinkind fast immerzu Salbutamol inhalieren muss, weil es immer wieder Schnupfen hat und so leicht eine obstruktive Bronchitis daraus wird, hat in meiner Sprechstunde schon oft eine einzige Gabe Sticta alles erledigt. Ich gebe es als Akutmittel beim »absteigenden Infekt«, noch bevor wir einen Termin für die Erstanamnese finden, die sich dann nicht selten erübrigt.

Weitere Symptome: Viel Nasenjucken und Niesen, verstopfte oder verkrustete Nase, Stirnhöhlenkatarrh, der Schnupfen entwickelt sich zu allergischem Asthma. *2- bis 3-mal täglich 3 bis 5 Globuli (dem Baby 3, dem Kind 5).*

• Gelsemium C 12

Die Grippe schleppt sich dahin und erschöpft das Kind sehr. Es fröstelt, ist zittrig und schläfrig, selbst seine Augenlider hängen kraftlos. Es klagt über Kopfweh und Schwindel, vormittags geht es ihm schlechter. Die Erkältung fängt oft bei feuchtwarmem Wetter oder im Sommer an. Fieber bleibt im mäßigen Bereich, das Kind hat keinen Durst. *2- bis 3-mal täglich 3 bis 5 Globuli (dem Baby 3, dem Kind 5).*

• Meteoreisen (Wala)

Fördert die Immunkompetenz und stärkt in der Erholungsphase nach einer schweren Grippe. Ist immer geeignet, wenn ein Kind länger braucht, um wieder zu Kräften zu kommen, und hilft bei der Verhütung einer (weiteren) Erkältung. Kann auch abwechselnd zusammen mit Prunuseisen (Wala) genommen werden. *3-mal täglich 3 bis 5 Globuli.*

Schön warm bleiben – mit Fußbad und Tee

Ins Fußbad gegen kalte Füße geben Sie einen Teezusatz von Rosmarin und Lavendel, das befreit die Atemwege. Rosmarin wirkt außerdem durchblutungsfördernd, Lavendel entspannt und beruhigt die Nerven. Bei größeren Kindern eignen sich auch Thymian und Fichtennadeln im Bad. Anschließend die Füßchen trockenreiben und ein wärmendes Öl einmassieren, wie zum Beispiel Malvenöl (Wala). Machen Sie Ihrem Kleinkind einen guten Melisse- oder Kamillentee zum Trinken. Schweißtreibende Teekräuter wie Holunder- und Lindenblüten sind erst ab dem Vorschulalter geeignet.

Wohltaten für eine gereizte Nase

Bei trockener Raumluft bilden sich am inneren Rand der kleinen Nasenlöcher gern zähe Krusten, oft wird die Nasenschleimhaut wund und rissig. Auch außen wird die Haut durch das häufige Naseputzen gereizt und brennt. Die rasche Wundheilung unterstützt hier eine milde Pflegesalbe, wie Bepanthen® Nasensalbe, am besten vorbeugend mehrmals täglich angewendet.
Auch die normale Bepanthensalbe ist übrigens ein echtes Allroundtalent für wunde Haut überall – durch den natürlichen Wirkstoff Dexpanthenol, eine Art Provitamin. Mütter haben mir auch von guten Erfahrungen berichtet, wenn sie das gesamte Näschen mit Bachblüten-Notfallsalbe eingecremt haben. Stillende Mütter können einfach Muttermilch auftupfen. Das wirkt pflegend und lindert Hautreizungen.

Sonderform Säuglings-Schnupfen

Neugeborene haben oft Schnupfen, der nicht durch Erreger ausgelöst ist, sondern durch Anpassung an die Raumluft. Ist diese etwas zu trocken, schwillt die junge Nasenschleimhaut leicht an. Weil die Nasengänge noch so fein sind, fehlt nicht viel und sie sind verstopft. Kleine Ursache, große Wirkung: Ohne freie Nasenatmung kann das Baby nicht trinken, es hat damit ein echtes Problem. Kein Wunder, wenn es weint!

KLEINER TIPP BEI VERSTOPFTEM NÄSCHEN

Für ein Baby ist es schwierig zu schnäuzen, es wird den Schleim in seiner Nase nur mit Ihrer Hilfe los. Mein Tipp: Schleim absaugen statt schnäuzen! Am besten besorgen Sie sich in der Apotheke einen speziellen Schleim-Absauger für Neugeborene. Mit dem können Sie den Sog selbst regulieren und das funktioniert viel sanfter als beim normalen Baby-Nasensauger. Zäh gewordenes Sekret und festere Popelchen lassen sich davor mit Muttermilch oder Kochsalzlösung aufweichen.

Sorgen Sie einfach für etwas feuchtere Raumluft, setzen Sie Ihrem Neugeborenen auch drinnen eine leichte Mütze auf und halten Sie seine kleinen Füßchen warm.

Die Atemwege befreien:

• **Gute Luftfeuchtigkeit.** 60 Prozent sind ideal, damit die Nasenschleimhaut nicht anschwillt. Hängen Sie feuchte Tücher auf, die über Nacht die Raumluft befeuchten, wringen Sie sie in Thymiantee aus oder in Wasser mit ein paar Tropfen ätherischem Lavendelöl. Thymian und Lavendel wirken luftreinigend, entspannend und beruhigend. Sie können natürlich auch einen elektrischen Luftbefeuchter benutzen, doch diese Geräte erfordern Pflege, damit sie sich nicht in Keimschleudern verwandeln.

• **Abschwellende Nasentropfen.** Von Nasentropfen, die durch synthetische Zusätze abschwellend wirken, muss ich abraten: Sie machen die Nasenschleimhaut innerhalb weniger Tage abhängig und trocknen sie auf Dauer noch mehr aus. Hingegen wirkt isotonische Kochsalzlösung abschwellend und so pflegend, dass sie unbegrenzt häufig angewendet werden darf. Sie ist leicht selbst hergestellt (einen EL pures, zusatzfreies Salz in einem Liter Wasser auflösen), aber auch gebrauchsfertig in der Apotheke erhältlich (beispielsweise Emser® Nasentropfen, Rhinomer®, Mar plus®).
Auch Muttermilch wirkt abschwellend, pflegend und sogar leicht antibakteriell.

Wenn Sie stillen, sind das die idealen Nasentropfen: Ein wenig Milch ausstreichen, in eine Pipette aufziehen und 1 bis 2 Tropfen in jedes Nasenloch träufeln. So oft wie nötig und immer vor dem Stillen wiederholen.

• **Schleimlösende Zwiebelwirkung.** Stark schleimlösend und -verflüssigend wirken Zwiebeldämpfe. Ich habe von Müttern in meiner Sprechstunde gelernt, dass ein Tellerchen mit einer fein gehackten Zwiebel in der Nähe des Schlafplatzes – gerade so weit weg, dass es nicht reizt – die Nasenatmung über Nacht wunderbar freihält. Ausprobieren!

Vorsicht bei ätherischen Ölen

Bestimmte ätherische Öle, die sich in Einreibemitteln, Balsamen, Öls oder Tropfen gegen Erkältungen finden, sind für Babys und Kleinkinder gefährlich. Das Bundesinstitut für Risikobewertung *(www.bfr.bund. de)* warnt in seinem Infoblatt »Fragen und Antworten zur Anwendung von ätherischen Ölen«: »Bei Kindern unter drei Jahren ist besondere Vorsicht geboten bei der Anwendung von Kampfer-, Eukalyptus-, Thymian- und Pfefferminzöl (Menthol). Schon kleinste Mengen (zum Beispiel wenige Tropfen), die in Mund oder Nase geraten, können bei Säuglingen und Kleinkindern zu lebensbedrohlichen Verkrampfungen des Kehlkopfs und zu Atemstillstand führen.« Viele Eltern wissen darüber nicht Bescheid und übersehen die Altersangaben

Homöopathie: Meine sechs wichtigsten Mittel bei Schnupfen

Alles Wichtige zu den Einnahmeregeln finden Sie im Anhang.

- **Luffa C 6**

Passt bei jeder Art von Schnupfen am besten gleich zu Anfang, sowohl bei laufender als auch bei stockender Nase. Es unterstützt die Regulierung der Nasenschleimhaut und kann abschwellende Nasentropfen erübrigen. *3-mal täglich 3 bis 5 Globuli (Babys 3).*

- **Allium cepa D 12**

Hilft ebenfalls zu Beginn, bei stark laufender Nase mit sehr wässrigem und wundmachendem Sekret. Wird aus der Küchenzwiebel gewonnen und hat dieselbe Symptomatik – bestes Beispiel für das homöopathische Motto »Similia similibus curentur – Ähnliches mit Ähnlichem heilen«. *2-mal täglich 3 bis 5 Globuli.*

- **Sambucus nigra C 6**

Wenn das Baby ständig schnieft, bei trocken verstopfter Nase. *3-mal täglich 3 bis 5 Globuli.*

- **Lycopodium D 12**

Hilft, wenn bei Schnupfen auch häufig Bauchweh plagt. Die Nase verstopft gern nachts, es formen sich Krusten und Pfropfe. *2-mal täglich 3 bis 5 Globuli.*

- **Nux vomica D 12**

Ist bei nervösen und gereizten Babys oder Kindern hilfreich, deren Nase eher nachts und draußen verstopft, als tagsüber und im warmen Zimmer. *2-mal täglich 3 bis 5 Globuli.*

- **Kalium bichromicum C 6**

Ist hilfreich, wenn sich sehr zähes und fadenziehendes, dunkelgelbes Sekret nicht lösen will. *3-mal täglich 3 bis 5 Globuli.*

in der Packungsbeilage. Unbedenklich ist getrocknetes Thymiankraut zum Teeaufguss.

Bei Kindern ab Schulalter für freie Nebenhöhlen sorgen

Bei kleinen Babys sind die Nebenhöhlen noch nicht ausgebildet, eine Sinusitis plagt daher meist erst im Schulalter. Dann können Kinder auch schon die besten Mittel dagegen anwenden: Nasenspülung und Bestrahlung.

• **Nasenspülung.** Das Prinzip ist einfach: Isotonische Kochsalzlösung (ein EL pures, zusatzfreies Salz in einem Liter Wasser aufgelöst) wird wiederholt in ein Nasenloch aufgesogen, läuft durch die Verbindungsgänge in der Nase und zum anderen Nasenloch wieder hinaus oder wird ausgeschnäuzt oder ausgespuckt. Dabei werden Erreger fortgespült, die tiefen Nasenschleimhäute werden befeuchtet und schwellen ab. Wer einmal die befreiende Wirkung erfahren hat, macht es fortan meist gerne. Das Aufsaugen geschieht am hygienischsten aus der hohlen Hand, aber vielleicht einfacher mit einer speziellen, kleinen Nasenduschkanne aus der Apotheke. Das hilft übrigens auch sehr bei Heuschnupfen, weil der Nasenraum damit von Allergenen und Staub befreit wird.

• **Bestrahlung.** Bestrahlungen mit einer Rotlichtlampe wirken entzündungshemmend. Sehr wichtig ist dabei ein ausreichender Augenschutz, ein genügender Abstand von dreißig bis fünfzig Zentimetern, ebenso wie das Warmhalten im Anschluss an die Bestrahlung von zehn bis zwanzig Minuten.

• **Pflanzenmedizin.** Ein verlässliches, rein pflanzliches Arzneimittel gegen Sinusitis ist zum Beispiel das bewährte Sinupret®, dessen positive Wirkung auf die oberen Luftwege in wissenschaftlichen Untersuchungen immer wieder bestätigt wurde.

• **Homöopathie.** Zur Selbstbehandlung eignet sich das Komplexmittel Myristica sebifera compositum (Wala) – dreimal täglich 5 Globuli, für fünf bis zehn Tage. Bei anhaltenden oder wiederkehrenden Nebenhöhlenentzündungen empfiehlt sich eine homöopathische Konstitutionstherapie.

• **Osteopathie.** Die Osteopathie kann heilen, wenn anatomische Ursachen zugrunde liegen, wie zum Beispiel eine verkrümmte Nasenscheidewand.

Husten und Bronchitis

Husten ist eine gute Abwehrreaktion auf einen Reiz in den Atemwegen. Egal was es ist – ob Fremdkörper wie eingeatmeter Staub oder vermehrter Schleim, der sich wegen eingedrungener Krankheitserreger gebildet hat –, ein reflektorischer Hustenstoß soll es nach oben und hinaus befördern.

Bereiten Sie die isotonische Kochsalzlösung zur Schnupfenbehandlung mit einem starken Melissentee statt mit reinem Wasser zu – Melisse wirkt virustatisch, hemmt also die Vermehrung von Viren, die Haupterreger von Schnupfen. Auch Thymian, Ringelblume und Kamille wirken lindernd und pflegend, einzeln sowie gemischt. Die Zubereitung ist ganz einfach: eine Handvoll getrocknete Kräuter in 1 l Wasser aufkochen, 5 Minuten bedeckt ziehen lassen, abseihen – und darin einen gestrichenen Esslöffel Salz auflösen.

Dies sind 9 g Salz pro Liter, das entspricht mit 0,9 Prozent dem Salzgehalt im Blut. Egal ob Meersalz, Himalaya-Salz oder normales Kochsalz – in der Chemie heißt es Natriumchlorid (NaCl). Wichtig ist es, reines Salz ohne jegliche Zusätze wie Jod, Fluor, Trennmittel oder Rieselhilfen zu verwenden. Dass diese Lösung auch bei chronischer Nasen- und Nebenhöhlen-Entzündung sowie bei Heuschnupfen hilft und die Schleimhaut stärkt, ist wissenschaftlich gut belegt.

In eine Sprüh- oder Pipettenflasche (Apotheke) gefüllt, lässt sich die Kochsalzlösung leicht in die Nase träufeln beziehungsweise sanft einsprühen, genauso eignet sie sich zur Inhalation. Sie darf auch langfristig beliebig oft angewendet werden.

Kinder können bis zu 30-mal am Tag husten, ohne dass sie krank sind, sagen Kinderärzte. Das kann zum Beispiel eine Begleiterscheinung von Schnupfen sein, wenn sich dabei im Liegen Schleim ansammelt, der abgehustet werden muss, während das Kind ansonsten tagsüber nicht hustet.

Andererseits kann Husten bei Kindern sogar seelische Ursachen haben, dann ist er der körperliche Ausdruck eines festsitzenden Kummers (siehe »Die homöopathische Konstitutionsbehandlung« am Ende des Abschnitts »Nase und Atemwege«).

Bei einer Bronchitis sind die Schleimhäute der Bronchien entzündet, meistens aufgrund einer Virus-Infektion. Ziehen sich die feinen Muskeln der Bronchialwand krampfhaft zusammen, spricht man von einer obstruktiven Bronchitis. Wir hören das dem Kind an, seine Atmung klingt angestrengt und pfeifend.

Rasselnde Atemgeräusche entstehen beim Husten durch Schleim, vor allem wenn dieser sich bereits verflüssigt. Da wird auf dem Weg der Besserung der Husten stärker, um den verflüssigten Schleim abzutransportieren und hinaus zu befördern. Dieser Prozess braucht seine Zeit und lässt sich durch nichts abkürzen – aber zur Erleichterung können Sie eine ganze Menge tun.

Hustentees

Ich habe aus meinem Heilkräuterschatz zwei Teemischungen zusammengestellt, die schon vielen Kindern in den beiden Stadien der Hustenerkrankung gut geholfen haben:

- **Bei trockenem Husten reizmildernder Tee**. Isländisch Moos, Malve silvestris, Thymian und Spitzwegerich in der Apotheke zu gleichen Teilen mischen lassen (Gesamtmenge 20 g). Davon 1 gehäuften Teelöffel mit ¼ l sprudelnd kochendem Wasser überbrühen, bedeckt 10 Minuten ziehen lassen.

- **Bei rasselndem Husten auswurffördernder Tee**. Dieser Tee wirkt schleimlösend und erleichtert das Abhusten. Königskerzenblüten, Salbeiblätter, Anissamen und Kamillenblüten in der Apotheke zu gleichen Teilen mischen lassen (Gesamtmenge 20 g). Davon 1 gehäuften Teelöffel mit ¼ l sprudelnd kochendem Wasser überbrühen, bedeckt 10 Minuten ziehen lassen.

Hustensaft

Spitzwegerich, zum Beispiel im Plantago-Hustensaft (Wala) aus der Apotheke, ist für kleine Kinder und auch schon für Babys sehr gut geeignet. Er wirkt angenehm schleimlösend und entspannend. Geben Sie drei- bis viermal täglich 1 TL in warmem Wasser, in akuten Fällen alle 2 Stunden 1 TL. Es gibt auch Spitzwegerich-Presssaft aus der frischen Pflanze, natürlich fertig abgefüllt in Flaschen, die im Reformhaus, Naturkost- oder Kräuterladen erhältlich sind. Er wird mit Möhren- oder Apfelsaft gemischt, damit er besser schmeckt. Davon geben Sie ab der Beikostphase zwei- bis fünfmal täglich ½ bis 1 Teelöffel.

Hustensirup

- **Rettichhonig**: Wenn Sie guten, naturbelassenen Imkerhonig bekommen, können Sie Ihrem Kind (nach dem ersten Lebensjahr) damit dieses bewährte, schleimlösende Hausmittel herstellen. So wird's gemacht: Einen schwarzen, runden Winterrettich halbieren und aushöhlen. Füllen Sie beide Hälften mit Honig und lassen Sie diese acht bis zwölf Stunden ziehen. Von dem entstehenden Saft geben Sie Ihrem Kind vor jeder Mahlzeit 1 Esslöffel. Den Hustensaft können Sie im Kühlschrank aufbewahren.

- **Eibischsirup und andere gute Hustenelixiere**: Pflanzliche Fertigarzneimittel aus der Apotheke, mit denen ich gute Erfahrungen mache, sind verschiedene Eibischsirupe. Er lindert trockenen Reizhusten. Es gibt ihn entweder nach DAB (Deutsches Arzneibuch) oder zum Beispiel im Phytohustil-Sirup. Er ist auch im Hustenelixier von Weleda enthalten, für die Anwendung bei Kindern ab einem Jahr geeignet.

Husten-Pastillen für Kinder ab sechs Jahren

Kinder unter sechs Jahren könnten sich an Pastillen verschlucken, größeren passiert das nicht mehr so leicht. Für sie ebenso wie für Erwachsene sind zuckerfreie Salbeipastillen oder Eibischpastillen eine wunderbare Möglichkeit, trockenen Reizhusten in Schach zu halten, einfach durch die ständige Befeuchtung der oberen Luftwege beim Lutschen.

Brustwickel

Gerade wenn der Husten schlimmer wird, sobald sich das Kind hinlegt und ausruhen oder schlafen will, schenkt ein Wickel unmittelbar Linderung und willkommene Ruhe. Auch die liebevolle Zuwendung beim Anlegen des Wickels tut dem Kind gut, vermittelt ihm ein wohliges Gefühl der Geborgenheit. Der Zitronenwickel ist sehr wirkungsvoll und unkompliziert in der Anwendung. Ich empfehle, ihn vorher trocken zu üben, damit die Handgriffe sitzen und die Tücher stimmen. Denn das Anlegen muss rasch gehen, damit dem Kind nicht kalt wird. Wichtig: Brustwickel nur bei Fieberfreiheit.

Zitronenwickel: Wirkt krampflösend und lindernd bei Reizhusten.
Anwendung: Ein etwa 10 cm breites Baumwolltuch, das in der Länge einmal gut um den Brustkorb des Kindes reicht, wird mit purem, frischen Zitronensaft gut befeuchtet, ausgedrückt und auf ein breiteres Frottiertuch gelegt. Darauf legen Sie Ihr Kind mit bloßem Oberkörper und ziehen den Wickel glatt um seinen Brustkorb herum. Das geht ganz fix. Gleich danach das ganze Kind warm einpacken. Ein Zitronenwickel kann stundenlang belassen werden. Hilft übrigens auch als Halswickel bei Halsweh.

Osteopathische Selbsthilfe: Atemtrakt entspannen

Selbst leichte Atemwegserkrankungen sind anstrengend für das Zwerchfell und die restliche Atemmuskulatur, weil der Atem nicht gleichmäßig fließen kann, wenn

KLEINER TIPP: EINREIBUNG MIT LAVENDELÖL

Reiben Sie die Brust oder auch nur den Rücken Ihres Kindes mehrmals täglich, besonders vor dem Einschlafen und auch im Anschluss an einen Wickel mit Lavendel-Körperöl (Weleda) ein. Das lindert trockenen, krampfartigen Husten, wirkt beruhigend und schlaffördernd.

Homöopathie: Meine sechs wichtigsten Mittel bei Husten und Bronchitis

Alles Wichtige zu den Einnahmeregeln finden Sie im Anhang.

• **Spongia tosta C 12**
Trockener, bellender Husten, schlimmer beim Einatmen, im Liegen, am schlimmsten vor Mitternacht (nach Mitternacht hilft bei denselben Symptomen von sehr krampfhaftem Husten eher das Mittel **Drosera C 12**). Starke Heiserkeit. Essen und Trinken bessert.

• **Hyoscyamus C 12**
Trockener, krampfhafter Husten nachts, schlimmer im Liegen, sofort besser durch Aufsetzen.

• **Ipecacuanha C 12**
Rasselnder, pfeifender Husten, der zum Erbrechen führt oder mit ständigem Brech- und Würgereiz einhergeht.

• **Rumex crispus C 12**
Trockener Husten, schlimmer im Freien, beim Ausziehen oder Abdecken. Einatmen kalter Luft schmerzt. Reichliches, dickes Sekret. Verschlimmerung morgens und vormittags.

• **Antimonium tartaricum C 12**
Extrem rasselnder Husten, Verschlimmerung nach Ärger und nach dem Essen. Möchte in Ruhe gelassen, am liebsten nicht einmal angesehen werden.

• **Roseneisen/Graphit (Wala)**
Fördert die tiefe Ausheilung und stärkt bei Erschöpfung und Schwäche nach einer schweren oder wiederkehrenden Bronchitis.

Jeweilige Einnahme: Zweimal täglich sowie während eines nächtlichen Anfalls 3 bis 5 Globuli (Babys weniger).

Schnupfen und Husten den Rhythmus stören. Mit dieser harmonisierenden osteopathischen Zuwendung helfen Sie dem Atemtrakt Ihres Kindes, sich immer wieder zu entspannen. Ihr Kind kann dabei auf dem Rücken im Bett oder auf dem Sofa liegen, Sie sitzen neben ihm. Entspannen Sie zuerst Ihre Schultern – rollen Sie sie ein paar Mal im Kreis hin und her – und reiben Sie Ihre Handflächen aneinander, damit sie warm werden. Schieben Sie eine Hand unter den Brustkorb Ihres Kindes und legen Sie einen Atemzug später Ihre andere Hand ganz leicht von oben auf seine Brust. Nun lassen Sie Ihre beiden Hände sehr sanft vibrieren. Das ist ungewohnt, aber wenn Sie darauf achten, Ihre Arme locker zu lassen, geht es ganz leicht. Sie können das wiederholt für jeweils wenige Minuten machen, solange Ihr Kind es genießt. Können Sie wahrnehmen, wie sich Spannungen im Rücken und Brustkorbs Ihres Kindes lösen?

Wann zum Arzt?

Lassen Sie anhaltenden Husten umgehend ärztlich abklären, bei …

- einem Baby im ersten Lebensjahr,
- stark beschleunigter Atmung; schneller, flacher Atmung; Atemnot; starkem Speichelfluss,
- »Nasenflügeln«, also wenn sich die Nasenflügel beim Einatmen aufstellen beziehungsweise blähen; starkes Einziehen der Brust beim Atmen,

- auffallender Schwäche Ihres Kindes,
- andauerndem hohen Fieber,
- plötzlichem Beginn während des Spiels (eingeatmeter Fremdkörper?).

Auch wenn der Husten mehr als zwei Wochen dauert, ohne dass es hustenfreie Tage gibt, ist es Zeit für einen Arzttermin. Ihre Kinderärztin wird nötigenfalls ein Röntgenbild oder eine Blutuntersuchung veranlassen oder – wie bei Verdacht auf eine asthmatische oder allergische Bronchitis – an eine Kinderpneumologin überweisen.

Pseudokrupp-Husten

Während einer banalen Erkältung bekommt das Kind ohne Vorwarnung plötzlich nachts einen erschreckenden Anfall von akuter Atemnot mit erschwerter pfeifender Einatmung, mit trockenem bellenden Husten. Dahinter steckt eine Verengung des Gewebes um den Kehlkopf.
Wichtig für Ihr Kind: Bleiben Sie ruhig. Konzentrieren Sie sich auf ruhige, gezielte Bewegungen, um trotz Ihres großen Schrecks nicht in Hektik zu verfallen – so schaffen Sie es, Ihrem aufgeregten Kind die Sicherheit zu vermitteln, die es jetzt braucht.

Erste Sofortmaßnahme

Nehmen Sie Ihr Kind auf den Arm und stellen Sie sich mit ihm ans offene Fenster – die kühle Nachtluft entspannt das Kehlkopfgewebe. Alternativ stellen Sie sich vor den offenen Kühl- oder Gefrierschrank. Meist reicht das schon, sonst machen Sie im Bad die Dusche an und lassen Sie das Wasser erst heiß, dann kalt laufen. Das erzeugt schnell einen feucht-kalten Nebel, der die Atemwege entspannt. Hängen Sie um den Schlafplatz des Kindes feuchte Handtücher auf, um die Luft zu befeuchten.

Rufen Sie den zuständigen Notarzt. Es macht nichts, dass der Anfall ziemlich sicher vorbei sein wird, bevor dieser eintrifft.

Die homöopathische Konstitutionsbehandlung

Bei wiederholter obstruktiver Bronchitis ebenso wie bei Neigung zu Pseudokrupp empfehle ich die klassisch homöopathische Konstitutionsbehandlung, bei der das individuelle Heilmittel im Rahmen einer sorgfältigen Anamnese ermittelt wird. Damit allein ist es nicht getan, die Behandlung erfordert normalerweise mehrere Follow-up-Termine, im Zuge derer weitere Mittel zum Einsatz kommen können. Hier sind die individuellen Modalitäten von besonderer Bedeutung, die Begleitsymptome sowie das Allgemeinbefinden. Kinder sprechen erfahrungsgemäß sehr gut auf diese Behandlung an. Ich empfehle sie insbesondere auch, wenn – bei einem ansonsten gesunden Kind – Hustenanfälle während einer Kummerphase zum Beispiel jeden Abend vor dem Einschlafen auftreten.

Homöopathie: Meine vier wichtigsten Mittel im akuten Pseudokrupp-Anfall

Alles Wichtige zu den Einnahmeregeln finden Sie im Anhang.

- **Aconitum C 30**
Als erstes Mittel, zur Milderung des Schocks. Für Kind und Eltern. *Einmalig 5 Globuli.*

- **Apis C 30, Spongia C 30** und **Cuprum C 30**
Geben Sie Ihrem Kind von jedem dieser drei Mittel abwechselnd nacheinander alle 5 bis 10 Minuten je ein Globulus.

Die Heilkraft des Fiebers

Wenn unser Kind fiebert, wissen wir, dass es richtig krank ist. Als Eltern leiden wir gleich mit und möchten am liebsten sofort gegen das Fieber angehen. Doch auch wenn es schwerfällt: Bevor wir zum Fieberzäpfchen greifen, müssen wir uns vor Augen halten, dass dieser alarmierende Zustand nicht die Krankheit selbst ist.

Im Gegenteil: Fieber ist eine geniale Reaktion des Immunsystems. Die Erwärmung des Blutes um wenige Grade setzt den Krankheitserregern darin ganz schwer zu: Viren und Bakterien büßen dadurch ihre Kraft ein, dem Kind zu schaden, sie werden inaktiv und schließlich abgetötet. Somit wirkt Fieber wie ein körpereigenes Antibiotikum und hilft darüber hinaus eben auch gegen Viren, gegen die normale Antibiotika nichts ausrichten.

Gleichzeitig kurbelt Fieber den Stoffwechsel an, vermehrt die Immunzellen im Blut und steigert die Durchblutung, damit die Immunzellen auch überall hingelangen. Fieber ist also eine ganz tolle körpereigene Allroundwaffe im Kampf gegen eine Infektion. Bleibt die Frage: Wie lässt sich die Heilkraft des Fiebers sinnvoll begleiten? Und sind fiebersenkende Maßnahmen überhaupt angebracht?

Fieber messen

Auch ohne ein Thermometer erkennen Sie an seinem geröteten Gesicht, dass Ihr Kind fiebert, es atmet anders und seine Augen wirken glasig und müde. Mit der Hand auf seiner Stirn spüren Sie, wie heiß sie ist. Jetzt sorgen Sie dafür, dass es Ruhe bekommt, bieten ihm etwas zu trinken an und sehen zu, dass es nicht friert.

Ein Fieberthermometer zeigt an, wie hoch die Temperatur ist – eine ungefähre Messung geht ganz schnell im Ohr, an der Stirn oder – bei größeren Kindern – im Mund. Zuverlässig exakt ist die Messung im Po (rektal), sie stört aber das Kind auch am meisten. Legen Sie Ihr Wickelkind dafür am besten auf den Rücken und halten Sie seine Oberschenkel nach oben während Sie das Thermometer einführen, dessen Spitze Sie zuvor mit einem Tupfer Creme schön gleitfähig gemacht haben. Das Kleinkind kann dafür mit angewinkelten Beinen auf der Seite liegen. Drücken Sie während der Messung die Pobacken leicht zusammen und halten Sie das Thermometer fest.

Ab 38,5 Grad ist es Fieber

Steigt das Thermometer, rektal gemessen, auf 38 Grad, nennt man das eine erhöhte Temperatur, erst ab 38,5 Grad spricht man

WUSSTEN SIE SCHON, DASS ...

- ... unsere normale Körpertemperatur im Tagesverlauf ansteigt? Sie ist frühmorgens um 0,5 bis 1 Grad niedriger als spätnachmittags und abends. Über Nacht fällt sie dann wieder, in jedem Alter.

- ... beim Baby die Normaltemperatur grundsätzlich höher liegt als bei größeren Kindern und Erwachsenen? Sie beträgt 37 bis 37,5 Grad.

- ... die Höhe des Fiebers nichts darüber aussagt, wie schwer eine Erkrankung ist?

- ... Fieber selbstbegrenzend ist? Der Körper erhöht den Sollwert der Körpertemperatur vorübergehend und geht in der Regel nicht darüber hinaus. Ausgelöst wird das durch körpereigene Botenstoffe, die bei Infektionen entstehen und den Hypothalamus erreichen, den Regler des Sollwerts.

von Fieber. Ausnahme: Beim Neugeborenen in den ersten drei Monaten ist es ab 38 Grad schon Fieber. Die nützlichsten Funktionen des Fiebers kommen bei Temperaturen ab 39 Grad zum Tragen. Phagozyten zum Beispiel, die sogenannten Fresszellen, die Erreger unschädlich machen, arbeiten ab einer Temperatur von 39 Grad optimal. Notieren Sie sich die gemessenen Werte, das ist im Verlauf der Krankheit manchmal aufschlussreich.

Fieber sinnvoll begleiten

Haben Sie keine Angst, wenn Ihr Kind Fieber bekommt, es ist ein Ausdruck seiner starken Abwehrkraft! Damit das Fieber die Krankheitserreger ausreichend bekämpfen kann, muss das Kind auch fiebern dürfen. Wird das Fieber vorschnell mit einem Fiebersaft oder -zäpfchen gesenkt, erholen sich die Erreger wieder, haben ideale Bedingungen, sich zu vermehren – und die Krankheit zieht sich in die Länge, denn das Immunsystem wurde geschwächt.

Kleine Kinder vertragen hohe Temperaturen viel besser als Erwachsene. Sie besitzen eine große Vitalität, dadurch steigt das Fieber bei ihnen oft sehr schnell an. Als Eltern bekommen wir es da mit der Angst zu tun und meinen, es würde genauso zügig weiter steigen. Doch das ist nicht der Fall, wie uns bald die Erfahrung zeigt. Bei grundsätzlich gesunden Kindern steigt die Temperatur nicht höher als auf 40 bis 41 Grad. Und diese Temperaturen, bei denen sich wichtige Abwehrfunktionen verstärken, sind in der Regel ungefährlich, betont auch die Stiftung Kindergesundheit *(www. kindergesundheit.de).*

Ob man etwas tun sollte, um das Fieber zu senken, lässt sich nicht am Thermometer ablesen, denn es hängt vom Befinden des Kindes ab. Kinder fiebern unterschiedlich. Die einen sind trotz Temperaturen nahe 40 Grad erstaunlich fit und munter, schlafen gut und essen gern. Andere wirken stark angeschlagen, sind schlapp und lethargisch. Dann ist es angebracht, die Temperatur leicht abzusenken auf unter 39,5 Grad.

»Die Krankheit behandeln, nicht das Thermometer«, nennt das der Münchner Professor Dr. Berthold Koletzko, denn »der einzige Grund zur Temperatursenkung ist, das Befinden des Patienten zu verbessern«. Manchmal fühlt sich ein Kind auch nach einer Fiebersenkung nicht unbedingt besser, dann kommen seine Beschwerden weniger vom Fieber als von der zugrundeliegenden Erkrankung.

Wärmen oder kühlen?

Achten Sie immer darauf, dass Ihr Kind sich wohlfühlt. Solange das Fieber steigt, hat Ihr Kind kalte Füße und fröstelt vielleicht. Dann machen Sie ihm eine Wärmflasche und hüllen es in eine kuschelige Wolldecke. Sobald nicht nur das Gesicht und die Stirn, sondern der ganze Körper – auch die Beine und Füße – warm sind, ist der Fieberhöhepunkt erreicht. Jetzt mag Ihr Kind sich wahrscheinlich mit einem kalten Getränk und leichterer Kleidung abkühlen. Es darf auch am offenen Fenster sein, solange es nicht zu sehr auskühlt. Sie können es mit einem feuchten Tuch abtupfen. Leidet Ihr Kind unter der intensiven Hitze, ist es sehr matt und weinerlich geworden, dann ist der richtige Zeitpunkt für kühle, fiebersenkende Wadenwickel gekommen. Sie ziehen die Hitze vom Kopf ab, das ist gut für das Wohlbefinden.

Hohe Temperaturen leicht senken: Wadenwickel

Wadenwickel sind eine gesunde und wirkungsvolle Möglichkeit, das Fieber um ein bis zwei Grad zu senken. Eine absolute Voraussetzung dafür ist, dass der ganze Körper des Kindes jetzt heiß ist, auch die Beine und Füße.

● **Sie brauchen:** zwei Leintücher (zum Beispiel Geschirrtücher) oder ein Paar Baumwoll-Kniestrümpfe, eine (Woll-) Decke, eine wasserdichte Unterlage, eine Schüssel mit zimmertemperiertem (22 Grad) oder lauwarmem (knapp 30 Grad) Wasser. Je kleiner das Kind, desto weniger kalt das Wasser, so erschrickt das Kind auch nicht.

• **So wird's gemacht:** Die beiden Leintücher in das Wasser tauchen und nur leicht auswringen, sodass sie nicht mehr tropfen. Jede Wade einzeln vom Fußgelenk bis unters Knie möglichst glatt und straff mit einem Tuch einmal umwickeln (das Tuch vorher passend zuschneiden). Alternativ nehmen Sie Kniestrümpfe, von denen Sie die Fußteile abgeschnitten haben, dann geht das ganz rasch. Beide Beine mit der Wolldecke bis zu den Knien abdecken. Nach ca. 15 Minuten, bevor die Wickel trocken und warm sind, werden sie abgenommen und die Prozedur vielleicht wiederholt, solange die Beine und Füße noch sehr warm sind. Abbrechen, wenn die Füße kalt werden, oder das Fieber um ein bis zwei Grad gesunken ist.

KLEINER TIPP: DAS KIND MAG DEN WICKEL NICHT?

Ich höre von Eltern manchmal, dass sich ihr Kind gegen Wadenwickel wehrt. Da könnte es sein, dass es sie gar nicht braucht, sondern noch genug Kraft hat für das vorhandene Fieber.

Liebe, Tee und gute Suppe

Während Ihr Kind fiebert, braucht es ganz viel Ruhe, häufig etwas zu trinken und vor allem die tröstliche Nähe von Mama, Papa oder einer anderen lieben, nahestehenden Person.

Bieten Sie Ihrem Baby die Brust öfter an als sonst, die Muttermilch enthält jetzt vermehrt Abwehrstoffe. Erinnern Sie Ihr Kleinkind nötigenfalls alle halbe Stunde ans Trinken, gerade wenn es jeweils nur ein paar Löffelchen nimmt. Geben Sie ihm Fieber-Tee, warm oder kalt, mit oder ohne Zitrone und Honig, oder Orangensaft und andere Fruchtsäfte: Hauptsache, es trinkt etwas.

Essen darf Ihr kleiner Patient, worauf er Appetit hat, aber er darf auch fasten. Wird wenig gegessen, bietet sich Schonkost an: Frisches Obst oder Kompott, Kartoffel- oder Gemüsepüree, Reis oder das alte Hausmittel Hühnersuppe. Gehen Sie hier ruhig auf die Bedürfnisse Ihres Kindes ein, denn kleine Kinder spüren recht zuverlässig, was ihnen guttut. Die Kleidung sollte für das fiebernde Kind nicht zu warm sein. Ziehen Sie ihm saugfähige Baumwollsachen an, die Sie zusammen mit der Bettwäsche immer gleich wechseln, wenn sie durchgeschwitzt sind. Lüften Sie regelmäßig alle paar Stunden für fünf Minuten durch, wobei das Kind gut abgedeckt oder im anderen Zimmer ist.

Homöopathie: Meine drei wichtigsten Mittel bei Fieber

Alles Wichtige zu den Einnahmeregeln finden Sie im Anhang.

• **Belladonna C 30**
Bei schnell steigendem Fieber, am ersten Tag. Das Kind wirkt dampfend und schwitzig, hat glasige Augen, Verlangen nach Ruhe, kaum Durst. Wichtig: Heißes Gesicht bei kalten Füßen / Händen. *Einmalig 5 Globuli.*

• **Aconitum C 30**
Bei schnell steigendem Fieber, am ersten Tag. Das Kind hat trockene Haut und großen Durst. Mit dem ersten Schweißausbruch ist die Zeit für Aconitum vorbei. *Einmalig 5 Globuli.*

• **Ferrum phosphoricum C 12**
Bei hohem Fieber, nach dem ersten Tag. Die Haut ist mal rot, mal blass. Oft trockener Husten und/oder Ohrenbeteiligung. *2- bis 3-mal täglich 5 Globuli.*

Bettruhe

Bettruhe ist das Beste, aber für muntere Kinder sogar bei hohem Fieber oft nicht lange einzuhalten. Trotzdem können sie nicht in die Krabbelgruppe, Kita oder Schule gehen, sondern müssen – wenn schon nicht im Bett – dann möglichst auf dem Wohnzimmersofa oder zumindest im Haus bleiben, bei ruhigeren Aktivitäten. Auch wenn ein Kind nicht geschwächt oder lustlos wirkt: Fieber ist Immunaktivität und kostet den Körper viel Kraft. Das darf nicht unterschätzt werden.

Eine Erholungszeit danach, die sogenannte Rekonvaleszenz, ist wichtig, damit die Gesundheit wieder richtig stark wird. Als Faustregel gilt: So lange Nachruhe, wie das Fieber dauerte, zumindest für die ersten zwei bis drei Tage nach Abklingen von hohem Fieber. Sonst sind Kinder oft kurz darauf gleich wieder krank, denn ein geschwächter Organismus ist natürlich anfälliger.

Fieber-Tee ...

• **... für Große:** Schweißtreibende Tees wirken leicht fiebersenkend, weil durch das Schwitzen Wärme verdunstet. Sie sind wegen dieser entwässernden Wirkung allerdings erst ab dem Schulalter geeignet.
Zubereitung: 1 TL Holunderblüten und 1 TL Lindenblüten (oder 2 TL der einzelnen Blüten) mit 250 ml kochendem Wasser übergießen, zehn Minuten bedeckt ziehen lassen und abseihen. Auf Trinktemperatur

abkühlen lassen und auf Wunsch Zitronensaft und Honig dazugeben.

- ... für Kleine: Für Babys, die schon essen und aus der Tasse trinken, eignen sich entzündungshemmende Tees von Kamille, Melisse, Verbena (Eisenkraut) oder Hagebutte.
- *Zubereitung:* 2 TL davon, einzeln oder nach Belieben gemischt, mit 250 ml kochendem Wasser übergießen, zehn Minuten bedeckt ziehen lassen und abseihen.
- Die Tees sind auch wirksam, wenn Ihr Kind sie nicht warm trinken mag, sondern lieber kalt.

Fieberzäpfchen

Ist das Fieber des Kindes trotz abendlicher Wadenwickel wieder besonders hoch zu der Zeit, wenn die Eltern schlafen gehen wollen, dann ist die Stunde des Fieberzäpfchens gekommen – es schenkt gute Chancen auf eine erholsame Nacht.

Ich empfehle dann gerne natürliche Alternativen zu Paracetamol und Ibuprofen. Zum einen, weil man in der Dosierung dieser synthetischen Medikamente trotz der genauen Angaben auf dem Beipackzettel leicht etwas falsch machen kann, zum anderen, weil die Wirkstoffe nicht ohne mögliche Nebenwirkungen und Gesundheitsrisiken sind. Mehrere Studien brachten sie zum Beispiel mit einem erhöhten Asthmarisiko in Verbindung. Deshalb sollte man sie zumindest nicht sehr häufig anwenden,

und ich rate, sie für den etwaigen Notfall zu reservieren.

Es gibt pflanzlich-homöopathische Fieberzäpfchen, die keine bedenklichen Nebenwirkungen haben und ausgezeichnet wirken. Sie sind rezeptfrei in der Apotheke erhältlich. Zur Auswahl stehen:
- »Viburcol N Säuglings- oder Kinderzäpfchen« von Heel
- »Fieber- und Zahnungszäpfchen« von Weleda
- »Aconitum / China Fieberzäpfchen« von Wala

Welches nehmen? Lassen Sie sich dazu in der Apotheke individuell beraten, lesen Sie im Internet die Beipackzettel oder probieren Sie einfach aus, auf welches Zäpfchen Ihr Kind am besten anspricht.

Wann zum Arzt?

Grundsätzlich ist es immer richtig, in der Kinderarztpraxis anzurufen, wenn Ihr Kind so schwer krank wirkt, wie Sie es noch nicht erlebt haben. Deshalb holen Eltern umso früher ärztlichen Rat ein, je kleiner ihr Kind ist, das heißt, je weniger Erfahrung sie haben. Und das ist gut so. Meistens wird Fieber von einer Erkrankung ausgelöst, die ohnehin in die Arztpraxis führt. Oft lässt sich im Vorfeld telefonisch abklären, ob Sie kommen müssen oder zu Hause bleiben sollten, etwa weil Ihr Kind ansteckend ist. Bringen Sie immer die gemessenen Fieberwerte mit.

Nicht abwarten sollten Sie, ...

- ... wenn Ihr Babys in den ersten drei Monaten eine Temperatur von 38 Grad, oder im Alter von drei bis sechs Monaten eine Temperatur von 39 Grad entwickelt hat.
- ... wenn Ihr Kind länger als drei Tage über 38,5 Grad Fieber hat.
- ... wenn das Fieber nach einer fieberfreien Phase wiederkehrt.
- ... wenn Ihr fieberndes Kind tagelang nichts isst, keinen Stuhlgang hat und kaum Wasser lassen muss.

Rufen Sie grundsätzlich immer in der Arztpraxis an, wenn Ihr Kind Ihnen seltsam vorkommt – verlassen Sie sich auf Ihr Gefühl!
Sie waren schon beim Doktor? Dann kann ein weiterer Besuch anstehen, wenn sich der Gesundheitszustand Ihres Kindes verschlechtert oder Symptome dazukommen, die Ihnen Sorge machen.

Vorsicht: Kein Aspirin geben!

Aspirin – genauer gesagt der Wirkstoff Acetylsalicylsäure (ASS) – wirkt zwar fiebersenkend, kann aber unter sehr seltenen Umständen bei Kindern mit einer Virusinfektion möglicherweise zum sogenannten »Reye-Syndrom« führen, einer lebensbedrohlichen Erkrankung von Gehirn und Leber. Bei Kindern unter zwölf Jahren wird deshalb davor gewarnt, Aspirin zur Fiebersenkung zu geben.

Der Begriff Salicylsäure ist abgeleitet von Salix, dem botanischen Namen der Weide, die schon in der Antike als Mittel gegen Fieber eingesetzt wurde. Weidenrinde enthält Vorstufen von Salicylsäure, ebenso wie die Pflanze Mädesüß (Filipendula ulmaria). Beide zählen auch heute zu den fiebersenkenden Arzneitees. Bei Kindern, werdenden und stillenden Müttern rate ich vorsichtshalber nicht nur von Aspirin, sondern auch von der Verwendung dieser Tees ab.

In Behandlung:
Schnell ansteigendes Fieber

Phoebe kam mit ihrer kleinen Tochter Cosima in meinen Nachmittagskurs »Doktor Mama – Wickel, Tees & Globuli«. Gerade sei Cosima auf dem Weg noch ganz munter neben ihr hergesprungen, erzählt Phoebe, doch nun »hängt« sie seltsam schlapp auf dem Schoß. Ihre Wangen sind stark gerötet, die Stirn ist heiß – keine Frage, sie fiebert. Nach zehn Minuten werfe ich wieder einen Blick auf Cosima: Ihr Zustand hat sich intensiviert, sie glüht jetzt richtig, atmet leicht und schnell, ihre Augen sind glasig, sie kann sie kaum aufhalten. So sieht schnell steigendes Fieber aus.
Damit kann ich im Kurs gleich zum Thema Globuli überleiten und erklären, woran wir erkennen, welches der beiden homöopathischen Hauptmittel für schnell ansteigendes Fieber – Aconitum und Belladonna – das passende ist. Cosimas heiße Stirn

fühlt sich feucht an, ihr Nacken scheint fast zu dampfen, ihre Hände sind schrecklich kalt: Klare Zeichen für Belladonna.

Davon geben wir ihr nun einzeln nacheinander fünf Kügelchen in der Potenz C 200. Während Cosima sich still an ihre Mama schmiegt und einschläft, geht der Kurs weiter. Gelegentlich werfe ich einen Blick zu Phoebe hinüber und sie bedeutet mir mit Augensprache, dass mit der schlafenden Cosima alles o.k. ist.

Als der Kurs nach zwei Stunden zu Ende geht, ist Cosima wieder wach und springt nun munter von Phoebes Schoß – sie ist vollkommen wiederhergestellt, als sei nichts gewesen. Kein Fieber mehr, kein bisschen krank. Die Kursteilnehmerinnen staunen nicht schlecht. Wie ich es schon so oft erleben durfte: Die passenden Globuli zur rechten Zeit haben die Abwehrkraft so sehr unterstützt, dass kein weiteres Fieber nötig ist.

Anfangs rätselhaft: Das Drei-Tage-Fieber

Das Dreitagefieber ist typisch bei großen Babys und Kleinkindern, nach dem zweiten Geburtstag kommt es kaum noch vor. Auslöser ist die harmlose Infektion mit dem Humanen Herpes-Virus (HHV). Das Kind bekommt plötzlich hohes Fieber, welches meistens drei Tage lang anhält – daher der Name. Währenddessen sollte man es –

Homöopathie: Meine drei wichtigsten Mittel bei Fieberkrampf

Alles Wichtige zu den Einnahmeregeln finden Sie im Anhang.

• **Cuprum C 30**
Hauptmittel bei Krampfanfällen und Spasmen der Muskulatur. Bitte nicht während des Krampfanfalls geben, sondern danach. *Einmalig 5 Globuli.*

• **Aconitum C 30**
Nehmen in dieser Situation die Eltern, um sich vom Schock zu erholen. *Einmalig 5 Globuli.*

• **Chamomilla Cupro culta, Radix Rh D 3 (Weleda)**
Kann bei entsprechend veranlagten Kindern im zweiten bis siebten Lebensjahr vorbeugend wirken: Sofort bei Beginn des Fieberanstiegs 30 Tropfen in ¼ l Wasser auflösen, davon jede halbe Stunde ½ TL geben, solange das Fieber steigt, dann ein- bis zweistündlich 1 TL.

wie in den vorherigen Abschnitten beschrieben – gut begleiten, es lässt sich allerdings kaum senken. Und es treten keine weiteren Symptome auf. Aber sobald das Fieber zurückgeht, bildet sich für kurze Zeit am Rumpf und im Nacken ein feinfleckiger, blassroter Ausschlag. Dieser erhärtet dann die Diagnose. Die Erkrankung schenkt lebenslange Immunität, man bekommt sie also nur ein einziges Mal.

Erschreckend: Der Fieberkrampf

Für die Eltern ist es ein Riesenschreck, wenn ihr Kind einen Fieberkrampf erleidet, es wirkt erschütternd und bedrohlich – und ist doch medizinisch gesehen ein harmloses Ereignis, insofern als es die Gesundheit des Kindes nicht beeinträchtigt. Das Kind verliert bei diesem Krampfanfall plötzlich kurz das Bewusstsein, dann zuckt es am ganzen Körper oder wird seltsam schlaff – und nach »ewigen« zwei bis drei Minuten ist der Spuk so plötzlich wieder vorbei wie er gekommen ist.

Auslöser ist ein sehr rascher Anstieg der Temperatur, sie muss da noch nicht hoch sein. Dahinter steckt häufig eine Virusinfektion, oft das Drei-Tage-Fieber oder ein Fieber nach Mehrfach-Impfungen. Verhindern lassen sich Fieberkrämpfe nicht, fiebersenkende Mittel sind wirkungslos.

Bei so einem großen Schreck ist es immer richtig, den Notarzt zu rufen, er wird vielleicht ein Zäpfchen geben. Dem Kind darf während des Anfalls nichts in den Mund gegeben werden, auch kein kaltes Wasser. Man bleibt einfach bei ihm und achtet darauf, dass es sich nicht verletzen kann. Am nächsten Tag ist natürlich zur weiteren Abklärung und Besprechung die Kinderarztpraxis aufzusuchen.

Laut Statistik erleiden drei bis fünf von 100 Kindern im Alter zwischen sechs Monaten und fünf Jahren einmal einen Fieberkrampf, meistens zwischen dem 14. und 18. Lebensmonat, nur bei jedem dritten betroffenen Kind wiederholt er sich. Eltern können nichts zur Vermeidung tun, was auch heißt: Es liegt nicht in ihrer Schuld, wenn ein Fieberkrampf auftritt oder sich wiederholt. Ihr Kind ist gesund, ein Fieberkrampf hat keine medizinische Bedeutung und auch keine Auswirkung auf das spätere Leben des Kindes.

Leidet Ihr Kind oft unter Infektionen wie Schnupfen oder Husten, die wochenlang anhalten, die nie richtig abklingen oder nach kurzer Pause wieder aufflackern? Der Grund hierfür liegt oft darin, dass die Heilkraft des Fiebers vorschnell mit Medikamenten eingedämmt wird. Damit sich die Gesundheit gründlich kräftigt, muss ein Kind ausreichend fiebern dürfen. Dabei arbeitet sein Körper auf Hochtouren. So ist auch die Ruhezeit zur Erholung nach einem guten hohen Fieber wichtig, die Rekonvaleszenz. Sie sollte ebenso lang dauern wie die Fieberphase. Dann profitiert das Immunsystem von jeder Infektion und merkt sich die Krankheitserreger, sodass es sie nächstes Mal sofort ausschalten kann. Oft merkt man dann dem Kind an, dass es nicht nur richtig gesund geworden ist, sondern dabei auch einen inneren Entwicklungsschritt gemacht hat.

Zu guter Letzt: Ein Blick nach vorn

Gesundheit ist kein Zufall.

Was hilft uns und unseren Kindern, gesund zu bleiben? Warum bringen eigentlich nicht alle Kinder jeden Infekt aus der Kita mit nach Hause? Warum machen bekannte Risikofaktoren nicht alle Menschen krank, sondern manche eben nicht? Das wüssten nicht nur wir Eltern gerne, es ist auch ein aktuelles Thema medizinischer Forschung. Mehr als geahnt, bestimmt unser Immunsystem über unsere Gesundheit. Von welchen Erregern oder Einflüssen wir unser Baby fernhalten sollten, ist da längst nicht mehr die erste Frage. Früher betrachtete man Bakterien und Viren als vereinzelte, unliebsame Gäste, in deren Gepäck unweigerlich eine Erkrankung daherkommt Mittlerweile ist klar: Billionen von Bakterien und Viren sind ein beständiger Teil von uns und unserer Gesundheit. Richtig gut geht es uns nur, wenn unser Mikrobiom, also diese Gemeinschaft von Mikroben, im Gleichgewicht ist. Und Gleichgewicht ist nie ein statischer Zustand, wie jeder weiß, der schon einmal auf einer Stange balancierte, es stellt sich fortwährend neu her. Genauso befindet sich unsere Gesundheit in einem beständigen Entstehungsprozess, in dem die Auseinandersetzung mit fremden Erregern und Stressfaktoren für unsere guten Abwehrkräfte sogar notwendig ist. So gewinnt unser Immunsystem an Kompetenz und unser Organismus an Resilienz. Das ist die Widerstandsfähigkeit (von lateinisch »resilire« – zurückspringen, abprallen), mit der wir aus Krisen neue Chancen machen. Hier schließt sich ein Kreis, denn das bringt uns zurück auf den Satz, den ich schon auf den ersten Seiten zitiere: »Liebe ist die beste Medizin.« Wir dürften sie heute zur evidenzbasierten Medizin zählen, aufgrund von Forschungsarbeiten wie die am Ende des ersten Kapitels erwähnten: Dass sich zum Beispiel das Hormonsystem bei Babys, die viel Liebe erfahren, so entwickelt, dass sie ihr Leben lang besser mit unvermeidlichen Stressbelastungen umgehen können. Liebe schenkt ihnen Resilienz und hilft ihnen beim Gesundwerden und -bleiben.

Solche Erkenntnisse finde ich besonders trostreich, wenn die Geburt eines Babys unverhofft im Kaiserschnitt endete oder wenn das Stillen ungewollt vorzeitig zu Ende ging, was jeweils laut Statistik gesundheitlich ein Minus bringt. Aber egal, was nicht so läuft, wie wir es als Eltern gerne hätten: Es ist nie schon aller Tage Abend. Egal, welchen Widrigkeiten wir noch begegnen werden, unsere Chancen auf Glück und Gesundheit sind damit nicht verloren! Beides ist ein Leben lang neu formbar.

Aktuelle Erkenntnisse der Epigenetik besagen außerdem, dass unsere Gesundheit gar nicht erst im Mutterleib beginnt oder nach der Geburt – sie begann schon bei unseren Großeltern. Eine wirklich effektive Vorbeugung hätte also in der Kindheit der Großeltern beginnen müssen. Nun, dafür ist es zu spät, das ist die schlechte Nachricht. Doch die gute Nachricht ist: Wir können jetzt schon etwas für die Gesundheit unserer Enkelkinder tun!

Danke

An dieser Stelle denke ich mit größter Dankbarkeit an alle Babys und ihre Eltern, die ich mit meiner Arbeit ein kleines Stück begleiten durfte – sie waren meine wichtigsten und liebsten Lehrmeister. Ich danke Silke Foos sehr für alles, vor allem für den Anstoß zu diesem Buch. Auch meiner wunderbaren Lektorin Melanie Hartmann danke ich für ihr stets ermutigendes Feedback, sowie Susanne Krauss und unserer »Fotomodell-Familie« Linda und Cedric mit der kleinen Fanny für die wundervollen Bilder. Ein großes Dankeschön geht an alle meine tollen KollegInnen in der Beratungsstelle für Natürliche Geburt und Elternsein e.V., insbesondere an meine Mitgründerinnen, Juliane Beck, Edeltraut Edlinger, Charlotte Glas sowie Gisela Bielitzer und Wolf Büntig für die Landebahn. Nie genug danken kann ich Sabine Schwabenthan für das gemeinsame Bücherschreiben, und Wolfgang Schmidbauer für die wichtigste Esstisch-Notiz meines Lebens. Von ganzem Herzen danke ich Anchala und Pipo, deren Laienhebamme ich 1975 sein durfte, und Mohan für das Raumgeben. Und nicht zuletzt, lieber Jara, sondern vor allem danke ich dir!

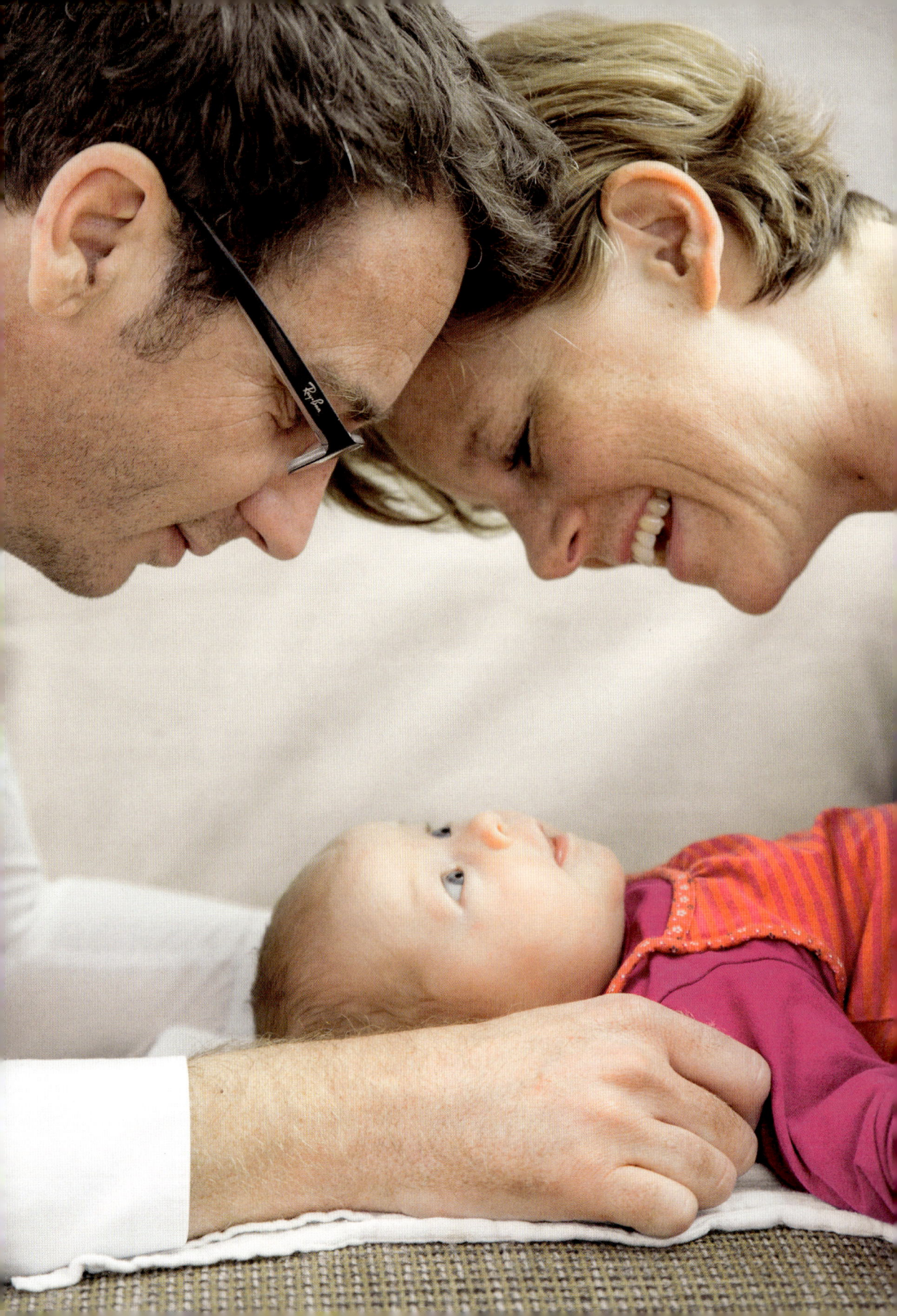

Anhang

Nützliche Infos

Emotionelle Erste Hilfe

Die Emotionelle Erste Hilfe (EEH) ist ein körperorientierter Beratungsansatz, der anhand von gezielten Gesprächen, Halt gebenden Berührungen und Wahrnehmungsübungen den Kreislauf aus Angst, Anspannung und Verunsicherung frühzeitig durchbrechen kann. Die Nähe zum Kind wird dadurch spürbar gestärkt. Ein feinfühliger und liebevoller Dialog ist dann leichter möglich – auch in diesen schwierigen Momenten. Damit unterstützt die EEH eine liebevolle Eltern-Kind-Bindung bereits in der Schwangerschaft, bei der Geburt und anschließend in der Zeit danach.

Nervenstärkende pflanzliche Mittel

Das hilft Ihnen, in aufreibenden Phasen bei Kräften zu bleiben:

Nahrungsergänzung:

- Vitamin-B-Komplex
- Kalzium – als Aufbaukalk (Weleda) oder als Sesammus (Tahin)
- Lecithin
- Bonolat

Phytotherapeutische Mittel:

- Passiflora Nerventonikum (Wala)
- Nerven- und Aufbaunahrung (Wala)
- Schlehenelixier (Weleda)

Was ist Homöopathie?
(mit Einnahmeanleitung)

»Homöopathie ist die modernste und durchdachteste Methode, um Kranke ökonomisch und gewaltlos zu behandeln.« (Mahatma Gandhi)

Die Homöopathie ist eine Heilkunst, die immer auch den ganzen Menschen behandelt. Geleitet von seinen Symptomen gibt sie dem Körper Impulse, die seine Selbstheilungskräfte aktivieren. Dafür verwendet sie kleinste Mengen speziell hergestellter Arzneimittel. Diese werden durch ein besonderes Potenzierungsverfahren gewonnen, das die jeweilige Grundsubstanz verschüttelt oder verreibt und dabei schrittweise verdünnt, bis ihre chemischen Bestandteile, die Moleküle, praktisch nicht mehr vorhanden sind. Homöopathische Mittel sind deshalb ungiftig, ohne Nebenwirkungen und besonders geeignet für Babys und Kinder sowie für die Selbstbehandlung. Sie sind auch die einzigen Medikamente, die ohne Tierversuche entwickelt werden.

Die medizinische Substanz kommt ohne ihre Moleküle zur Wirkung – das ist wirklich neu und völlig anders als bei anderen Medikamenten inklusive der Pflanzenheilkunde. Das ist auch genau der Grund dafür, weshalb die Homöopathie immer wieder einmal so heiß umstritten ist. Man ist zum Umdenken gezwungen, wenn man ihre chemiefreie Wirkungsweise verstehen will. Dabei ist im Zeitalter der drahtlosen Internetverbindung unsere Vorstellungskraft sicher besser darauf vorbereitet als bei den Zeitgenossen Samuel Hahnemanns, der die Homöopathie vor 220 Jahren begründet hat.

Und die Wissenschaft?

Was heute ihr neuester Stand ist, kann morgen schon überholt sein – das liegt in der Natur der Forschung. Zahlreiche, methodisch hochwertige, kontrollierte Studien haben die Überlegenheit der Homöopathie gegenüber Placebo schon gezeigt, auch nach Cochrane-Kriterien *(www.cochrane.de)*. Sie sind auf den folgenden beiden Portalen zu finden: Wissenschaftliche Gesellschaft für Homöopathie e.V. *(www.wisshom.de)* und Homoeopathy Research Institute *(www.hri-research.org)*.

Das Einmaleins der Selbstbehandlung

Wer von einer anderen Mutter hört: »Gib zwei Kügelchen davon in die Wangentasche – die helfen super!«, darf nicht vergessen, dass jedes Kind anders ist. Homöopathie ist eine individuelle Therapie – da kommt es zum Beispiel nicht darauf an, dass das Kind hustet, sondern wie es hustet.

Die Wahl des passenden Mittels erfordert eine genaue Beobachtung, denn nur das eine Mittel, das sowohl die auffallenden Symptome des Kindes als auch seinen Typ umfasst, wird ihm helfen. In den Mittelbeschreibungen habe ich die jeweiligen Symptome angeführt, auf die es bei der Wahl ankommt und die die beschriebenen Arzneien unterscheiden. Globuli eignen sich in der Regel nicht zur Vorbeugung, doch sie wirken schnell bei vorhandenen Symptomen.

Während an erster Stelle die Wahl des passenden Mittels steht, ist die Wahl der Potenz nicht ganz unwichtig, die hinter dem Namen des Mittels angegeben ist, wie »C 12« oder »D 4«. Ein »C« steht für Centessimal-Schritte in der Potenzierung, also 1:100, wie bei Samuel Hahnemann, ein »D« steht für Dezimal-Schritte, also 1:10, wie später eingeführt. Die Zahl zeigt die Anzahl der Schritte an.

Für die Selbstbehandlung eignen sich D- oder C-Potenzen mit niedrigen Zahlen bis zur 12, weil ihre Wirkung nicht lange anhält und ein eventueller Fehler dadurch auch nicht. Man wiederholt sie einfach häufiger als höhere Potenzen, die oft nur einmal in sechs Monaten eingenommen werden. Eine Ausnahme sind hochakute Zustände wie Fieber, wo sich die Wirkung so schnell verbraucht, dass auch eine C 30 in der sorgfältigen Selbstbehandlung durchaus sinnvoll ist.

Die Einnahme: Weil das Mittel über die Mundschleimhaut resorbiert wird, sollte ca. 15 Minuten vor- und nachher nichts anderes im Mund sein. Globuli nicht lutschen oder kauen, sondern sich langsam im Mund auflösen lassen. Weil kleine Kinder das oft noch nicht können, empfehle ich für den längeren Kontakt mit der Mundschleimhaut, ihnen die Globuli einzeln nacheinander in die Wangentasche zu legen, zum Beispiel drei Globuli innerhalb von drei Minuten. Für ein Neugeborenes werden die Globuli in ein klein wenig Wasser aufgelöst und tropfenweise gegeben.

Nach der Einnahme gilt der homöopathische Grundsatz: »Weniger ist mehr.« Während das Mittel gut wirkt und die Symptome nachgelassen haben, wäre es falsch, mehr davon zu nehmen, im Sinne von »viel hilft viel«. Eher wird das Mittel seltener eingenommen, man kann warten, bis die Beschwerden wiederkehren.

Am besten wird die Einnahme grundsätzlich nach Bedarf wiederholt: Im hoch akuten Stadium kann die Potenz C 12 auch einmal alle 15 bis 20 Minuten genommen werden, aber nicht öfter als zehnmal am Tag, während die Potenz C 30 maximal zwei- bis dreimal pro Tag wiederholt wird und nicht länger als zwei bis drei Tage lang. So eine häufige Gabe wird selten notwendig sein. Wenn man abwartet, bis die Symptome zurückgekehrt sind, kann man auch sehen, ob es noch dieselben Symptome sind oder ob vielleicht ein neues Mittel gebraucht wird. Zeigt sich hingegen nach einiger Zeit keinerlei Wirkung, ist meistens das Mittel falsch gewählt und muss abgesetzt werden. Bitte nie ein Mittel in niedriger Potenz fortgesetzt geben, obwohl sich zum Beispiel auch nach einer Woche noch nichts getan hat. Wenn es verordnet wurde, dann halten Sie bitte Rücksprache mit dem Therapeuten. Zwar sind homöopathische Mittel unschädlich, aber bei unsachgemäßer Anwendung können sie Symptome verändern, sodass die weitere Behandlung schwierig wird.

Bitte beachten: Ärztlich verordnete Medikamente sollten Sie nie ohne Rücksprache absetzen oder reduzieren. Sie können homöopathische Medikamente einfach zusätzlich einnehmen, sie ergänzen eine allopathische Behandlung in der Regel gut. Anders ist es, wenn Sie oder Ihr Kind bereits in homöopathischer Behandlung sind – dann könnte die eigenständige Einnahme eines weiteren homöopathischen Mittels die laufende Behandlung empfindlich stören. Fragen Sie bei akuten Beschwerden Ihre behandelnde Homöopathin.

Weitere Informationen und Therapeutensuche

Ihre weiteren Fragen zur Homöopathie – sei es zur klassischen Erstanamnese, oder zur Aufbewahrung Ihrer homöopathischen Mittel – finden Sie zuverlässig beantwortet auf diesen Portalen:

- Verband klassischer Homöopathen Deutschlands e.V.: *www.vkhd.de.*
- Deutscher Zentralverein homöopathischer Ärzte: *www.dzvhae.de* mit einer speziellen Patientenseite: *www.homoeopathie-online.info.*

Was ist Osteopathie?

»Wie der Zweig geneigt ist, so wird der Baum gebogen sein.« (W. G. Sutherland)

Osteopathie ist eine rein manuelle Therapie, das heißt, hier geschieht alles durch Berührung: Zur Befunderhebung legt die Osteopathin ihre Hände auf verschiedene Körperstellen des Patienten und zur Behandlung ebenso. Als Patient kann man leichte Kleidung anbehalten, denn es kommt nicht auf Hautkontakt an, wie etwa bei einer Massage.

Über ihre aufmerksamen Hände spürt die Osteopathin in tiefere Körperschichten hinein, um die Bewegung von inneren Strukturen zu erfassen. Nach osteopathischem Verständnis entstehen Beschwerden meist, weil eine Struktur durch eine Bewegungseinschränkung gehindert ist, normal zu funktionieren.

Was wird behandelt?

Die Osteopathie gliedert unseren Organismus in drei Systeme: das parietale oder Bewegungs-System, bestehend aus Knochen, Gelenken, Muskeln, Bändern und Sehnen; das viszerale System mit allen inneren Organen und dem Darm; das craniosacrale System von Gehirn und Rückenmark (Zentrales Nervensystem) und ihrer Umgebung von Hirnhäuten, Schädel, Wirbelsäule und Kreuzbein sowie dem Liquor. Diese klare Flüssigkeit zirkuliert innerhalb der Hirnhäute, wobei sie im craniosacralen Rhythmus pulsiert, der in der Osteopathie viel beachtet wird.

Ebenfalls eine große Rolle spielen die Faszien, dünne Bindegewebshüllen, die jede der unzähligen Strukturen unseres Körpers umgeben und die gemeinsam eine große Körperfaszie bilden. Die Faszien können Veränderungen wie beispielsweise Funktionsstörungen übertragen, wodurch sich erklärt, dass Beschwerden oft in einer anderen Körperregion auftreten als an der Stelle, wo ihre Ursachen liegen. So kann jede einzelne Funktionsstörung leicht den gesamten Organismus betreffen. Deshalb geht es in der Osteopathie immer um den Patienten in seiner Gesamtheit.

Bei der Behandlung werden vielfältige manuelle Techniken angewendet. Sie folgt jedoch keinem mechanischen Ablauf, sondern besteht in einer Art Kommunikation auf manueller Ebene. Es geht dabei nicht darum, eine Struktur direkt zu korrigieren, sondern vielmehr darum, ein Umfeld zu schaffen, das die natürlichen Heilungsmechanismen des Körpers anregt und Veränderung erleichtert: Restriktionen wie Blockaden können sich auflösen, Fehlspannungen und Fehlstellungen sich korrigieren. Die Selbstheilungskräfte können wieder ungestört ihre volle Wirkung entfalten.

In der Behandlung von Babys spielt häufig die craniosacrale Osteopathie eine Hauptrolle. Sie erweist sich rund um die Geburt als besonders effektiv und notwendig – vielleicht weil der Fokus hier auf dem »Cranium« und dem »Sacrum«, den Schädel- und Becken-Strukturen des Körpers und der Wirbelsäule dazwischen liegt. Der Schädel des Babys ist noch verformbar; durch hohen Druck vor und während der Geburt kann es zu Kompressionen und Verdrehungen der Schädelknochen oder zu schmerzhaften Verspannungen der Hirnhäute kommen. Das beeinträchtigt das Nervensystem – führt zu Quengeligkeit, Schreckhaftigkeit, Einschlafproblemen – ebenso wie das Verdauungssystem – führt zu vermehrtem Spucken, Koliken etc. Ich habe oft den Eindruck, dass betroffene Babys unter latenten Schmerzen leiden, wie beispielsweise unter einem bohrenden Kopfschmerz, der sie unruhig macht (»Schreibabys«).

Der Nacken des Babys kann in der Tiefe so verspannt oder verzerrt sein, dass es zu Fixierungen im Kopfgelenk führt, welches dadurch in seiner Bewegungsfähigkeit eingeschränkt ist. Liegt das Neugeborene aus diesem Grund oft in einer Vorzugshaltung, weil andere Haltungen schmerzhaft wären oder einfach auch blockiert sind, fällt das bald an einer asymmetrischen Kopfform auf.

Im ersten Lebensjahr zeigen sich manchmal auch Einschränkungen oder Verzögerungen in der Bewegungs-Entwicklung, die sich osteopathisch gut behandeln lassen, zum Beispiel wenn eine typische Fortbewegung wie das Krabbeln nicht gelingen will. Hier liegen oft Blockaden in den Strukturen des Bewegungssystems, wie dem Schultergürtel oder den Hüftgelenken, zugrunde. Je frühzeitiger dann behandelt wird, desto besser.

Osteopathische Selbsthilfe

In der Osteopathie wird das feine Bindegewebe angesprochen, es reagiert auf einen sehr sanften Druck. Eine sehr leichte, sehr aufmerksame Berührung ist sozusagen die Sprache, die es versteht. Wenn Sie zu fest drücken, erreichen Sie es nicht. Üben Sie das auf der Küchenwaage: Bei 500 bis maximal 1000 Gramm ist es richtig.

Legen Sie Ihr Baby vor sich auf den Wickeltisch, mit einem dicken Kissen unter seinen Beinchen, damit sein Bauch und Rücken entspannt bleiben. Stehen Sie in lockerer Körperhaltung davor, kreisen Sie ein paar Mal Ihre Schultern, um sich zu entspannen. Oder setzen Sie sich auf den Boden, mit dem Rücken bequem an einen Sessel gelehnt, Beine angewinkelt, Füße aufgestellt. Legen Sie sich das Baby auf den Schoß, seine Beinchen zeigen zu Ihrer Brust, sein Rücken liegt rund auf Ihren Oberschenkeln. Aktivieren Sie Ihre Hände: Reiben Sie Ihre Handflächen aneinander, bis sie warm sind und Ihre ganze Aufmerksamkeit dort angekommen ist. Nun können Sie mit ihnen Ihr Baby behandeln, wie in den einzelnen Anleitungen im Buch beschrieben:

- in Kapitel 1 im Abschnitt »Nach einer schweren Geburt«,
- in Kapitel 2 im Abschnitt »Tagsüber gut schlafen«,
- in Kapitel 5 im Abschnitt »Die Haut«,
- in Kapitel 5 im Abschnitt »Augen und Ohren«,
- in Kapitel 5 im Abschnitt »Nase und Atemwege« (Unterkapitel »Husten und Bronchitis«).

Weitere Informationen und Therapeutensuche

Wissenswertes über Osteopathie, Infos zur Kostenerstattung und Therapeutenlisten finden Sie auf den Seiten der verschiedenen Osteopathie-Verbände:

- Bundesarbeitsgemeinschaft Osteopathie (BAO) e.V.: *www.bao-osteopathie.de*
- Bundesvertretung der Osteopathen in Deutschland (VOD) e.V.: *www.osteopathie.de*
- Österreichische Gesellschaft für Osteopathie: *www.oego.org*
- Schweizerischer Verband der Osteopathen (SVO): *www.osteopathes-suisses.ch*

Auf der Suche nach einer Osteopathin oder einem Osteopathen für Ihr Baby achten Sie darauf, dass sie oder er die spezielle Weiterbildung für Kinderosteopathie durchlaufen hat und auch selbst Mutter oder Vater ist. In der Säuglingsbehandlung ist der vertraute Umgang mit Babys ein wichtiges Grundelement. Die behandelnden Hände sollten gewohnt sein, ein Baby anzufassen und zu halten. Diese Erfahrung wird durch die Weiterbildung allein nicht gewonnen. Fragen Sie also ruhig nach.

Wichtige Telefonnummern und Links

- **Emotionelle Erste Hilfe (EEH)**
  www.emotionelle-erste-hilfe.org

- **Homöopathie**
  www.vkhd.de
  www.dzvhae.de
  www.homoeopathie-online.info
  www.wisshom.de
  www.hri-research.org

- **Infekte und Schutz davor**
  www.dgpi.de
  www.infektionsschutz.de
  www.kindergesundheit.de

- **Kinderärztlicher Bereitschaftsdienst**
  www.116 117info.de

- **Medikamente in der Babyzeit**
  www.embryotox.de
  www.paedia.de
  www.Symbiopharm.de
  www.walaarzneimittel.de
  www.weleda.de

- **Mikrobiom**
  www.spektrum.de/news/wie-mikroben-uns-praegen/1427646

- **Milchpumpe**
  www.milchwiese.de

- **Neugeborenen-Gelbsucht/Lichttherapie**
  www.awmf.org/uploads/tx_szleitlinien (Suchbegriff: »Bilirubin«)

- **Osteopathie**
  www.bao-osteopathie.de
  www.osteopathie.de
  www.oego.org
  www.osteopathes-suisses.ch

- **Raucher-Entwöhnung**
  www.rauchfrei-info.de

- **Schreibaby-Beratungsstellen**
  www.schreibaby.de/adressen-fuer-eltern-von-schreibabys
  www.trostreich.de/Service/Adressen/adressen.html

- **Silberhütchen**
  www.silverette.de
  www.silver-cap.de

- **Stillberaterinnen, Stillgruppen**
  www.bdl-stillen.de
  www.lalecheliga.de
  www.ausbildung-stillbegleitung.de
  www.afs-stillen.de
  Die Krisen-Telefonberatung der Arbeitsgemeinschaft Freier Stillgruppen e.V. (AFS) ist unter der Nummer 02 28/92 95 99 99 täglich zu erreichen.

- **Stillen als Vorbeugung gegen Neurodermitis**
  www.aerzteblatt.de/nachrichten/83466/Stillen-Geburt-in-Baby-Friendly-Hospital-schuetzt-Teenager-vor-Neurodermitis

- **Tragetuch**
  www.stillen-und-tragen.de

- **Wochenbett-Depression**
  www.schatten-und-licht.de

Literatur

Zum Thema Beikost

Alexy, Ute / Hilbig, Annett: *Die beste Ernährung fürs Baby und Kleinkind. Alle Basics – Fingerfood – Allergieprävention – Mit großem Rezeptteil,* Kösel 2014

Davis, Clara Marie: *The Self-Selection of Diets by Young Children,* Langzeitstudien 1928 bis 1939 (*www.ncbi.nlm.nih.gov/pmc/articles/PMC537465/pdf/canmedaj00 208–0035.pdf*)

Rapley, Gill / Murkett, Tracey: *Baby-led Weaning – Das Grundlagenbuch. Der stressfreie Beikostweg,* Kösel 2013

Stern, Loretta / Gaca, Anja Constance / Moschinski, Björn: *Breifrei! Das Veggie-Kochbuch. 80 Rezepte, lecker & gesund,* Kösel 2017

Stern, Loretta / Gaca, Anja Constance / Gansterer, David: *Das breifrei!-Kochbuch. So schmeckt es dem Baby und der ganzen Familie,* Kösel 2014

Zum Thema Heilpflanzen

Kranzberger, Bernhart / Mair, Stefan: *Pflanzenmonographien,* Mediengruppe Oberfranken 2015

Zum Thema Homöopathie

Boeddrich, Ute: *Kinder homöopathisch behandeln. Mit Mind-Maps zum passenden Mittel,* Hippokrates 2008

Wiesenauer, Markus: *Quickfinder – Homöopathie für Kinder,* Gräfe und Unzer 2018

Zum Thema Osteopathie

Agustoni, Daniel: *Craniosacral-Therapie für Kinder. Grundlagen und Praxis ganzheitlicher Heilung und Gesundheit,* Kösel 2008

Zum Thema kindliche Entwicklung

Bauer, Monika: *Schritt für Schritt ins Leben. Babys wunderbarer Weg zum Laufen,* Goldegg 2009

Brazelton, T. Berry: *Touchpoints – Birth to Three,* Da Capo lifelong Books 2006

Draxler, Astrid / Koch, Angelika: *FenKid-Buch für Eltern,* Kösel 2017

Harms, Thomas (Hrsg.): *Auf die Welt gekommen. Die neuen Baby-Therapien,* Psychosozial 2017

Hunziger, Urs A. / Barr, Ronald G.: *Increased Carrying Reduces Infant Crying. A Randomized Controlled Trial,* 1986

Luby, Joan: *Maternal Support in Early Childhood Predicts Larger Hippocampal Volumes at School Age,* 2012 (*www.pnas.org/content/early/2012/01/24/1118003109*)

Maselko, Joanna: *Mother's Affection at 8 Months Predicts Emotional Distress in Adulthood,* 2010 (*http://jech.bmj.com/content/early/2010/07/07/jech.2009097873*)

Meaney, Michael: *Mother nurture and the social definition of neurodevelopment,* 2016 (*www.pnas.org/content/113/22/6094*)

Plooij, Frans X. / Rijt, Hetty van de: *Oje, ich wachse! Von den acht »Sprüngen« in der mentalen Entwicklung Ihres Kindes während der ersten 14 Monate und wie Sie damit umgehen können,* Goldmann 1998

Solter, Aletha J.: *Warum Babys weinen. Die Gefühle von Kleinkindern.* Kösel 4. Aufl. 2009

Stemme, Gisela / Eickstedt, Doris von: *Die frühkindliche Bewegungsentwicklung. Vielfalt und Besonderheiten,* Bundesverband für körper- u. mehrfachbehinderte Menschen 2012

Weigert, Vivian: *Babys erstes Jahr. Alles was wichtig ist,* Gräfe und Unzer 2015

Zum Thema (Kinder-)Gesundheit

Kunze, Petra / Weigert, Vivian: *Wickel, Tees & Mutterliebe: Die besten Hausmittel für kranke Kinder,* Gräfe und Unzer 2012

Renz-Polster, Herbert/Menche, Nicole/Schäffler, Arne: *Gesundheit für Kinder. Kinderkrankheiten verhüten, erkennen, behandeln,* Kösel 2017

Soldner, Georg/Vagedes, Jan: *Das Kinder-Gesundheitsbuch. Kinderkrankheiten ganzheitlich vorbeugen und heilen,* Gräfe und Unzer 2013

Spork, Peter: *Gesundheit ist kein Zufall. Wie das Leben unsere Gene prägt – Die neuesten Erkenntnisse der Epigenetik,* DVA 2017

Stellmann, Michael/Soldner, Georg: *Kinderkrankheiten natürlich behandeln,* Gräfe und Unzer 2014

Zum Thema Stillen

Weigert, Vivian, *Stillen. Das Begleitbuch für eine glückliche Stillzeit,* Kösel 2010

Zum Thema Schwangerschaft und Geburt

Weigert, Vivian/Lütje, Wolf, *Das große Mama-Handbuch. Alles über Schwangerschaft, Geburt und das erste Jahr,* Kösel 2. Aufl. 2018

Weigert, Vivian: *Bekommen wir ein gesundes Baby? Was Sie über pränatale Diagnostik wissen sollten,* Kösel 2006

Register